Der Pharma-Bluff

Über die Autorin

Marcia Angell, Ärztin für Innere Medizin und Pathologin, gilt in den USA als anerkannte Expertin für das Gesundheitswesen. Ihr Buch „The Truth About the Drug Companies" – das nun in deutscher Übersetzung vorliegt – spielte im Präsidentschaftswahlkampf 2004 eine wichtige Rolle, beschäftigt es sich doch mit einem Thema, das die US-Bürger bewegt: den hohen Preisen für Arzneimittel. Die ehemalige Chefredakteurin des *New England Journal of Medicine*, der bedeutendsten medizinischen Fachzeitschrift der Welt, gehört für das US-Magazin *Time* denn auch zu den 25 einflussreichsten Menschen Amerikas.

Der Pharma-Bluff

Wie innovativ die Pillenindustrie wirklich ist

Marcia Angell

*aus dem Amerikanischen
von Sebastian Vogel*

Titel der Originalausgabe:
The Truth About the Drug Companies –
How They Deceive Us and What to Do About It
© 2004 by Marcia Angell
Deutsche Übersetzung mit freundlicher Genehmigung von Random House, ein
Imprint der Random House Publishing Group, ein Unternehmen von Random
House, Inc.

© für die deutsche Ausgabe: KomPart Verlagsgesellschaft mbH & Co. KG,
Bonn/Bad Homburg 2005

Hinweise zur deutschen Ausgabe: Die im amerikanischen Original erwähnten
Markennamen für Arzneimittel wurden für die deutsche Ausgabe unverändert
übernommen, da die deutschen Markennamen (soweit die Präparate hier überhaupt
erhältlich sind) nicht zum besseren Verständnis der geschilderten Sachverhalte
beitragen würden. Nur an wenigen Stellen, an denen sich Bezüge zur aktuellen
Situation auf dem deutschen Pharmamarkt ergeben, wurde zusätzlich auf den
deutschen Markennamen hingewiesen.
Eine Reihe von offiziellen Funktionsbezeichnungen wurde ebenfalls im Original
belassen, insbesondere dort, wo es um Funktionen in den Pharmaunternehmen
geht. Eine korrekte Übersetzung ist nicht möglich, weil amerikanisches und
deutsches Aktienrecht so unterschiedlich sind, dass die amerikanischen Bezeichnungen im Deutschen keine direkte Entsprechung finden.

Übersetzung: Sebastian Vogel
Lektorat: Bettina Nellen
Titelentwurf: Beatrice Hofmann
Satz: Désirée Gensrich
Druck: Medienzentrum Aichelberg, Aichelberg

ISBN 3-9806621-9-5

Für Bud
und für
Lara und Elizabeth

Vorwort zur deutschen Ausgabe

Marcia Angell war bis zum Jahr 2000 Chefredakteurin des *New England Journal of Medicine*, der ältesten und auf dem gesamten Globus hoch angesehenen medizinischen Fachzeitschrift. Wenn aus ihrer Feder eine Analyse zu den Strategien der US-amerikanischen Marktführer der forschenden pharmazeutischen Industrie vorgelegt wird, dann ist das innerhalb der Gesundheits- und Sozialversicherungsszene bereits eine ausreichende Empfehlung, diese Veröffentlichung ganz oben auf die Liste der dringend zu lesenden Bücher zu setzen. Wenn ihre Analyse alles andere als schmeichelhaft ausfällt, dann hat das weder etwas damit zu tun, dass Marcia Angell eine eingefleischte Gegnerin der pharmazeutischen Industrie wäre, noch hat sie etwa neuerlich die Bachblüten anstelle der klassischen Pharmakotherapie für sich entdeckt. Wir erfahren von Marcia Angell vielmehr, dass die Arzneimittelforschung der US-Konzerne in erheblichem Umfang auf finanziellen Vorleistungen staatlicher Investitionen basieren. Sie führt uns vor Augen, dass die US-Präparate zu teuer sind und zudem immer seltener echte Innovationen darstellen.

Bei einer ersten Betrachtung könnte man dies vielleicht USA-spezifischen Entwicklungen seit dem Einläuten der neoliberalen Wirtschafts- und Gesellschaftspolitik durch Ronald Reagan zuschreiben. Ist in Europa, ist in Deutschland nicht doch alles anders? Antwort 1: Zum Glück ist vieles noch anders. Die gesetzliche Krankenversicherung trägt die Kosten ärztlich verordneter Arzneimitteltherapie fast vollständig. Man muss festhalten, dass für einen großen Teil der US-Amerikaner Arzneimittel schlicht unbezahlbar sind. Antwort 2: Die Strategie der forschenden Arzneimittelindustrie in Europa unterscheidet sich nicht fundamental. Und die hiesigen Regierungen sind mehr oder weniger anfällig für dieselben Rezepte, mit denen die Regierungen der USA der pharmazeutischen Industrie zu Mega-Profiten verholfen haben. Es mutet geradezu absurd an, dass dadurch die notwendige zukunftsweisende Forschung von der Industrie immer weiter zurückgefahren wurde.

Sowohl die USA als auch Europa sind für die absehbare Zukunft damit konfrontiert, dass die Industrie angesichts auslaufender Super-

Patente und einer ziemlich leeren Innovations-Pipeline mit aller Macht darauf drängen, Nachahmerpräparate zu Höchstpreisen im Markt zu platzieren. Eine wenig erfreuliche Gemeinsamkeit ist auch darin zu erkennen, dass beidseits des großen Teiches die Zulassungsbehörden ihre Hürden weiter abbauen. Die Mehrheit der Bevölkerung lebt aber in der Fehlannahme, staatlicherseits zugelassene Arzneimittel müssten doch nützlich und sicher sein.

Informativ ist nicht zuletzt Marcia Angells Ausblick auf den wachsenden Widerstand gegen Hochpreispolitik, Vernachlässigung der Forschung und immer aufwändigere Marketingkampagnen in den USA. Sowohl im staatlichen Sektor, der für Arme und Alte die Kosten der Versorgung weitgehend zu tragen hat, als auch bei Krankenversicherern wächst die Zahl derer, die gegen Preisdiktate und nutzlose Nachahmerpräparate aufbegehren.

Ein letzter Punkt: Marcia Angell führt uns unmissverständlich vor Augen, wie wichtig die Forderung nach wirtschaftlicher Unabhängigkeit der Ärzteschaft und der Forschergemeinde von der pharmazeutischen Industrie angesichts extremer Interessenkollisionen ist. Ihre Kritik und ihre Visionen sind für die Debatte um die Zukunft der Medizin und der Krankenversicherung in Deutschland eine große Bereicherung.

Norbert Schmacke*, Bremen
Juni 2005

---

* Professor Dr. Norbert Schmacke, Facharzt für Innere Medizin, öffentliches Gesundheitswesen und Sozialmedizin. Von 1994 bis 1999 Präsident der Akademie für öffentliches Gesundheitswesen in Düsseldorf und von 1999 bis 2003 Leiter des Stabsbereichs Medizin beim AOK-Bundesverband. Derzeit Hochschullehrer am Fachbereich Human- und Gesundheitswissenschaften der Universität Bremen sowie Leiter der dortigen Arbeits- und Koordinierungsstelle Gesundheitsversorgungsforschung. Seit 2004 unparteiisches Mitglied im Gemeinsamen Bundesausschuss. Autor des Buches „Wie viel Medizin verträgt der Mensch?", das 2005 im KomPart-Verlag erschienen ist.

Inhalt

Das Gesundheitssystem der USA – eine Einführung

In den USA gibt es kein einheitlich geregeltes Gesundheitssystem so wie in Deutschland. Das Ziel, allen Bürgern des Landes unabhängig von Einkommen, Alter, Geschlecht, Gesundheitszustand und Wohnort den gleichen Zugang zu einer qualitativ hochwertigen Gesundheitsversorgung zu ermöglichen, existiert nicht. Die gesundheitliche Versorgung der 290 Millionen Amerikaner gestaltet sich daher in den 50 Bundesstaaten ganz unterschiedlich. 84 Prozent der Bevölkerung haben einen Krankenversicherungsschutz, entweder privat oder staatlich.[1] Die Qualität und der Zugang zu medizinischen Behandlungen – und dementsprechend auch die Krankheitshäufigkeit und die Sterblichkeit – differieren stark: zwischen den einzelnen Bundesstaaten, der Stadt- und Landbevölkerung, den Einkommensschichten, den einzelnen Alters- und den ethnischen Gruppen.

Im Jahr 2004 haben die Amerikaner 1,6 Billionen Dollar für Gesundheit ausgegeben und liegen mit einem Anteil von 15 Prozent des Bruttoinlandsprodukts weltweit an der Spitze. Knapp die Hälfte dieser Summe wird öffentlich finanziert und zwar sowohl aus Steuern als auch aus Beiträgen. Trotz der hohen Ausgaben gibt es sehr viele Amerikaner, die nicht krankenversichert sind. Seit dem Jahr 2000 stieg die Zahl um 5,2 Millionen auf insgesamt 45 Millionen, 8,4 Millionen davon sind Kinder.[2]

Anders als in Deutschland, das mit seiner Selbstverwaltungsstruktur einen Mittelweg zwischen reinem Marktmechanismus und staatlicher Planung gewählt hat, ist Amerika eher marktwirtschaftlich organisiert und setzt stärker auf eine eigenverantwortliche Vorsorge. Der private Sektor ist in den USA größer als der öffentliche.[3] Im Folgenden wird ein Überblick über diesen privaten Sektor sowie über die beiden größten staatlichen Krankenversicherungen, Medicare für die Rentner und Medicaid für die Armen, gegeben. Einen besonderen Raum wird dabei die Medicare-Reform einnehmen, die Ende 2003 verabschiedet wurde und den Rentnern erstmalig zumindest teilweise Arzneimittelkosten

11

erstattet. Bisher mussten Amerikas Senioren Arzneimittel komplett aus der eigenen Tasche bezahlen, wenn sie nicht zusatzversichert waren – und das in einem Land mit den höchsten Arzneimittelpreisen der Welt.

Von allen medizinischen Leistungen ist der Ausgabenblock für Medikamente in den letzten Jahren am stärksten gestiegen, doppelt so schnell wie die Gesundheitsausgaben insgesamt. Allein für verschreibungspflichtige Medikamente wurden im vergangenen Jahr 200 Milliarden Dollar ausgegeben. Diese Ausgaben liegen weit über dem OECD-Durchschnitt, obwohl in den USA pro Kopf vergleichsweise weniger Arzneimittel verschrieben werden.[4]

In den USA gibt es – im Gegensatz zu anderen Industrienationen – keine staatlichen Preiskontrollen. In Deutschland sehen sich die Pharmafirmen gezwungen, ihre Preise an der Festbetragsgrenze auszurichten, zu der der Patient ein Medikament erstattet bekommt. In den USA setzen die Hersteller die Preise für patentgeschützte Medikamente frei fest, ohne jegliche Begrenzung nach oben. Die Entscheidung, ob ein Medikament die Zulassung für den amerikanischen Markt erhält, fällt die Food and Drug Administration (FDA).

Medicare: Die Krankenversicherung für Rentner

Mehr als 40 Millionen Rentner über 65 Jahre und ihre Unterhaltsberechtigten sowie Behinderte sind bei Medicare versichert. Medicare ist neben Medicaid das umfangreichste und teuerste Gesundheitsprogramm, das der US-amerikanische Staat seit 1965 anbietet. Es wird im Jahr 2005 voraussichtlich 295 Milliarden Dollar verschlingen.[5]

Finanziert wird Medicare über die Beiträge der Versicherten, Abgaben der aktiven Arbeitnehmer und aus dem allgemeinen Steueraufkommen. Im Prinzip werden stationäre und ambulante Leistungen übernommen. Der monatliche Beitrag für die ambulante Behandlung beträgt zurzeit 78 Dollar bei einer Eigenbeteiligung von 100 Dollar im Jahr.[6] Für stationäre Leistungen fallen für die Patienten erst im Fall der Inanspruchnahme Kosten an. Die Patienten müssen zudem 20 Prozent jeder Arztrechnung aus der eigenen Tasche bezahlen. Medicare hat sich bisher nicht an Medikamentenkosten beteiligt. Auch bekommen Versicherte unter anderem keine Hilfen bei Zahnbehandlung und Zahnersatz oder Zuschüsse für Brillen, Kuren und Heilmittel (Logopädie, Physiotherapie etc.). Die Medien berichten permanent darüber, dass ältere Amerikaner einen Großteil ihrer Rente für Arzneimittel aufbringen müssen oder sogar gezwungen sind, Jobs anzunehmen, nur um lebenswichtige Medikament bezahlen zu können. Es stimmt aber nicht, dass alle Ruheständler ihre Medikamente selbst zahlen. Rund 20 Prozent der Senioren erhalten Zuschüsse von Medicaid oder anderen staatlichen Programmen, 30 Prozent sind über ihren ehemaligen Arbeitgeber teilweise arzneimittelversichert und 25 Prozent haben eine Zusatzversicherung abgeschlossen oder sind in einer Medicare+Choice HMO.[7]

Medicare hat inzwischen massive Finanzierungsprobleme, die sich in den nächsten Jahrzehnten dramatisch verstärken werden. Im Jahr 2005 betragen die Ausgaben der staatlichen Haushalte für Medicare voraussichtlich bereits 13 Prozent, in 25 Jahren werden es 40 Prozent sein.[8] Die Gründe für den Kostenanstieg sind der demografische Wandel, ökonomische Faktoren sowie die allgemein steigenden Gesundheitskosten durch technischen Fortschritt und Kostensprünge bei Arzneimitteln. Von 2003 bis 2005 mussten die Versicherten einen Prämienanstieg von insgesamt 33 Prozent hinnehmen.[9]

Elemente der Medicare-Gesundheitsreform

Am 25. November 2003 verabschiedete der amerikanische Kongress eine Medicare-Gesundheitsreform[10], deren Hauptbestandteil eine Arzneimittelversicherung für Rentner ist. Die Reform hat den Senioren aber – nach zehnjährigem politischen Gezerre – nicht nur die ersehnte Hilfe bei Arzneimittelkosten gebracht, sondern das System auch strukturell verändert und für die Privatwirtschaft geöffnet. Die Kosten für die Reform, die im Wesentlichen ab dem Jahr 2006 greift, sind bei Verabschiedung des Gesetzes für die nächsten zehn Jahre mit 400 Milliarden Dollar für die öffentliche Hand veranschlagt worden. Schon kurz danach

13

haben aber neue Berechnungen ergeben, dass die Reform ein Vielfaches kosten wird. Im Folgenden werden einige Elemente der Reform vorgestellt.

Arzneimittelversicherung: Die Arzneimittelversicherung ab dem Jahr 2006 ist der größte und ausgabenträchtigste Posten der Medicare-Reform und soll nach neuesten Berechnungen aus dem Jahr 2005 bis zum Jahr 2014 etwa 1,1 Billionen Dollar kosten.[11] Die Arzneimittelversicherung, die neben den Leistungen im ambulanten und dem stationären Sektor als dritte Säule eingeführt wird, ist freiwillig. Gegen einen monatlichen Beitrag von anfangs durchschnittlich 35 Dollar erhalten Medicare-Versicherte finanzielle Unterstützung für ihre Arzneimittelausgaben. Entweder schließen sie eine zusätzliche Arzneimittelversicherung mit Medicare ab oder sie wählen eine private Versicherung, die Medicare-Leistungen anbietet. Das System ist allerdings lückenhaft. Der Versicherte erhält beispielsweise bis zu den ersten 250 Dollar und für Ausgaben zwischen 2.250 und 5.100 Dollar im Jahr keine Unterstützung.[12]

Arzneimittelkarte (drug discount card): Seit dem Jahr 2004 können Rentner für etwa 30 Dollar eine Arzneimittelkarte (discount card) erwerben, die pro Rezept Ersparnisse von 15 bis 25 Prozent bringt. Die Kartenbesitzer müssen sich bereit erklären, auf Wahlmöglichkeiten zu verzichten und nur bestimmte Medikamente, unter anderem Generika, zu akzeptieren. Diskontkarten sind nichts Neues, schon jetzt bieten etliche große Pharmaunternehmen Geringverdienern diese Karten mit teilweise noch größeren Einsparmöglichkeiten an. Jeder Pharmakonzern, der daran interessiert ist, mit Medicare zusammen eine Medicare-Diskontkarte herauszugeben, muss für 200 Medikamentenkategorien jeweils mindestens eine Preisreduktion anbieten. Die Medicare-Diskontkarte ist als Soforthilfe gedacht und soll die Zeit überbrücken, bis die Arzneimittelversicherung im Jahr 2006 greift.

Elemente der Einkommensverteilung: Versicherte, die mehr als 80.000 Dollar im Jahr verdienen, zahlen ab dem Jahr 2007 bis zu 80 Prozent höhere Beiträge für die Arzneimittelversicherung und für ambulante Leistungen.[13] Einkommensschwache Rentner mit einem

Jahreseinkommen von bis zu 12.123 Dollar sind von den monatlichen Beitragszahlungen ganz oder teilweise befreit, haben keinen oder einen geringeren Selbstbehalt und müssen je nach Einkommen 1 oder 2 Dollar pro Generikum und 2 oder 5 Dollar pro Markenpräparat zuzahlen.[14] Einkommensschwache Rentner müssen zudem in den Jahren 2004 und 2005 nichts für den Erwerb einer Arzneimittelkarte zahlen; außerdem erhalten sie einen Kredit in Höhe von 600 Dollar.[15]

Stärkung des Wettbewerbs: Schon vor der Reform konnten Versicherte wählen, ob sie ambulante und stationäre Leistungen über das traditionelle Medicare beziehen oder eine private Versicherung abschließen (zum Thema Privatversicherungen siehe weiter unten). Die Medicare-Zahlstelle überweist der Versicherung in diesem Fall eine monatliche Pauschale pro eingeschriebenem Versicherten. Der Anteil dieser Medicare-Versicherten lag vor der Reform unter zehn Prozent – bei sinkender Tendenz. Die Regierung von George W. Bush will diesen Trend umkehren und Privatversicherungen attraktiver machen. Dieses Vorhaben will sie für einen Zeitraum von zehn Jahren mit 46 Milliarden Dollar unterstützen.[16] Seit dem Jahr 2004 werden die privaten Versicherungen, die Medicare-Patienten versichern, bezuschusst, um sie konkurrenzfähiger zu machen. Inzwischen ist der Anteil der Medicare-Privatversicherten wieder auf 11,5 Prozent gestiegen.[17]

Steuerfreie Gesundheitskonten (health saving accounts): Die steuerfreien Gesundheitskonten, so genannte health savings accounts, sind im Rahmen von Medicare ein wirklich innovatives Element. Arbeitnehmer können Teile ihres noch nicht versteuerten Einkommens auf besonderen Konten ansparen und über die Mittel frei verfügen. Der Anreiz liegt darin, dass nicht für Gesundheitskosten verbrauchte Summen auch für andere Ausgaben verwendet werden können; diese werden dann allerdings besteuert. Mit der Medicare-Reform haben Arbeitnehmer seit dem Jahr 2004 die Möglichkeit, bis zu 2.250 Dollar im Jahr (4.500 Dollar für Familien) auf steuerfreien Gesundheitskonten zu sparen, um davon Arztrechnungen und Medikamente bezahlen zu können. Die bisherige Ausgestaltung ist allerdings mit recht hohen Selbstbehalten verknüpft: Mittel aus den so genannten health saving accounts fließen erst, wenn der Versicherte einen Selbstbehalt von mindestens 1.000 Dollar pro Jahr übernimmt.

Importverbot von billigeren Medikamenten: Es ist verboten, Medikamente, die im Ausland billiger angeboten werden, in die USA zu importieren oder zu reimportieren. Das wird so begründet, dass die Arzneimittelsicherheit für importierte Medikamente nicht mehr gewährleistet werden könne.[18] Auf das Importverbot geht Marcia Angell in Kapitel 12 (Sind die schönen Zeiten vorbei?) ausführlich ein.

Regulierungsverbot: Das Reform-Gesetz verbietet den Medicare-Behörden, für ihre Versicherten günstigere Medikamentenpreise oder Rabatte mit der Pharmaindustrie auszuhandeln.[19] Die Republikaner waren strikt dagegen, staatliche Einkaufsmacht einzusetzen, um die Medikamentenpreise zu drücken. Insofern unterscheidet sich dieser Versicherungsteil Medicares von dem ambulanten und dem stationären Sektor, in denen Medicare die Preise diktiert.

Medicaid: Die Krankenversicherung für Arme

Bei Medicaid sind rund 50 Millionen Geringverdiener krankenversichert. Die U.S.-Regierung und die Bundesstaaten teilen sich die Kosten des Programms, geschätzte 320 Milliarden Dollar für das Jahr 2005. Für dasselbe Jahr wurde die nationale Armutsgrenze für eine Person bei einem Jahreseinkommen von bis zu 9.570 Dollar festgesetzt.[20] Jeder Bundesstaat legt aber selbst fest, wo der Prozentsatz dieses Betrags liegt, der dann die Bedürftigkeit definiert. Bei den meisten Bundesstaaten liegt er bei mehr als 100 Prozent. Ebenso entscheidet jeder Bundesstaat über Zugangskriterien, Leistungsangebot und Zahlungsmodalitäten, weshalb es erhebliche Unterschiede gibt.

Und wo ist der über 65-jährige geringverdienende Amerikaner versichert, bei Medicare oder bei Medicaid? Unter Umständen bezieht er Leistungen aus beiden Programmen.[21] Die Art und Weise, wie die beiden Programme ineinander greifen, wird von den Bundesstaaten unterschiedlich organisiert. Da Medicaid aber generell mehr Leistungen abdeckt, springt es häufig in die von Medicare hinterlassene Lücke, zum Beispiel bei den Zuzahlungen oder bei der Pflege. Obwohl die Mehrzahl der Leistungsempfänger Familien mit Kindern sind, müssen für die

Pflege alter und behinderter Amerikaner die meisten Mittel aufgewendet werden.[22] Außer den Pflegekosten übernimmt Medicaid üblicherweise Arzt- und Krankenhausrechnungen und vor allem die Kosten für Arzneimittel. Medicaid bietet also einen umfangreicheren Krankenversicherungsschutz als Medicare; zudem sind Medicaid-Versicherte weitgehend von Zuzahlungen befreit.

Die amerikanische Regierung hat sich vorgenommen, vor allem unversicherte Kinder mit einer Krankenversicherung auszustatten. Zu diesem Zweck wurde 1997 mit dem State Children's Health Insurance Program (SCHIP) eine weitere Säule in der staatlichen Gesundheitsversicherung etabliert.[23] Familien, die zuviel verdienen, um Medicaid-Leistungen zu erhalten, können ihre Kinder gegebenenfalls unter SCHIP versichern. Einige Bundesstaaten erlauben auch, dass sich die ganze Familie krankenversichern kann, wenn die Kinder leistungsberechtigt sind. Für das Jahr 2004 lag die Einkommensgrenze für eine vierköpfige Familie im Durchschnitt bei einem Jahreseinkommen von 36.200 Dollar. [24]

Die Zahl der bei Medicaid Krankenversicherten nimmt von Jahr zu Jahr zu. Die Versicherung wird immer teurer und hat – wie Medicare auch – inzwischen erhebliche Zahlungsprobleme. Etliche Bundesstaaten geben schon jetzt mehr als ein Drittel ihres kompletten Haushalts für Medicaid aus.[25] In den letzten fünf Jahren sind die Ausgaben für Medicaid um 63 Prozent gestiegen, und das Congressional Budget Office sagt weitere Steigerungen von 8 Prozent jährlich voraus.[26] Im Rahmen der Diskussionen um den Haushalt der Bundesstaaten für das Jahr 2006 hat Präsident Bush vorgeschlagen, die nationalen Ausgaben für Medicaid in den nächsten Jahren um 2 Prozent, das heißt 60 Milliarden Dollar, zu kürzen und durch Mobilisierung von Wirtschaftlichkeitsreserven die Ausgaben einzudämmen. Dieser Vorschlag stößt auf erheblichen Widerstand der Gouverneure, da diese schon jetzt nicht wissen, wie sie das Programm aufrechterhalten können.[27] Die Zahl der Leistungsempfänger ist sprunghaft angestiegen, weil durch den demografischen Wandel immer mehr ältere Leute Ansprüche geltend machen und durch die steigende Arbeitslosigkeit immer mehr Amerikaner in die Armut gleiten. Der Gesundheitsminister Michael Leavitt schätzt, dass der Staat allein 15 Milliarden Dollar sparen könnte, wenn die Pharmaindustrie daran gehindert würde, Medicaid extra hohe Rechnungen auszustellen.[28]

Die US-Zulassungsbehörde FDA

Die Food and Drug Administration (FDA) sorgt dafür, dass kein Medikament, kein medizinisches Gerät, kein Nahrungsmittel und kein Kosmetikartikel auf den amerikanischen Markt kommt, ohne dass diese zuvor von der FDA auf Unbedenklichkeit geprüft wurden. Das Siegel „approved by FDA" bekommen Produkte im Verkaufswert von einer Billion Dollar jährlich. Im Arzneimittelbereich kontrolliert die Behörde 10.000 verschreibungspflichtige und freiverkäufliche Medikamente.[29] Die FDA ist in acht Abteilungen gegliedert[30]; hier von besonderem Interesse ist das Center for Drug Evaluation, die US-Arzneimittelbehörde, die Medikamente für den US-Markt zulässt und kontrolliert und somit der wichtigste Ansprechpartner der Pharmaindustrie ist.

Die Arzneimittelbehörde hat zwei Aufgaben, nämlich erstens zu entscheiden, welche neuen Medikamente zugelassen werden und zweitens diese und bereits zugelassene Produkte zu überwachen. Sie hat also auch die Macht, schon eingeführte Präparate wieder vom Markt zu nehmen. Entscheidend für die Zulassung sind die Sicherheit und Effektivität eines Arzneimittels. Eine Firma muss in Wirksamkeitsstudien belegen, dass ein neues Medikament gegenüber einem Plazebo einen messbaren Erfolg bringt. Diese Abwägung zwischen dem Nutzen, den ein neues Medikament bringen kann, und dem Risiko, das von seinen Nebenwirkungen ausgeht, wird unter Zeitdruck gefällt. Der Zulassungsprozess dauert, seit Einführung eines schnelleren Zulassungsverfahrens im Jahr 1992, im Schnitt rund 14 Monate.

Vor 40 Jahren waren Neutralität und Strenge der FDA weltweit geachtet. Sie war die einzige Behörde einer Industrienation, die dem Schlafmittel Contergan die Zulassung verweigerte, dem Mittel, das allein in Deutschland 10.000 Kinder im Mutterleib schädigte. Inzwischen hat der Ruf der FDA vor allem durch die wiederholte Zulassung durchaus bedenklicher Medikamente gelitten.[31] FDA-Mitarbeiter geben in einer internen Studie zu, unter dem großen Zeitdruck häufig den Zulassungsanforderungen bezüglich Sicherheit, Qualität und Effektivität nicht gerecht werden zu können.[32] Ein weiteres Problem ist, dass die meisten klinischen Studien von der Pharmaindustrie bezahlt und kontrolliert werden, auf deren Basis die FDA wiederum ihre Entscheidungen fällt. Verflechtungen zwischen FDA und der Industrie bestehen auch personell, dadurch dass zahlreiche leitende FDA-Mitarbeiter von der Pharmaindustrie abgeworben wurden.[33] Experten kritisieren weiterhin, dass eine wichtige Aufgabe der FDA, nämlich die Kontrolle von Produkten, die schon auf dem Markt sind, vernachlässigt wird. Dafür spricht schon die personelle Besetzung: Während 800 Wissenschaftler im Office of New Drugs die Neuzulassungen bearbeiten, kümmern sich lediglich 14 Mitarbeiter im Office of Drug Safety um die Nachkontrolle. Weniger als drei Prozent der Produkte wurden in den letzten 20 Jahren wieder aus dem Verkehr gezogen.[34] Verbraucherschützer behaupten, von den 538 meist verschriebenen Medikamenten seien 181 unsicher.[35]

Die private Krankenversicherung

Der private Sektor ist in Amerika größer als der staatliche. Knapp 200 Millionen Amerikaner beziehen unterschiedlichste Leistungen von einer der unzähligen privaten Krankenversicherungen. Im Wesentlichen ist der private Sektor in Form von Managed-Care-Organisationen, hauptsächlich Health Maintenance Organizations (HMOs) und Preferred Provider Organizations (PPOs) aufgebaut, die auf Standardisierung, Kontrolle und Leistungsbeschränkung setzen. HMOs und PPOs zeichnen sich dadurch aus, dass sie mit dem Ziel der Kostenkontrolle sowohl die Finanzierung als auch die Erbringung medizinischer Leistungen managen. Eine HMO erhält pro eingeschriebenem Versicherten eine Prämie und garantiert dafür, Leistungen zu vorher festgelegten Konditionen zu erbringen. Den Mitgliedern einer HMO steht ein definierter Leistungskatalog offen, der die grundlegenden ambulanten und stationären Behandlungen umfasst und von einer begrenzten Zahl von Leistungserbringern gewährleistet wird. Es bestehen je nach Versicherungspaket große Unterschiede bezüglich des Leistungsumfangs; und das nicht nur zwischen sondern auch innerhalb der Managed-Care-Organisationen, die unterschiedliche Modelle anbieten. Arzneimittelkosten werden üblicherweise übernommen, wobei die Managed-Care-Organisationen viel mit Positivlisten arbeiten, also Listen von Arzneimitteln, mit denen die Versicherten kostenfrei behandelt werden dürfen. PPOs zeichnen sich dadurch aus, dass die Auswahl an Leistungserbringern weniger beschränkt und der Versicherte nicht verpflichtet ist, einen Vertragspartner der PPO in Anspruch zu nehmen. Die PPO ist inzwischen der beliebtere Versicherungstyp.[36]

Auch die staatlichen Krankenversicherungen greifen für die Versorgung ihrer Versicherten zunehmend auf Managed-Care-Organisationen zurück: Knapp 60 Prozent der Medicaid- und 11 Prozent der Medicare-Versicherten beziehen die staatlich festgelegten Leistungen über Managed-Care-Organisationen.[37] Der Großteil der Privatversicherten ist aber über ihren Arbeitgeber versichert: 174 Millionen Arbeitnehmer zumeist mittlerer und größerer Betriebe sind Mitglied einer Managed-Care-Organisation.[38] In diesem Fall ist der Arbeitgeber der Vertragspartner der Managed-Care-Organisation und entrichtet für jeden Arbeitnehmer eine Gebühr, für die die HMO oder die PPO die vorher festgelegten Leistungen erbringen muss. Die Arbeitnehmer beteiligen sich an den Beiträgen. Von den rund 10.000 Dollar, die eine Firma für die Familienversicherung eines Mitarbeiters durchschnittlich an eine PPO jährlich zahlen muss, trägt der Arbeitnehmer ein gutes Viertel.[39] Hinzu kommen Selbstbehalte und Zuzahlungen für Arztbesuche und Rezepte.

In den vergangenen Jahren stiegen die Gesundheitskosten, unter anderem wegen des hohen administrativen Aufwands der Managed-Care-Organisationen, rasant an. Bei den Patienten herrscht eine große Unzufriedenheit, 40 Prozent geben an, überhaupt kein Vertrauen in die HMOs zu haben.[40] Es häufen sich sowohl die Klagen der Versicherten als auch die der Ärzte, die für die Organisationen arbeiten. Der Hauptvorwurf gilt einer zu restriktiven Verfahrensweise der HMOs, beispielsweise, dass die HMOs Behandlungen und medizinische Tests verweigern und den Zugang zu Spezialisten erschweren. Die Regierung, durch den wachsenden Unmut alarmiert, wollte eine Patientencharta einführen, die es unter anderem den Patienten und Ärzten erlaubt, sich besser gegen die Restriktionen der HMOs wehren zu können. Die so genannte „patients' bill of rights", die grundsätzlich die Unterstützung beider politischen Parteien hatte, ist dann aber 2002 an einigen wenigen Punkten gescheitert; Senat und Repräsentantenhaus konnten sich auf keine Version einigen.[41]

Ebenso wie die staatlichen Krankenversicherungen kämpft der private Sektor mit Kostensteigerungen. Die Gründe sind die gleichen: demografischer Wandel, technischer Fortschritt, steigende Arzneimittelpreise. Den HMOs wird zudem vorgeworfen, hohe Verwaltungskosten, zum Beispiel durch wiederholte Prüfverfahren, zu verursachen. Das schlägt sich auch in den Versicherungsbeiträgen und Zuzahlungen nieder; allein im Jahr 2004 stiegen die Prämien um über 11 Prozent.[42] Immer mehr zumeist kleine Betriebe sehen sich nicht mehr in der Lage, ihren Arbeitnehmern eine Krankenversicherung anbieten zu können.[43]

Ausblick

Das amerikanische Gesundheitswesen besteht aus einem großen privaten Sektor und einigen staatliche Krankenversicherungen. Die bedeutendsten unter ihnen, Medicare und Medicaid, wurden vorgestellt. Die Rentnerversicherung Medicare und die Armenversicherung Medicaid haben sich zu Kolossen entwickelt, die insgesamt über 80 Millionen Amerikaner krankenversichern und massive Finanzierungsprobleme haben. Die Leistungen beider Systeme sind bei weitem nicht so umfangreich wie die der gesetzlichen Krankenversicherung in Deutschland, und die Versicherten müssen – aus deutscher Sicht – erhebliche Zuzahlungen leisten und Selbstbehalte tragen. Arzneimittelausgaben werden nur zum Teil erstattet, die amerikanischen Rentner mussten unter Medicare bisher alle Arzneimittelkosten aus der eigenen Tasche bezahlen. Diese enorme Belastung hat die Medicare-Reform vom November 2003 immerhin teilweise behoben. Dadurch dass in den USA die höchsten Arzneimittelpreise der Welt herrschen, bleibt die Belastung für die Medicare-Versicherten aber immer noch hoch genug. Die 45 Millionen unversicherten Amerikaner müssen die Preise in voller Höhe bezahlen.

Die Mehrheit der Amerikaner ist privat versichert, meist über ihren Arbeitgeber in einer Manged-Care-Organisation (HMO). Zum Bereich der privaten Krankenversicherung gehört eine Vielzahl von verschiedenen Institutionen, die ein sehr komplexes System des amerikanischen Gesundheitssystems bilden, welches im ständigen Fluss ist. In den 80er

Jahren hatten die Managed-Care-Organisationen großen Erfolg. Sie konnten Kosteneinsparungen nachweisen und breiteten sich rasch aus. HMOs fanden weltweit Beachtung und Nachahmung, aber ihr Stern sinkt seit Ende der 90er Jahre, da sie die Erwartungen in Bezug auf eine Qualitäts- und Kostenverbesserung langfristig nicht erfüllen konnten und Versicherte und Ärzte zunehmend unzufrieden wurden. Die Privatwirtschaft hat reagiert, indem sie Ärzten und Patienten mehr Freiräume eröffnete. Das hat die Kosten allerdings weiter in die Höhe getrieben.

Die Vorschläge der derzeitigen republikanischen Regierung zur Lösung der zahlreichen Strukturprobleme im amerikanischen Gesundheitswesen weisen durchgehend das gleiche Rezept auf: mehr Privatisierung, mehr Eigenverantwortung und mehr einzelstaatliche Lösungen. Doch auch wenn es für die amerikanische Bevölkerung selbstverständlich ist, zuerst für sich selbst zu sorgen, fühlen sich viele Bürger durch gestiegene Gesundheitskosten und durch unübersichtliche und unbefriedigende Versicherungsangebote überfordert. Eine allumfassende staatliche Gesundheitsversorgung für alle hätte bei der Mehrheit der Amerikaner dennoch keine Chance.[44] Ein derartiger Systemwandel würde als ein zu weitreichender Eingriff in die Privatsphäre empfunden und als zu sozialistisch abgelehnt.

Heidi Nadolski*, Washington DC, USA

* *Heidi Nadolski, Diplomvolkswirtin (sozialwissenschaftliche Richtung). Bis 1997 Wissenschaftliche Mitarbeiterin beim Sachverständigenrat für die Konzertierte Aktion im Gesundheitswesen und anschließend persönliche Assistentin des Ersten Vorsitzenden der Kassenärztlichen Bundesvereinigung. Seit dem Jahr 2000 in Washington DC, USA, und von dort aus weiterhin für die Kassenärztliche Bundesvereinigung tätig. Arbeitete im Jahr 2003 für die Weltbank als Beraterin für ein internationales Projekt zur Gesundheit von Kindern.*

Einleitung:
Medikamente sind etwas anderes

Tag für Tag werden die Amerikaner einem Werbe-Trommelfeuer durch die Pharmakonzerne ausgesetzt. Mit der Reklame für bestimmte Medikamente – meist mit schönen Menschen, die in einer herrlichen Landschaft ihren Spaß haben – vermischt sich eine allgemeinere Aussage. Auf das Wesentliche verkürzt, lautet sie: „Ja, verschreibungspflichtige Medikamente sind teuer, aber das zeigt nur, wie kostbar sie sind. Außerdem haben wir ungeheure Kosten für Forschung und Entwicklung, und die müssen wir irgendwie hereinholen. Als ‚forschungsintensive' Unternehmen produzieren wir einen steten Strom innovativer Arzneimittel, die das Leben verlängern, die Lebensqualität verbessern und eine noch teurere medizinische Versorgung vermeiden helfen. Ihr seid die Nutznießer dieser ungebrochenen Leistungsfähigkeit des amerikanischen freien Unternehmertums, also seid dankbar, hört auf zu jammern und bezahlt." Oder noch einfacher ausgedrückt: Die Industrie behauptet, wir Amerikaner würden für unser Geld den richtigen Gegenwert bekommen.

Geld oder Leben

Entspricht irgendetwas davon der Wahrheit? Nun ja, der erste Teil sicherlich. Die Preise für verschreibungspflichtige Medikamente sind tatsächlich hoch und steigen schnell. Die Bevölkerung der Vereinigten Staaten gibt heute dafür jedes Jahr den atemberaubenden Betrag von 200 Milliarden Dollar aus, und dieser Betrag steigt jährlich um ungefähr 12 Prozent (ein „Rückgang" gegenüber der 18-Prozent-Steigerung im Jahr 1999).[1] Die Ausgaben für Arzneimittel sind der am schnellsten wachsende Posten der gesamten Gesundheitskosten – die selbst mit alarmierendem Tempo steigen. In der Ausgabensteigerung für Medikamente spiegeln sich zu fast gleichen Teilen drei Faktoren wider: Die Menschen nehmen viel mehr Medikamente ein als früher, diese Medikamente sind in der Regel teurer als bereits auf dem Markt eingeführte Präparate, und

23

die Preise der am häufigsten verschriebenen Medikamente werden ganz selbstverständlich immer wieder erhöht, in vielen Fällen sogar mehrmals im Jahr.

Bevor beispielsweise das Patent für das Allergiemedikament Claritin auslief, dem Bestseller von Schering-Plough, wurde sein Preis innerhalb von fünf Jahren dreizehn Mal angehoben, was insgesamt einer Steigerung von über 50 Prozent entsprach – mehr als das Vierfache der allgemeinen Inflationsrate.[2] Die Sprecherin eines Unternehmens erklärt solche Entwicklungen folgendermaßen: „Preiserhöhungen sind in der Branche nichts Ungewöhnliches; sie schaffen für uns die Möglichkeit, in Forschung und Entwicklung zu investieren."[3] Im Jahr 2002 lag der Preis der 50 Medikamente, die von älteren Mitbürgern am häufigsten eingenommen wurden, im Durchschnitt bei fast 1.500 Dollar pro Medikament und Jahresbedarf. (Die Preise schwanken stark, aber die genannten Beträge beziehen sich auf den durchschnittlichen Großhandelspreis, wie die Unternehmen ihn nennen; er liegt in der Regel ziemlich nahe bei dem Betrag, den jemand ohne Krankenversicherung in der Apotheke dafür bezahlen muss.)[4]

Die Frage, ob man verschreibungspflichtige Medikamente noch bezahlen kann, stellt sich mittlerweile nicht nur armen Menschen. In Zeiten einer schlechten Konjunktur wird auch bei den Krankenversicherungen gespart. Arbeitgeber verlangen von ihren Mitarbeitern eine höhere Beteiligung an den Kosten, und viele Unternehmen streichen ihre Krankenversicherungsleistungen völlig. Da die Kosten für verschreibungspflichtige Medikamente so stark steigen, sind die Versicherungen hier besonders bestrebt, die Ausgaben auf den Einzelnen abzuwälzen. Dies hat zur Folge, dass immer mehr Menschen einen größeren Anteil ihrer Medikamentenrechnung aus eigener Tasche bezahlen müssen. Und das bedeutet eine gewaltige Belastung.

Viele können sich diese Ausgaben nicht mehr leisten. Sie müssen die Medikamente gegen die Heizungskosten oder Lebensmittel aufrechnen. Manche Menschen versuchen, ihre Medikamentenvorräte zu strecken, indem sie sie seltener als vorgesehen einnehmen oder mit dem Partner teilen. Anderen ist es zu peinlich, dass sie sich die Medikamente nicht leisten können – sie verlassen die Arztpraxis zwar mit dem Rezept, lösen es aber nicht ein. Einerseits erhalten diese Patienten nicht die dringend benötigte Therapie, andererseits gelangen ihre Ärzte manchmal auch fälschlicherweise zu dem Schluss, die verschriebenen Medikamente hätten nicht gewirkt; dann verschreiben sie etwas anderes – womit sich das Problem verschärft.

Am schlimmsten sind die älteren US-Bürger dran. Als 1965 das Medicare-Programm ins Leben gerufen wurde – die staatliche Krankenversicherung für Rentner –, nahmen die Menschen viel weniger verschreibungspflichtige Medikamente ein als heute, und die Präparate waren viel billiger. Aus diesem Grund hielt niemand es für nötig, auch eine Erstattung für ambulant verschriebene Arzneimittel in das Programm aufzunehmen. Damals konnten ältere Menschen es sich in der Regel leisten, alle benötigten Medikamente aus der eigenen Tasche zu bezahlen. Ungefähr die Hälfte bis zwei Drittel aller Senioren haben eine Zusatzversicherung, die einen Teil der Medikamentenkosten deckt, aber nachdem dies für Arbeitgeber und Versicherungen immer stärker zum Verlustgeschäft wird, sinkt ihr Anteil. Ende 2003 verabschiedete der Kongress ein Medicare-Reformgesetz; danach sollten die Kosten für verschreibungspflichtige Medikamente ab 2006 erstattet werden, aber wie wir im weiteren Verlauf des Buches noch genauer erfahren werden, reichen die dafür vorgesehenen Mittel von vornherein nicht aus, und außerdem werden sie durch steigende Preise und Verwaltungskosten schnell ausgeschöpft sein.

Ältere Menschen brauchen aus nahe liegenden Gründen mehr Medikamente als jüngere, und zwar insbesondere Präparate für chronische Gesundheitsstörungen wie Arthritis, Diabetes, Bluthochdruck und einen hohen Cholesterinspiegel. Im Jahr 2001 berichtete fast jeder vierte ältere Mitbürger, er habe wegen der Kosten die Einnahme einzelner Medikamente ausgelassen oder ausgestellte Rezepte nicht eingelöst.[5] (Heute ist dieser Anteil mit ziemlicher Sicherheit noch höher.) Die Schwächsten haben auch in den meisten Fällen keine Zusatzversicherung. Bei einem Durchschnittspreis von 1.500 Dollar je Medikament und Jahresbedarf muss jemand, der keine solche Versicherung hat und sechs verschiedene verschreibungspflichtige Medikamente einnimmt – was nicht selten ist – 9.000 Dollar pro Jahr aus eigener Tasche bezahlen. Derart gut betucht sind nur die wenigsten krankheitsanfälligen Senioren.

25

Eine Verhaltensweise der Pharmaindustrie ist dabei besonders pervers: Am höchsten sind die Preise gerade für die Menschen, die die Medikamente am dringendsten brauchen und sie sich am wenigsten leisten können. Von Medicare-Empfängern ohne Zusatzversicherung verlangt die Industrie mehr als von bevorzugten Kunden wie den großen Health Maintenance Organizations (HMOs) oder dem Versorgungswerk für Veteranen. Diese kaufen in großen Mengen ein und können deshalb hohe Rabatte aushandeln. Menschen ohne Versicherung dagegen haben keine Einkaufsmacht und zahlen deshalb die höchsten Preise.

In den Jahren 2003 und 2004 haben wir zum ersten Mal erlebt, dass die Öffentlichkeit sich gegen die aggressive Preispolitik und andere zweifelhafte Praktiken der Pharmaindustrie zur Wehr setzt. Dieser Widerstand ist der Hauptgrund, warum die Medikamentenhersteller uns heute mit Werbung überschütten. Die magischen Worte, die gebetsmühlenhaft wiederholt werden, lauten *Forschung, Innovation und amerikanisch.* Forschung. Innovation. Amerikanisch. Das ist Stoff für eine phantastische Story.

Rhetorik und Realität

Aber während die Rhetorik sich überschlägt, hat sie mit der Realität wenig zu tun. Zunächst einmal machen Forschung und Entwicklung im Etat der großen Pharmakonzerne einen relativ kleinen Anteil aus – er wird von den gewaltigen Aufwendungen für Marketing und Verwaltung bei weitem in den Schatten gestellt und ist auch geringer als der Gewinn. Seit über 20 Jahren ist die Branche Jahr für Jahr mit Abstand die profitabelste der gesamten Vereinigten Staaten. (Im Jahr 2003 verlor sie zum ersten Mal diese Spitzenposition und belegte nur den dritten Rang hinter „Bergbau, Rohölproduktion" und „Geschäftsbanken".) Die Preise, die von den Pharmakonzernen festgelegt werden, haben kaum etwas mit den Kosten für die Herstellung der Medikamente zu tun und könnten drastisch gesenkt werden, ohne dass Forschung und Entwicklung auch nur im Geringsten gefährdet wären.

Zweitens ist die Pharmaindustrie nicht sonderlich innovativ. Kaum zu glauben, aber wahr: In den letzten Jahren kamen nur eine Hand voll wichtiger neuer Medikamente auf den Markt, und die entsprangen in den meisten Fällen steuerfinanzierten Forschungsarbeiten an Hochschulen, kleinen Biotechnologieunternehmen oder den National Institutes of Health (NIH), den staatlichen Medizin-Forschungsinstitutionen der US-Regierung, die dem Gesundheitsministerium unterstellt sind. „Neue" Präparate sind in ihrer großen Mehrzahl keineswegs neu, sondern nur Abwandlungen von Produkten, die sich bereits auf dem Markt befinden. So etwas bezeichnet man als Me-too-Präparat („ich auch"; Nachahmer-präparat). Dahinter steckt die Idee, etwas Ähnliches wie ein bereits vor-handenes, umsatzstarkes Präparat zu produzieren, um sich damit einen Anteil an einem bestehenden, lukrativen Markt zu sichern. Zur Senkung des Cholesterinspiegels befinden sich heute beispielsweise sechs Statine (Mevacor, Lipitor, Zocor, Pravachol, Lescol und als neuestes Produkt Crestor) auf dem Markt, alles Abwandlungen des ersten. Dr. Sharon Levine, Associate Executive Director der Kaiser Permanente Medical Group, einer HMO, formulierte es so: „Wenn ich ein Hersteller bin und ein Molekül so abwandeln kann, dass ich dafür noch einmal für 20 Jahre die Patentrechte bekomme, und wenn ich die Ärzte überzeugen kann, dass sie es verschreiben, und wenn die Verbraucher die nächste Form von Prilosec oder das wöchentliche Prozac an Stelle des täglichen Prozac ver-langen, und alles gerade wenn mein Patent erlischt, warum soll ich dann Geld in ein viel unsichereres Unternehmen stecken – und nichts ande-res ist die Suche nach ganz neuen Medikamenten?"[6]

Drittens ist die Branche bestimmt nicht gerade ein Musterbeispiel für das amerikanische freie Unternehmertum. Sicher, es steht ihr frei zu entscheiden, welche Medikamente sie entwickelt (beispielsweise Nach-ahmerpräparate an Stelle innovativer Produkte), und es steht ihr frei, dafür die hohen Preise zu nehmen, die der Markt hergibt, aber sie ist ganz und gar von staatlich garantierten Monopolen abhängig – von Patenten und von den Exklusivvermarktungsrechten, die die amerikanische Zulas-sungsbehörde (Food and Drug Administration, FDA) vergibt. Während sie bei der Entdeckung neuer Wirkstoffe nicht sonderlich innovativ ist, legt sie eine große Innovationsfreudigkeit – und Aggressivität – an den Tag, wenn es darum geht, immer neue Wege zur Ausweitung der Mono-polrechte zu finden.

27

Zudem ist an dieser Branche nichts besonders Amerikanisches. Pharmakonzerne sind geradezu Musterbeispiele für multinationale Unternehmen. Etwa die Hälfte der größten Pharmaunternehmen hat ihren Sitz in Europa. (Die genaue Zahl ändert sich durch Firmenfusionen ständig.) Die zehn größten waren 2002 die amerikanischen Konzerne Pfizer, Merck, Johnson & Johnson, Bristol-Myers Squibb und Wyeth (früher American Home Products), die britischen Unternehmen GlaxoSmithKline und AstraZeneca, die Schweizer Konzerne Novartis und Roche sowie die französische Aventis.[7] (Im Jahr 2004 fusionierte Aventis mit Sanofi-Synthelabo, einem anderen französischen Konzern, womit sie sich auf den dritten Platz vorschob.) In ihrer Vorgehensweise ähneln sie sich alle stark. Alle setzen die Preise für ihre Medikamente in den USA viel höher an als auf anderen Märkten. Da die Vereinigten Staaten der wichtigste Dreh- und Angelpunkt ihrer Gewinne sind, ist es für Pharmakonzerne einfach eine gute Werbung, wenn sie sich als amerikanische Unternehmen ausgeben, ganz gleich, ob sie es wirklich sind. Allerdings verlegen manche europäischen Konzerne heute ihre Forschungs- und Entwicklungsabteilungen tatsächlich in die Vereinigten Staaten, angeblich weil bei uns die Preise im Gegensatz zu den meisten anderen Staaten der Welt nicht reguliert sind. Der wahre Grund ist wahrscheinlich ein anderer: Sie wollen sich bei den außergewöhnlich reichhaltigen Forschungsergebnissen der amerikanischen Universitäten und den NIH bedienen. Mit anderen Worten: Nicht privates Unternehmertum lockt sie hierher, sondern genau das Gegenteil – unsere staatlich finanzierte Forschung.

Offen und ehrlich

Dieses Buch will ein Bild der wahren Pharmaindustrie zeichnen, einer Branche, die sich in den letzten 20 Jahren sehr schnell von ihrem ursprünglichen, hoch gesteckten Ziel, der Entdeckung und Herstellung nützlicher neuer Medikamente, verabschiedet hat. Heute ist sie vor allem ein Marketingapparat, der Medikamente von zweifelhaftem Nutzen verkauft. Mit ihrem Geld und ihrer Macht bringt die Industrie jede Institution, die ihr im Weg stehen könnte, unter ihre Kontrolle, auch den US-Kongress, die Food and Drug Administration, Universitätskliniken und die Ärzteschaft. (Ihre Marketinganstrengungen richten sich zum größten Teil auf die Beeinflussung von Ärzten, denn die müssen ja die Rezepte ausstellen.)

Ich habe 20 Jahre beim *New England Journal of Medicine* gearbeitet und dort aus erster Hand miterlebt, welchen Einfluss die Branche auf die medizinische Forschung hat. Das Hauptthema dieser Fachzeitschrift sind Artikel über die Erforschung von Krankheitsursachen und Therapieverfahren. Solche Arbeiten werden zunehmend von Pharmakonzernen finanziert. Ich wurde Zeuge, wie die Unternehmen im Laufe der Zeit über die Durchführung der Forschung eine Kontrolle gewannen, die am Anfang, als ich neu bei der Zeitschrift war, unerhört gewesen wäre. Immer bestand das Ziel eindeutig darin, die Karten so zu zinken, dass die Produkte des Unternehmens gut aussahen. Die Konzerne verlangten beispielsweise, dass Wissenschaftler ein neues Medikament mit einem Plazebopräparat (das heißt einer Zuckerpille) verglichen und nicht mit einem bereits am Markt eingeführten Medikament. Auf diese Weise sah das neue Produkt selbst dann gut aus, wenn es in Wirklichkeit schlechter war als sein Vorgänger. Man kann Forschung auch auf anderen Wegen einseitig beeinflussen, und zwar so, dass selbst Fachleute es nicht immer merken. Natürlich lehnten wir die Veröffentlichung solcher Artikel ab, wenn wir die Manipulation bemerkten, aber häufig erschienen sie dann in anderen Zeitschriften. Sind die Befunde der Wissenschaftler für ein Produkt ungünstig, gestattet der Hersteller ihnen manchmal die Veröffentlichung überhaupt nicht. Als ich miterlebte, wie der Einfluss der Industrie wuchs, beunruhigte mich zunehmend der Gedanke, dass ein so großer Teil der veröffentlichten Forschungsergebnisse ernsthafte Schwächen hat und die Ärzte damit gleichzeitig zu der Ansicht verleitet, neue Medikamente seien generell wirksamer und sicherer, als sie in Wirklichkeit sind.

In letzter Zeit spricht einiges dafür, dass die Branche in ernsthaften Schwierigkeiten steckt, insbesondere weil sie so wenige innovative Medikamente in der Pipeline hat. Außerdem steht die Öffentlichkeit ihren hoch gestochenen Behauptungen zunehmend skeptisch gegenüber, und die Einkäufer von Medikamenten protestieren lautstark gegen unbezahlbare Preise. Die Gewinne sind zwar immer noch gewaltig, aber auch sie gehen zurück, und die Aktienkurse einiger großer Konzerne sind eingebrochen. Aber statt nun mehr in innovative Medikamente zu investieren und sich bei den Preisen bescheidener zu geben, stecken die Pharmakonzerne noch mehr Geld in das Marketing, in juristische Auseinandersetzungen zur Erweiterung von Patentrechten und in Lobbyarbeit mit dem Ziel, jede Form der Preisregulation zu unterbinden.

Wären verschreibungspflichtige Arzneimittel ganz normale Konsumgüter, würde das alles vielleicht keine große Rolle spielen. Aber Medikamente sind etwas anderes. Von ihnen hängt die Gesundheit und sogar das Leben vieler Menschen ab. Die demokratische Senatorin Debbie Stabenow aus Michigan formulierte es so: „Es ist nicht das gleiche, als ob man ein Auto, Tennisschuhe oder Erdnussbutter kauft."[8] Die Menschen müssen wissen, dass es in der Branche viel Licht und Schatten gibt, damit die Profitgier der Unternehmen nicht alle anderen Überlegungen zur Seite schiebt. In Kapitel 13 werde ich einige Reformen für das System vorschlagen. Damit könnte sichergestellt werden, dass uns in den USA gute Medikamente zu vernünftigen Preisen zur Verfügung stehen und dass die Realität dieser Branche endlich wieder zu ihrer Rhetorik passt.

Die Reform wird sich über die Industrie hinaus auch auf die Behörden und Institutionen erstrecken müssen, die sie unter ihre Kontrolle gebracht hat, so auch auf die FDA sowie die Ärzteschaft und ihre Institutionen. Ein derart tief greifender Wandel wird Maßnahmen der Regierung erfordern, und die wiederum werden nur auf starken Druck der Öffentlichkeit zu Stande kommen. Es wird nicht einfach werden. Die Pharmakonzerne haben in Washington die größte Lobby und verteilen großzügige Wahlkampfspenden. Die Abgeordneten sind ihnen so stark verpflichtet, dass es äußerst schwierig sein wird, die Verflechtungen aufzubrechen.

Nur eines brauchen Abgeordnete noch dringender als Wahlkampfspenden: Wählerstimmen. Deshalb sollte jeder wissen, was wirklich los ist – und deshalb habe ich dieses Buch geschrieben. Anders als die Industrie in ihrer Werbung behauptet, bekommen wir für unser Geld nicht den richtigen Gegenwert. In Wirklichkeit nimmt die Branche uns auf den Arm, und eine echte Reform wird nur stattfinden, wenn eine empörte, entschlossene Öffentlichkeit sie fordert.

1 Der 200-Milliarden-Dollar-Koloss

Was macht der 800-Pfund-Gorilla?
Er macht, was er will.

Was für den 800-Pfund-Gorilla gilt, gilt auch für den Koloss Pharmaindustrie. Sie ist es gewohnt, dass sie so ziemlich machen kann, was sie will. Und dies seit 1980, dem Jahr, das den Wendepunkt brachte. Bis dahin machte die Pharmaindustrie ein gutes Geschäft, danach ein hervorragendes. Von 1960 bis 1980 blieb der Umsatz mit verschreibungspflichtigen Medikamenten, gemessen als Anteil am Bruttoinlandsprodukt der USA, relativ konstant; zwischen 1980 und 2000 dagegen verdreifachte er sich, und heute liegt er bei rund 200 Milliarden Dollar im Jahr.[1] Außerdem ist die Branche seit den frühen 1980ern jedes Jahr die gewinnträchtigste der Vereinigten Staaten – und zwar mit Abstand.[2] (Nur 2003 fiel sie unter den 47 Branchen, die in den „Fortune 500" aufgelistet sind, auf den dritten Rang zurück.) Zu diesem plötzlichen, gewaltigen Gewinnsprung trugen viele Faktoren bei, aber keiner davon hatte mit der Qualität der Medikamente zu tun, die von den Firmen verkauft werden.

In diesem Kapitel werde ich einen Überblick über die Pharmabranche geben – über ihren kometenhaften Aufstieg und die jüngsten Anzeichen, die auf ihren Sturz oder zumindest eine grundlegende Umstrukturierung hindeuten. Dabei werde ich nicht allzu sehr in die Einzelheiten gehen – das spare ich mir für spätere Kapitel auf. Zunächst möchte ich nur einen ersten Blick auf die Dinge werfen, die zum Vorschein kommen, wenn man den Stein beiseite räumt. Ein schöner Anblick ist das nicht.

Zunächst ein paar Worte zu den Fakten und Zahlen, auf die ich mich in diesem Buch beziehe. In den meisten Fällen bediene ich mich der Daten aus dem Jahr 2001, denn es ist das aktuellste, für das die Informationen aller Aspekte, die ich betrachte, einigermaßen vollständig verfügbar sind. Wenn ich bei einem bestimmten Jahr bleibe, ist das Gesamtbild einfacher zu erkennen. Aber bei einigen wichtigen Fakten werde ich mich auch der Zahlen von 2002 und – soweit möglich – von 2003 bedienen. Auf jeden Fall werde ich deutlich machen, von welchem Jahr die Rede ist.[3]

Ich muss auch erklären, was ich meine, wenn ich von der 200-Milliarden-Dollar-Industrie spreche. Nach offiziellen Angaben gaben US-Amerikaner im Jahr 2002 ungefähr diesen Betrag für verschreibungspflichtige Medikamente aus. Die Zahl bezieht sich auf den Kauf durch Endverbraucher in Apotheken und Versandhandel (unabhängig davon, ob dafür aus der eigenen Tasche bezahlt wurde oder nicht), und schließt auch die fast 25-prozentige Gewinnspanne für Großhandel, Apotheken und andere Zwischenhändler ein. Sie umfasst aber nicht die großen Summen für Medikamente, die in Krankenhäusern, Pflegeheimen oder (wie zum Beispiel viele Krebsmedikamente) in Arztpraxen verabreicht werden. Diese Kosten werden in den meisten Analysen den jeweiligen Einrichtungen zugerechnet.

Der Umsatz der Pharmaunternehmen, zumindest wie er in den Geschäftsberichten der Konzerne ausgewiesen ist, berechnet sich ein wenig anders. Dort ist in der Regel der weltweite Umsatz einschließlich der Verkäufe an medizinische Einrichtungen angegeben, aber ohne die Gewinne von Groß- und Einzelhandel.

Die vielleicht meistzitierte Quelle für statistische Angaben über die Pharmaindustrie, das Dienstleistungsunternehmen IMS Health (Intercontinental Marketing Services), schätzte den weltweiten Umsatz mit verschreibungspflichtigen Medikamenten im Jahr 2002 auf rund 400 Milliarden Dollar. Davon entfiel ungefähr die Hälfte auf die Vereinigten Staaten. Der 200-Milliarden-Koloss ist also in Wirklichkeit ein 400-Milliarden-Superkoloss, aber in diesem Buch werde ich mich vor allem darauf konzentrieren, wie die Pharmakonzerne in den Vereinigten Staaten agieren.

Man muss sich darüber im Klaren sein, dass es in diesem Zusammenhang nahezu unmöglich ist, ganz genaue Zahlen zu nennen. Bevor ein Medikament zum Verbraucher gelangt, hat es viele Stationen durchlaufen und ist auf immer komplizierteren, vielfach undurchsichtigen Wegen bezahlt worden. Es passiert leicht, Äpfel mit Birnen zu vergleichen, ohne es zu merken. Zum Beispiel muss man fragen, ob eine Zahl sich nur auf rezeptpflichtige Präparate oder auch auf frei verkäufliche Medikamente bezieht, ob sie die Gewinne von Groß- und Einzelhandel einschließt, ob sie nur den Umsatz mit einzelnen Patienten oder auch die

Verkäufe an medizinische Einrichtungen umfasst, und ob auch die Umsätze des Versandhandels mitgerechnet wurden.

Die guten alten Zeiten

Das vielleicht wichtigste Ereignis für den Aufstieg von „Big Pharma", wie die größten Pharmakonzerne in den USA zusammenfassend genannt werden, war die Wahl von Ronald Reagan zum Präsidenten im Jahr 1980. Mit der neuen Regierung wurde nicht nur die Politik, sondern auch die gesamte gesellschaftliche Stimmung wesentlich wirtschaftsfreundlicher, und damit wandelte sich die Einstellung der Öffentlichkeit gegenüber großem Reichtum. Zuvor haftete riesigen Vermögen ein Hauch des Unanständigen an. Man konnte sich entscheiden, gut zu leben oder Gutes zu tun, aber den meisten, die in dieser Hinsicht überhaupt eine Wahl hatten, fiel es ausgesprochen schwer, beides zu tun. Besonders stark war diese Überzeugung bei Wissenschaftlern und anderen Intellektuellen. Sie konnten wählen zwischen einem angenehmen, aber nicht gerade luxuriösen Leben im akademischen Betrieb mit der Hoffnung, an vorderster Front der Forschung mitzuarbeiten, und dem „Ausverkauf" an die Industrie, wo man weniger bedeutsame, dafür aber lukrativere Arbeit leistete. Mit Beginn der Reagan-Ära und während der gesamten neunziger Jahre änderte sich die Stimmung. Reich zu sein, galt nicht nur als ehrbar, sondern sogar fast als tugendhaft. Es gab „Gewinner" und „Verlierer", wobei die Gewinner reich waren und es auch verdient hatten. Die Schere zwischen Arm und Reich, die sich seit dem Zweiten Weltkrieg ein wenig geschlossen hatte, öffnete sich plötzlich wieder und ist bis heute zu einer gewaltigen Kluft geworden.

Durch eine Reihe wirtschaftsfreundlicher staatlicher Maßnahmen konnten sich die Pharmaindustrie und ihre Spitzenmanager sehr schnell unter die Gewinner einreihen. Ich möchte diese Maßnahmen nicht alle aufzählen, aber zwei davon waren besonders wichtig. Seit 1980 hat der Kongress mehrere Gesetze verabschiedet, mit denen die Umsetzung steuerfinanzierter Grundlagenforschung in nützliche neue Produkte beschleunigt werden sollte, ein Vorgang, der manchmal als „Technologietransfer" bezeichnet wird. Gleichzeitig wurde damit das Ziel verfolgt, die Stellung amerikanischer Hightech-Unternehmen auf den Weltmärkten zu stärken. Das bedeutendste derartige Gesetz wurde nach seinen beiden Hauptbefürwortern, den Senatoren Birch Bayh (Demokrat aus Indiana) und Robert Dole (Republikaner aus Kansas) als Bayh-Dole-Gesetz bezeichnet. Es ermöglichte Universitäten und Kleinunternehmen die Patentierung von Forschungsergebnissen, die von den National Institutes of Health (NIH) finanziert wurden, der wichtigsten steuerfinanzierten Förderungsinstitution für medizinische Forschung. Anschließend konnten sie Exklusivlizenzen an Pharmaunternehmen vergeben. Bis dahin waren steuerfinanzierte Entdeckungen gemeinfrei, und jedes Unternehmen konnte sie nach Belieben nutzen. Heute können die Universitäten, wo die meisten vom NIH finanzierten Forschungsarbeiten stattfinden, ihre Entdeckungen patentieren lassen, Lizenzen vergeben und Lizenzgebühren einstreichen. Ähnliche Gesetze erlauben es auch den NIH selbst, Abkommen mit Pharmaunternehmen zu schließen und ihre Entdeckungen direkt der Industrie zugänglich zu machen.

Das Bayh-Dole-Gesetz gab nicht nur den großen Pharmakonzernen, sondern auch der aufkeimenden Biotechnologiebranche einen gewaltigen Schub. Die Zahl der kleinen Biotechnologiefirmen, die vielfach von Universitätsdozenten zur Nutzung ihrer eigenen Entdeckungen gegründet wurden, nahm sprunghaft zu. Heute sind sie im Umfeld wichtiger Forschungsinstitutionen angesiedelt. Häufig übernehmen sie die erste Phase der Medikamentenentwicklung, immer in der Hoffnung auf gewinnträchtige Vereinbarungen mit großen Pharmaherstellern, die dann die Vermarktung der neuen Medikamente betreiben. In der Regel sind sowohl die Forscher als auch ihre Institutionen Anteilseigner der Biotechnologiefirmen. Wenn dann ein Patent von einer Universität oder einem kleinen Biotechnologieunternehmen in Lizenz an einen Pharmakonzern vergeben wird, teilen sich alle Beteiligten die Gewinne aus der staatlichen Investition in die Forschung.

Diese Gesetze hatten zur Folge, dass die Unternehmen bei der Entwicklung neuer Medikamente nicht mehr ausschließlich auf ihre eigenen Forschungsarbeiten zurückgreifen mussten, und von den Großunternehmen tun das mittlerweile auch nur noch die wenigsten.

Stattdessen bedienen sie sich zunehmend der Hochschulen, der kleinen Biotechnologie-Startups und der NIH.[4] Mindestens ein Drittel aller Medikamente, und zwar insbesondere die innovativsten, die heute von den großen Pharmakonzernen vermarktet werden, sind Lizenzprodukte der Universitäten oder kleiner Biotechnologiefirmen.[5] Das Bayh-Dole-Gesetz war für die großen Pharmakonzerne und die Biotechnologie-branche mit Sicherheit eine Goldgrube; ob das Gesetz unter dem Strich auch der Öffentlichkeit nutzt, ist umstritten (ich werde später darauf zurückkommen).

Die Reagan-Ära und das Bayh-Dole-Gesetz veränderten auch das Ethos der medizinischen Fakultäten und Lehrkrankenhäuser. Diese gemeinnützigen Institutionen begannen sich als „Partner" der Industrie zu betrachten und nutzten ebenso begeistert wie jeder Unternehmer alle Gelegenheiten, ihre Entdeckungen in Gewinne umzumünzen. Hochschulwissenschaftler wurden aufgefordert, ihre Arbeiten zum Patent anzumelden (das dann der Universität gehörte), und sie wurden an den Erlösen beteiligt. Viele medizinische Fakultäten und Lehrkrankenhäuser richteten eigene Geschäftsstellen für „Technologietransfer" ein, die solche Aktivitäten unterstützen und Kapital aus den Entdeckungen ihrer Mitarbeiter schlagen sollten. Als der Unternehmergeist in den neunziger Jahren wuchs, trafen Lehrkräfte der medizinischen Fakultäten auch andere lukrative Vereinbarungen mit Pharmaunternehmen – so wie die Institutionen, für die sie tätig waren. Dies führte unter anderem zu einer immer industriefreundlicheren Ausrichtung in der medizinischen Forschung – also gerade da, wo eine solche Ausrichtung nichts zu suchen hat. Wissenschaftler, die sich früher mit einer „ärmlichen, aber vornehmen" Lebensweise zufrieden gegeben hatten, fragten sich nun: „Wenn du so schlau bist, warum bist du dann nicht reich?", wie meine Großmutter es formulierte. Die medizinischen Fakultäten und Lehrkrankenhäuser steckten ihrerseits immer mehr Mittel in die Suche nach geschäftlichen Möglichkeiten.

Im Jahr 1984 begann mit dem so genannten Hatch-Waxman-Gesetz die Verabschiedung einer Reihe weiterer Gesetze, die sich für die Pharmaindustrie als Goldgrube erweisen sollten. Diese Gesetze erweiterten die Alleinvermarktungsrechte für Markenpräparate. Exklusivität ist der Lebenssaft der Branche, denn sie bedeutet, dass während einer

35

bestimmten Zeit kein anderes Unternehmen das gleiche Medikament vermarkten darf. Sobald die Exklusivrechte erloschen sind, drängen Kopien (so genannte Generika) in den Markt, und in der Regel sinkt dann der Preis – in manchen Fällen bis auf 20 Prozent seines ursprünglichen Niveaus.[6] Es gibt zwei Formen der Ausschließlichkeitsrechte: einerseits die Patente, die von der US-Patentbehörde (U.S. Patent and Trademark Office, USPTO) erteilt werden, und andererseits die Exklusivrechte der Arzneimittelbehörde (Food and Drug Administration, FDA). Beide ähneln sich zwar, wirken aber auch unabhängig voneinander, fast so wie eine gegenseitige Rückversicherung. Das Hatch-Waxman-Gesetz, das nach dem Senator Orrin Hatch (Republikaner aus Utah) und dem Abgeordneten Henry Waxman (Demokrat aus Kalifornien) benannt ist, sollte ursprünglich die Not leidende Generikabranche beleben, indem es einige Anforderungen der FDA für die Markteinführung von Generika außer Kraft setzte. Das gelang zwar, das Gesetz verlängerte aber auch die Patentlaufzeit für Markenpräparate. Seither haben die Anwälte der Industrie einen Teil der Vorschriften so hingebogen, dass die Patente weit länger gelten, als es den Absichten der Initiatoren entsprach.

In den neunziger Jahren verabschiedete der Kongress weitere Gesetze, die die Patentlaufzeit für Markenpräparate nochmals verlängerten. Heute beschäftigen die Pharmakonzerne eine kleine Armee von Anwälten, die aus diesen Gesetzen den größtmöglichen Gewinn herauspressen – und da ist eine Menge drin. Das alles hatte zur Folge, dass die tatsächliche Patentlaufzeit für Markenpräparate von ungefähr acht Jahren im Jahr 1980 auf 14 Jahre im Jahr 2000 angewachsen ist.[7] Für einen Blockbuster – so nennt man ein Medikament, das (wie beispielsweise der Cholesterinsenker Lipitor [in Deutschland unter dem Markennamen Sortis bekannt], das Arthritismittel Celebrex oder das Antidepressivum Zoloft) einen Jahresumsatz von mehr als einer Milliarde Dollar erzielt – sind diese zusätzlichen sechs Jahre buchstäblich goldene Zeiten. Sie lassen den Gesamtumsatz häufig um viele Milliarden Dollar ansteigen, genug, um zahlreiche Anwälte zu beschäftigen und dennoch eine Menge übrig zu behalten. Da ist es kein Wunder, dass die Pharmakonzerne nahezu alles tun, um ihre exklusiven Vermarktungsrechte zu schützen, auch wenn dies allen ihren rhetorischen Floskeln über die Freiheit der Märkte widerspricht.

Lang anhaltender Höhenflug

Mit den Profiten wuchs in den achtziger und neunziger Jahren auch der politische Einfluss der Pharmakonzerne. Bis 1990 hatte sich die heutige Form der Branche herausgebildet, die eine beispiellose Kontrolle über ihr eigenes Schicksal ausübt. Wenn ihr beispielsweise an der Food and Drug Administration – der staatlichen Behörde, die die Branche beaufsichtigen soll – etwas nicht passte, konnte sie Druck auf ihre Freunde im Kongress ausüben und so Veränderungen herbeiführen. Die zehn größten Pharmakonzerne (darunter auch solche aus Europa) erzielten im Jahr 1990 einen Gewinn in Höhe von fast 25 Prozent des Umsatzes, und von einem kleinen Rückgang in der Zeit der Gesundheitsreform-Pläne des Präsidenten Clinton abgesehen, blieb dieser Prozentsatz während der gesamten folgenden zehn Jahre ungefähr gleich hoch. (Absolut betrachtet, wuchsen mit dem Umsatz natürlich auch die Gewinne.) Im Jahr 2001 standen die zehn *US-amerikanischen* Pharmaunternehmen in der „Fortune 500"-Liste (die nicht ganz mit den zehn weltgrößten identisch sind, aber ähnliche Gewinnmargen erzielen) mit ihrer durchschnittlichen Nettorendite weit vor allen anderen Branchen, ganz gleich, ob man sie als Prozentsatz vom Umsatz (18,5 Prozent), als Prozentsatz der Vermögenswerte (16,3 Prozent) oder Anteil am Eigenkapital (33,2 Prozent) betrachtet. In jedem Fall sind das erstaunliche Gewinnspannen. Zum Vergleich: Der Mittelwert für die Rendite aller anderen Branchen in den Fortune 500 lag nur bei 3,3 Prozent des Umsatzes. Weit abgeschlagen an zweiter Stelle standen mit 13,5 Prozent vom Umsatz die Geschäftsbanken, auch sie durchaus als aggressive Branche mit besten Beziehungen zu höchsten Stellen bekannt.[8]

Als sich der allgemeine wirtschaftliche Abwärtstrend 2002 fortsetzte, gingen die Gewinne der großen Pharmaunternehmen nur geringfügig zurück: von 18,5 auf 17,0 Prozent des Umsatzes. Besonders erstaunlich war 2002, dass die Gewinne der zehn Pharmaunternehmen in den Fortune 500 (35,9 Milliarden Dollar) höher waren als die Gesamtsumme der Gewinne aller übrigen 490 Unternehmen (33,7 Milliarden).[9] Im Jahr 2003 gingen die Gewinne der Pharmaunternehmen in den Fortune 500 auf 14,3 Prozent des Umsatzes zurück; damit lagen sie aber immer noch weit über dem durchschnittlichen Wert für alle Branchen, der in diesem Jahr 4,6 Prozent betrug. Wenn ich also von einer gewinnträchtigen Branche spreche, meine ich eine *richtig* lukrative Industrie. Es ist wirklich nur schwer vorstellbar, in wie viel Geld die Pharmabranche schwimmt.

Für Forschung wendet die Pharmabranche zwar viel Geld auf, die Beträge waren aber stets weitaus geringer als die Gewinne. Bei den zehn größten Unternehmen beliefen sie sich 1990 nur auf elf Prozent des Umsatzes, bis 2000 stiegen sie geringfügig auf 14 Prozent an. Der größte Einzelposten in den Bilanzen ist nicht Forschung und Entwicklung und auch nicht der Gewinn, sondern er wird meist „Marketing und Verwaltung" oder – das variiert von Unternehmen zu Unternehmen – ähnlich genannt. In diese Rubrik flossen 1990 erstaunliche 36 Prozent der Umsatzerlöse, und im Laufe der folgenden zehn Jahre blieb der Anteil ungefähr gleich.[10] Man bedenke: Das ist das Zweieinhalbfache der Aufwendungen für Forschung und Entwicklung.

Die genannten Zahlen stammen aus eigenen Berichten der Branche an die US-Börsenaufsicht (Securities and Exchange Commission, SEC) und an die Aktionäre, aber was wirklich alles zu den genannten Rubriken gehört, ist nicht klar. Solche Informationen behalten die Pharmaunternehmen streng für sich. So werden unter „Forschung und Entwicklung" wahrscheinlich viele Aktivitäten eingeordnet, die ein unvoreingenommener Beobachter für Marketing halten würde, aber Genaueres darüber weiß man nicht. „Marketing und Verwaltung" ist eine riesige Blackbox; in sie gehört vermutlich unter anderem das, was die Industrie als „Gesundheitsaufklärung" bezeichnet, aber auch Werbung, Anwaltskosten und Managergehälter – die wahrhaft gewaltig sind. Nach einem Bericht der gemeinnützigen Organisation „Families USA" verdiente Charles A. Heimbold, Jr., der ehemalige Chairman and Chief Executive Officer von Bristol-Myers Squibb, 2001 nicht weniger als 74.890.918 Dollar [in Worten: vierundsiebzig Millionen achthundertneunzigtausend neunhundertundachtzehn Dollar], und dabei waren nicht ausgeübte Aktienoptionen im Wert von 76.095.611 Dollar noch nicht mitgerechnet. Der Chairman von Wyeth verdiente 40.521.011 Dollar zusätzlich zu seinen Aktienoptionen in Höhe von 40.629.459 Dollar. Und so weiter. Die Branche belohnt die Ihren reichlich.[11]

In den letzten Jahren waren unter den zehn größten Unternehmen auch fünf aus Europa: GlaxoSmithKline, AstraZeneca, Novartis, Roche und Aventis. Ihre Gewinnmargen liegen ähnlich hoch wie bei ihren amerikanischen Konkurrenten, und das Gleiche gilt auch für die Aufwendungen für Forschung und Entwicklung sowie für die Kosten von Marketing und Verwaltung. Außerdem gehören sie demselben Branchenverband an, der irreführenderweise den Namen Pharmaceutical Research and Manufacturers of America (PhRMA) trägt. Kürzlich hörte ich auf einer Tagung einen Vortrag von Daniel Vasella, Chairman und Chief Executive Officer von Novartis. Er war ganz offensichtlich erfreut über das amerikanische Wirtschafts- und Forschungsklima. „Freie Preisgestaltung und rasche Zulassung gewährleisten den schnellen, nicht rationierten Zugang zu Innovationen", sagte er und klang dabei trotz seines liebenswürdigen Schweizer Akzents wie ein reinrassiger Amerikaner.[12] Sein Unternehmen hat seine Forschungseinrichtungen inzwischen an einen Ort in der Nähe des Massachusetts Institute of Technology (MIT) verlegt, ein Mekka der Grundlagenforschung, das von Biotechnologiefirmen umgeben ist. Ich vermute, dass die Verlagerung nicht das Geringste mit „freier Preisgestaltung und schneller Zulassung" zu tun hat, sondern ausschließlich mit der Gelegenheit, von der durch den US-Steuerzahler finanzierten Forschung nach dem Bayh-Dole-Gesetz zu profitieren, und mit der Nähe zu den US-Wissenschaftlern, die solche Forschungsarbeiten betreiben.

Dunkle Wolken am Horizont

Nachdem das Jahr 1980 für die pharmazeutische Industrie einen Wendepunkt zum überaus Positiven darstellte, könnte sich herausstellen, dass das Jahr 2000 eine weitere Wende brachte: Denn von nun an ging einiges schief. Als der Wirtschaftsboom Ende der neunziger Jahre abflaute, gerieten viele bis dahin erfolgreiche Unternehmen in Schwierigkeiten. Und als die Steuereinnahmen zurückgingen, hatten auch die Regierungen zunehmend mit Problemen zu kämpfen. Einerseits ist die pharmazeutische Industrie mit ihrem Reichtum und ihrer enormen Macht gut vor einem Abschwung geschützt. Andererseits ist sie jedoch auch besonders anfällig, denn ein Großteil ihrer Einnahmen ist von arbeitgeberfinanzierten Krankenversicherungen und von den staatlichen Medicaid-Programmen für Arme abhängig. Und damit werden die Probleme der Arbeitgeber und staatlichen Haushalte auch zu Problemen der Pharmabranche.

In den letzten Jahren üben die Arbeitgeber und privaten Krankenversicherungen, mit denen sie ihre Verträge abschließen, Druck auf die Arzneimittelpreise aus. Die meisten großen Krankenversicherer der USA verlangen heute hohe Rabatte. Die meisten haben auch bei verschreibungspflichtigen Medikamenten einen dreistufigen Versicherungsschutz eingeführt: Die Kosten für Generika werden vollständig übernommen, Markenpräparate mit nachgewiesenem Nutzen werden teilweise bezahlt, und teure Präparate, die gegenüber billigeren Konkurrenzprodukten keinen Vorteil bringen, werden gar nicht erstattet. Solche Verzeichnisse für bevorzugte Medikamente werden auch als Positivlisten bezeichnet und entwickeln sich zunehmend zu einer wichtigen Methode, um die Arzneimittelkosten einzudämmen. Die Pharmaindustrie spürt solche Maßnahmen, aber wie nicht anders zu erwarten, spielt sie in dem System mit: Vor allem bringt sie Ärzte und Krankenversicherungen dazu, teure Markenpräparate in die Positivlisten aufzunehmen (wie sie das tut, werde ich später genauer erörtern).

Auch die Regierungen der US-Bundesstaaten suchen nach Wegen, um die Arzneimittelkosten zu senken. In manchen Parlamenten arbeiten die Abgeordneten bereits an Maßnahmen, mit denen sie die Preise verschreibungspflichtiger Medikamente für Staatsbedienstete, Empfänger der staatlichen Gesundheitsfürsorge Medicaid und nicht versicherte Personen regulieren können. Wie die privaten Krankenversicherungen stellen sie Positivlisten für erstattungsfähige Arzneimittel auf. Gegen solche Bestrebungen kämpft die Industrie mit Zähnen und Klauen – das heißt vor allem mit einer Armee von Lobbyisten und Anwälten. Gegen den Bundesstaat Maine ging sie bis zum Obersten Gerichtshof der USA vor, aber der bestätigte 2003 das Recht des Bundesstaates, mit den Pharmaunternehmen über niedrigere Preise verhandeln zu können; die Einzelheiten ließ das Urteil allerdings offen. Dieser Krieg hat also gerade erst begonnen. Er wird sich voraussichtlich über Jahre hinziehen und zu einer hässlichen Schlammschlacht werden.

In letzter Zeit verstärken sich die Anzeichen dafür, dass die Öffentlichkeit langsam die Nase voll hat. Mittlerweile ist allgemein bekannt, dass US-Amerikaner für verschreibungspflichtige Medikamente weitaus mehr bezahlen müssen als Europäer oder Kanadier. Schätzungsweise ein bis zwei Millionen US-Amerikaner beziehen ihre Arzneimittel über das Internet von kanadischen Apotheken, obwohl der Kongress schon 1987 nach massiver Lobbyarbeit der Industrie ein Gesetz verabschiedet hatte, wonach ausschließlich Hersteller verschreibungspflichtige Medikamente aus anderen Ländern importieren dürfen.[13] Außerdem gibt es in den grenznahen Bundesstaaten einen regen „Apothekentourismus": Die Menschen machen Busreisen nach Kanada oder Mexiko, um sich dort mit verschreibungspflichtigen Medikamenten einzudecken. Bei den meisten Reisenden handelt es sich um ältere Mitbürger, die für Medikamente nicht nur mehr bezahlen als die Menschen in Nachbarländern, sondern [aus versicherungstechnischen Gründen] auch mehr als ihre jüngeren Nachbarn in ihrer eigenen Heimatstadt. Bei den älteren Mitbürgern ist der Unmut deutlich spürbar, und sie stellen eine mächtige Wählergruppe dar – was auch den Abgeordneten in Kongress und Bundesstaatsparlamenten nicht verborgen bleibt.

Die Industrie sieht sich aber auch anderen, weniger bekannten Problemen gegenüber. Zufällig wird der Patentschutz für einige der meistverkauften Medikamente, die zusammen einen Umsatz von rund 35 Milliarden Dollar im Jahr erzielen, demnächst im Abstand von wenigen Jahren auslaufen.[14] Dieser Absturz begann bereits 2001, als der Konzern Eli Lilly den Patentschutz für sein Antidepressivum Prozac (Wirkstoff Fluoxetin) verlor. Im gleichen Jahr endete bei AstraZeneca der Patentschutz für Prilosec, die Original-„Lila Pille" gegen Sodbrennen, die auf dem Höhepunkt ihres Erfolgs jährlich die atemberaubende Summe von sechs Milliarden Dollar einbrachte. Bristol-Myers Squibb verlor sein meistverkauftes Diabetesmedikament Glucophage. Und diese ungewöhnliche Häufung von abgelaufenen Patenten wird sich noch einige Jahre fortsetzen. Für die Branche insgesamt bedeutet dies einen großen Verlust, für einzelne Unternehmen ist es sogar eine Katastrophe. Claritin, ein Blockbuster-Präparat gegen Allergien, trug ein volles Drittel zum Umsatz des Konzerns Schering-Plough bei, bevor das Patent im Jahr 2002 erlosch.[15] Heute wird Claritin rezeptfrei zu einem Bruchteil des früheren Preises verkauft. Und bisher ist es dem Konzern nicht gelungen, den Verlust auszugleichen und die Claritin-Nutzer von Clarinex zu überzeugen, einem Präparat, das praktisch genau seinem Vorgänger gleicht, aber den Vorteil hat, dass dafür noch Patentschutz besteht.

Noch schlimmer ist, dass die Unternehmen nur wenige Präparate in der Forschungspipeline haben, mit denen sie ihre Blockbuster nach Ablauf des Patentschutzes ersetzen könnten. Dies ist heute das größte Problem der Branche und gleichzeitig ihr am besten gehütetes Geheimnis. Alle Werbeaussagen über Innovationen sollen dazu dienen, genau diese Tatsache zu verschleiern. Der Strom neuer Medikamente ist zu einem Rinnsal geworden, und nur die wenigsten davon sind in irgendeiner Form wirklich innovativ. In den allermeisten Fällen handelt es sich um Variationen guter alter Bekannter – um Medikamente nach dem Motto „me too" (ich auch). Unternehmen schließen sich zusammen, um ihre Pipelines zu vereinen oder ein Medikament gemeinsam zu vermarkten. Und gleichzeitig suchen sie bei staatlichen Einrichtungen, Universitäten und Biotechnologiefirmen verzweifelt nach neuen Wirkstoffen, für die sie Lizenzen erwerben könnten. Aber diese Quellen haben ebenfalls mit Schwierigkeiten zu kämpfen, neue Wirkstoffe zu entwickeln.

Von den 78 Medikamenten, die 2002 von der FDA zugelassen wurden, enthielten nur 17 neue aktive Wirkstoffe, und nur sieben davon wurden von der FDA als Verbesserung gegenüber älteren Arzneimitteln eingestuft. Bei den restlichen 71 Präparaten handelte es sich um Variationen älterer Produkte, oder sie waren der Beurteilung zufolge nicht besser als andere Präparate, die sich bereits auf dem Markt befanden. Mit anderen Worten: Es waren Nachahmerpräparate. Sieben von 78 – das ist keine große Ausbeute. Und von den sieben neuen Präparaten stammte kein einziges von einem großen US-Pharmakonzern.[16]

Die Unterstützung schwindet

Zum ersten Mal befindet sich diese riesige Branche in ernsthaften Schwierigkeiten. Sie sieht sich „einem ausgewachsenen Sturm" gegenüber, wie ein Sprecher der Industrie es formulierte. Die Gewinne liegen zwar immer noch weit oberhalb von allem, worauf andere Branchen hoffen können, aber sie sind in jüngster Zeit gesunken, und zwar bei einigen Unternehmen ganz erheblich. Und nur das spielt für die Investoren eine Rolle. Die Wall Street interessiert sich nicht dafür, wie hoch die derzeitigen Gewinne sind. Dort geht es nur um die Frage, wie die Gewinne morgen aussehen werden. Die Aktienkurse mancher Unternehmen sind in den Keller gerutscht. Dennoch prophezeit die Branche nach wie vor eine rosige Zukunft. Bei solchen Versicherungen stützt sie sich auf die Vorstellung, die Kartierung des menschlichen Genoms und die damit verbundene explosionsartige Ausweitung der genetischen Forschung werde zu einer Fülle bedeutsamer neuer Medikamente führen. Dabei wird jedoch verschwiegen, dass die Unternehmen mit solchen Neuerungen auf staatliche Institutionen, Universitäten und die kleinen Biotechnologiefirmen angewiesen sind. Aber allmählich klingen die Voraussagen immer mehr wie *Warten auf Godot*, Samuel Becketts düsteres Schauspiel mit zwei Männern, die auf etwas warten und warten und warten, wobei sie einander ständig versichern, es werde jede Minute kommen. Dass die genetischen Entdeckungen zu neuen Therapieverfahren führen werden, steht zwar außer Zweifel, es bleibt aber Tatsache, dass wahrscheinlich noch Jahre vergehen werden, bevor die Grundlagenforschung sich in den Verkauf neuer Medikamente ummünzen lässt. Bis es soweit ist, werden die einst so sicheren Fundamente der großen Pharmakonzerne weiterhin wanken.

Die Anzeichen für ernste Probleme und der wachsende Unmut der Öffentlichkeit gegenüber den hohen Preisen haben dazu geführt, dass die früher unverbrüchliche Unterstützung der Branche in Washington erste Risse bekommt. Mit einem Gesetz, das der Kongress im Jahr 2000 verabschiedete, hätten einige Schlupflöcher des Hatch-Waxman-Gesetzes geschlossen werden können. Und gleichzeitig gestattete das Gesetz sowohl Privatpersonen als auch US-amerikanischen Apotheken den Import von Medikamenten aus allen Staaten, in denen die Preise niedriger sind. Insbesondere konnten sie in Kanada FDA-zugelassene Präparate kaufen, die zuvor dorthin exportiert worden waren. Solche auch in den USA vermarkteten Präparate zu „reimportieren", hört sich verrückt an, aber selbst mit den zusätzlichen Verwaltungskosten ist es immer noch billiger, als sie im eigenen Land zu kaufen. Dem Gesetz zufolge muss das Gesundheitsministerium allerdings bestätigen, dass das Verfahren für die Öffentlichkeit kein „zusätzliches Risiko" birgt, und die zuständigen Minister der Clinton- wie auch der Bush-Regierung weigerten sich, diese Bescheinigung auszustellen. Im Jahr 2003 verabschiedete das Repräsentantenhaus ein Gesetz, das keine solche Vorschrift mehr enthielt und das sogar von vielen konservativen Republikanern unterstützt wurde. Der Abgeordnete Dan Burton (Republikaner aus Indiana) betonte, die Medikamente für den Brustkrebs seiner Frau kosteten im eigenen Land 360 Dollar im Monat, in Deutschland dagegen nur 60 Dollar. Der *New York Times* sagte er: „Jede Frau in den Vereinigten Staaten sollte richtig wütend auf die pharmazeutische Industrie sein, und damit können Sie mich ruhig zitieren."[17] Aber der Senat verweigerte dem Gesetz seine Zustimmung.

Die Branche wird derzeit auch von einer Welle behördlicher Untersuchungen sowie von Zivil- und Strafprozessen überrollt. Die Liste der Anklagepunkte umfasst gesetzeswidrig überhöhte Rechnungen an die staatlichen Krankenversicherungen Medicaid und Medicare, Zahlung von Provisionen an Ärzte, wettbewerbswidrige Absprachen, Vereinbarungen mit Generikaherstellern, um Nachahmerpräparate vom Markt fernzuhalten, gesetzwidrige Werbung für nicht zugelassene Anwendungsgebiete der Präparate, irreführende Verbraucherwerbung und natürlich Vertuschung von Beweismitteln. In einigen Fällen wurden mit Hilfe riesiger Summen Vergleiche geschlossen. TAP Pharmaceuticals zahlte beispielsweise 875 Millionen Dollar für die Beilegung zivil- und strafrechtlicher Vorwürfe, wonach das Unternehmen sowohl Medicaid als auch Medicare bei der Vermarktung seines Prostatakrebs-Medikaments Lupron betrogen hatte.[18] Zusammenfassend kann man alle derartigen Bestrebungen als verzweifelte Bemühungen um Marketing und Patente betrachten, Tätigkeiten, die sich immer am Rand der Legalität bewegten, jetzt aber die Grenze manchmal deutlich überschreiten.

Wie reagiert die Pharmabranche auf ihre Schwierigkeiten? Man könnte darauf hoffen, dass die Pharmaunternehmen in die Hände spucken, dass sie die Preise senken oder zumindest gerechter gestalten und dass sie mehr Geld in die Suche nach wirklich neuen Wirkstoffen stecken, statt nur darüber zu reden. Aber das geschieht nicht. Stattdessen tun sie in noch stärkerem Maße genau das, was sie in die derzeitige Situation gebracht hat. Sie vermarkten ihre alten Medikamente und

Nachahmerpräparate noch rücksichtsloser. Sie geben sich noch mehr Mühe, die Monopole auf ihre meistverkauften Medikamente auszubauen. Und sie stecken noch mehr Geld in Lobbyarbeit und politische Feldzüge. Was die Innovationen angeht, warten sie immer noch auf Godot und hoffen verzweifelt darauf, dass er kommt.

Aber es gibt für die Industrie nicht nur schlechte Nachrichten. Neue Vorschriften zur Verschreibung von Medikamenten über Medicaid, die 2003 erlassen wurden und 2006 in Kraft treten sollen, bedeuten für die Pharmaunternehmen unverhoffte Gewinne, weil die Behörden nun die Preise nicht mehr aushandeln können. Unmittelbar nach der Verabschiedung des Gesetzentwurfes schossen die Kurse der Pharmaaktien in die Höhe, ein Anhaltspunkt, dass Industrie und Investoren sich über diese Gewinne im Klaren waren. Aber das neue Gesetz wird der Branche bestenfalls vorübergehend Rückenwind geben. Wenn die Kosten steigen, wird der Kongress seine industriefreundliche Entscheidung, den Pharmaunternehmen allein und ohne weitere Fragen die Festsetzung der Preise zu gestatten, neu überdenken müssen. Mehr hierzu später.

Die Branche ähnelt in mancher Hinsicht dem Zauberer von Oz: Viel Getöse um ein Image, das jetzt entlarvt wird. Sie ist kein Motor der Innovationen, sondern ein riesiger Marketingapparat. Weit entfernt davon, eine Erfolgsgeschichte des freien Marktes zu sein, lebt sie von staatlich finanzierter Forschung und von Monopolrechten. Andererseits spielt die Branche aber im amerikanischen Gesundheitssystem eine unverzichtbare Rolle und erfüllt eine wertvolle Funktion: Auch wenn sie keine wichtigen neuen Wirkstoffe entdeckt, entwickelt sie solche Wirkstoffe doch zumindest weiter und bringt sie auf den Markt. Nur, für diese relativ bescheidenen Beiträge wird die Pharmabranche reichlich belohnt. Wir bekommen nicht annähernd den richtigen Gegenwert für unser Geld. Die Vereinigten Staaten können sich die Pharmaindustrie in ihrer derzeitigen Form nicht mehr leisten. Die große Frage lautet: Wird die Industrie das erkennen und echten Reformen zustimmen, die ihren Appetit dämpfen, aber ihre Stärken erhalten? Nur eines ist sicher: So wie bisher kann es nicht weitergehen.

2 Ein neues Medikament entsteht

Ein neues Medikament auf den Markt zu bringen, ist eine langwierige Angelegenheit. Mit dieser Aussage hat die Industrie Recht, aber ihre eigene Rolle stellt sie dabei falsch dar. Der Bereich Forschung und Entwicklung (F & E) hat für die Pharmakonzerne bei weitem keine so große Bedeutung, wie sie uns gern glauben machen. Ich möchte hier nicht im Einzelnen die pharmazeutische Forschung und Entwicklung beschreiben, denn das ist nicht das Thema dieses Buches. Aber um zu zeigen, welche Rechnung uns die Pharmaunternehmen für ihre Wohltaten vorlegen, muss ich die wichtigsten Punkte kurz skizzieren. Was ich hier beschreibe, trifft zum größten Teil nur auf die wenigen wirklich innovativen Präparate zu, die jedes Jahr auf den Markt kommen. Bei den vielen Nachahmerprodukten (Metoo-Präparate) – minimale Abwandlungen von Medikamenten, die sich bereits auf dem Markt befinden – laufen die Forschungs- und Entwicklungsprozesse viel schneller, da sie zum Großteil bereits erledigt sind.

Forschung „light"

Man kann chemische Substanzen nicht einfach nach dem Zufallsprinzip daraufhin überprüfen, ob vielleicht eine für die Behandlung einer Krankheit hilfreich sein könnte. Das würde unendlich lange dauern und wäre auch gefährlich. Stattdessen muss man in den meisten Fällen zunächst einmal mehr über die Krankheit wissen, die man behandeln will. Es muss klar sein, was im Körper schief läuft und zur Entstehung der Krankheit führt. Dabei sollte das Wissen um die Zusammenhänge möglichst detailliert sein, bis hin auf die molekulare Ebene; nur dann besteht auch Hoffnung, einen Wirkstoff zu finden, der zuverlässig und sicher in den Krankheitsprozess eingreift. Was die Wissenschaftler zu finden hoffen, ist ein bestimmtes Glied in der Kette, auf das sie mit einem Arzneimittel zielen können.

Mit dem Erkenntnisgewinn über die Krankheit oder einen körperlichen Zustand beginnt also in der Regel der „Forschungs"-Teil von

F & E, und der kann sehr lange dauern – in manchen Fällen Jahrzehnte. Ohne Zweifel ist dies der kreativste und unsicherste Teil des F & E-Prozesses. Im Gegensatz zu den Behauptungen der Industrie findet er fast immer an Universitätsinstituten oder staatlichen Forschungseinrichtungen in den USA oder in anderen Ländern statt. In den Vereinigten Staaten erfolgt die Finanzierung zum größten Teil durch die National Institutes of Health (NIH).[1]

Sobald die Grundlagenforschung ein entscheidendes Stadium erreicht hat – das heißt, man weiß relativ gut über die Krankheit und über mögliche Wege zu ihrer Heilung oder Linderung Bescheid – geht die Suche weiter: ein Molekül zu entdecken oder zu synthetisieren, das die gewünschte Aufgabe erfüllt und in der Anwendung sicher ist. Das ist der „Entwicklungs"-Teil von F & E, und hier beginnen sich in der Regel die Pharmaunternehmen zu engagieren – manchmal recht früh, manchmal erst sehr viel später.

Der Entwicklungsteil der F & E gliedert sich seinerseits in zwei Stadien: ein vorklinisches und ein klinisches. Im vorklinischen Stadium geht es darum, viel versprechende Wirkstoffe zu finden, deren Eigenschaften dann an Tieren und Zellkulturen untersucht werden. Die Unternehmen besitzen riesige Sammlungen solcher Wirkstoffkandidaten – Moleküle können heute mit computergestützten Verfahren sehr schnell daraufhin durchmustert werden, ob sie auf die Achillesferse zielen, die durch die Grundlagenforschung entdeckt wurde. Zusätzlich können neue Moleküle synthetisiert oder aus Tieren, Pflanzen oder Mineralien gewonnen werden. Nur der kleine Teil potenzieller Wirkstoffe, der den Weg durch die vorklinische Entwicklung übersteht, wird dann in dem alles entscheidenden klinischen Stadium an Menschen geprüft (dazu später mehr).

Nach Angaben der pharmazeutischen Industrie kommt nur einer von 5.000 potenziellen Wirkstoffen auch tatsächlich auf den Markt[2] – jeder tausendste überlebt die vorklinische Prüfung, und von denen, die dabei übrig bleiben, überlebt jeder fünfte auch die klinischen Tests. Paradoxerweise ist die klinische Prüfung der teuerste, aber am wenigsten kreative Teil des ganzen Entwicklungsprozesses. In ihrer großen Mehrzahl werden die potenziellen Wirkstoffe also bereits frühzeitig ausgemustert, bevor größere Geldbeträge in sie investiert wurden.

In den kleinen Biotechnologiefirmen laufen Forschung und Entwicklung in vielerlei Hinsicht ganz ähnlich ab wie bei den großen Pharmakonzernen. Anstatt kleine Moleküle auf chemischem Weg zu produzieren, konzentrieren sich die Biotechnologieunternehmen vorwiegend auf die Herstellung oder Abwandlung sehr großer Moleküle wie Proteine oder Hormone. Dazu setzen sie lebende biologische Systeme ein, und zwar häufig in Verbindung mit der Gentechnik. Außerdem gibt es bisher keine Branche für biotechnologisch hergestellte Generika, das heißt, die Monopole sind derzeit noch praktisch unbegrenzt. Aber die Grenzen zwischen Pharma- und Biotechnologieunternehmen verschwimmen immer mehr, und die größten Biotechnologiekonzerne gehören inzwischen zum Branchenverband Pharmaceutical Research and Manufacturers of America (PhRMA).

Damit haben wir die Umrisse von Forschung und Entwicklung grob skizziert, und wie bei allen groben Skizzen ist die Wahrheit in Wirklichkeit nicht so eindeutig, sondern es gibt viele Abwandlungen und Ausnahmen. Allgemein kann aber festgehalten werden: Der längste und schwierigste Teil von Forschung und Entwicklung ist der Anfang, also die Forschung. Sie befasst sich mit grundlegenden Entdeckungen, wie und wo eine Krankheit mit einem neuen pharmakologischen Wirkstoff erfolgreich angegriffen werden kann. Die großen Pharmakonzerne tragen zu diesen Arbeiten in der Regel nur wenig bei. Sie werden allerdings gegen Ende der Entwicklungsphase der meisten Medikamente wichtig, insbesondere bei der klinischen Prüfung.

Ein Beispiel: die AZT-Geschichte

Ein gutes Beispiel, wie Forschung und Entwicklung bei einem innovativen Arzneimittel ablaufen, ist die Geschichte des AZT (auch Zidovudin genannt), des ersten Wirkstoffs, der gegen HIV/Aids auf den Markt kam. Das Präparat mit dem Markennamen Retrovir wurde ursprünglich von dem Pharmakonzern Burroughs Wellcome hergestellt, der später von dem viel größeren britischen Unternehmen GlaxoSmithKline geschluckt wurde. Die Gewinne flossen also anfangs an Burroughs Wellcome und später an GlaxoSmithKline, die Forschung und der größte

Teil der Entwicklung wurden jedoch von staatlichen Forschungseinrichtungen und an Universitätsinstituten geleistet. Es lohnt sich, die
Geschichte ein wenig genauer zu betrachten.[3]

Die Immunschwächekrankheit Aids erschien 1981 zum ersten Mal
auf der Bildfläche: Damals erschienen im *New England Journal of
Medicine* drei Artikel über eine Hand voll homosexueller Männer in Los
Angeles und New York, die an überwältigenden Infektionen gestorben
waren. Ihr Immunsystem war praktisch völlig zusammengebrochen, und
niemand wusste, warum. Die mysteriöse Krankheit breitete sich schnell
aus, und auf der ganzen Welt begann man sich fieberhaft darum zu
bemühen, ihre Ursache zu finden. Das Spektrum der Spekulationen
reichte von Verunreinigungen in illegalen Drogen über einen seltsamen,
in Haiti aufgenommenen Giftstoff bis zu einem unbekannten Pilz.
Aber schon nach zwei Jahren hatten Wissenschaftler an den NIH und am
Pariser Pasteur-Institut den Erreger dingfest gemacht: ein Virus aus der
Gruppe der Retroviren.

Schon zu einem sehr viel früheren Zeitpunkt, nämlich 1964, hatte
man bei der Michigan Cancer Foundation das AZT-Molekül synthetisiert
und als potenzielles Krebsmedikament getestet; zu dem gleichen Zweck
wurde es auch in vielen anderen Labors untersucht. Wie sich herausstellte, wirkt es nicht gegen Krebs, aber 1974 fanden Wissenschaftler in
einem deutschen Institut heraus, dass es Virusinfektionen bei Mäusen
bekämpft. Später übernahm Burroughs Wellcome den Wirkstoff und
erprobte ihn als Mittel gegen das Herpesvirus.

Kurz nachdem 1983 der Aids-Erreger entdeckt wurde, stellte Samuel
Broder, der Leiter des US-amerikanischen National Cancer Institute
(NCI) – das zu den NIH gehört – eine neue Arbeitsgruppe zusammen.
Ihr Ziel: virushemmende Wirkstoffe aus der ganzen Welt auf ihren
Einsatz zur Aids-Bekämpfung zu untersuchen. Unter den vielen Sub-
stanzen, die er testete, war auch das AZT von Burroughs Wellcome. Im
Jahr 1985 stellte die Arbeitsgruppe zusammen mit Kollegen von der
Duke University in Durham, North Caroline, fest, dass AZT im Rea-
genzglas und dann auch in ersten klinischen Versuchen gegen das Aids-
Virus wirkte. Burroughs Wellcome ließ das Medikament sofort für die
Behandlung von Aids patentieren und führte weitere Tests durch, sodass

das Präparat 1987 schließlich nach einer Prüfperiode von wenigen Monaten die Zulassung der Food and Drug Administration (FDA), der US-Arzneimittelbehörde, erhielt.

Es war eine außergewöhnliche Leistung. Von der ersten Beschreibung einer neuen Krankheit über die Entdeckung der Ursache bis zur Markteinführung eines wirksamen Medikaments waren nur sechs Jahre vergangen. Aber von der Geschwindigkeit abgesehen, unterscheidet sich die Geschichte nicht sonderlich von vielen anderen, die von der Entdeckung neuartiger Medikamente handeln. Sie setzte voraus, dass viele Stränge aus staatlichen Labors, Universitätsinstituten und anderen gemeinnützigen Einrichtungen zusammenliefen, und erst in einem späten Stadium – in diesem Fall sogar einem sehr späten – wurde der Wirkstoff zur weiteren Entwicklung, Herstellung und Verbreitung an ein Privatunternehmen übergeben.

Typisch ist auch, dass das Unternehmen für sich weit mehr Anerkennung in Anspruch nahm, als es verdiente; vermutlich wollte es damit vor allem den ungeheuer hohen Preis des Medikaments rechtfertigen – er lag anfangs bei rund 10.000 Dollar pro Jahr. Nachdem der Geschäftsführer des Unternehmens einen Leserbrief voller Selbstlob an die *New York Times* geschrieben hatte, reagierten Broder und vier Kollegen des NCI und der Duke University sehr verärgert. Sie wiesen darauf hin, welche entscheidenden Beiträge Burroughs Wellcome *nicht* geleistet hatte:

Insbesondere entwickelte oder unterstützte das Unternehmen nicht die erste Anwendung der Technologie, mit der man feststellen kann, ob ein Wirkstoff wie AZT die lebenden Aids-Viren in menschlichen Zellen unterdrücken kann, und es entwickelte auch nicht die Technologie, mit der sich ermitteln lässt, bei welcher Wirkstoffkonzentration ein solcher Effekt im menschlichen Organismus zu erreichen ist. Außerdem war es nicht das erste Unternehmen, das AZT an Aids-Kranke verabreichte, und es führte nicht die erste klinisch-pharmakologische Studie an Menschen durch. Es nahm nicht die immunologischen und virologischen Untersuchungen vor, aus denen man hätte schließen können, dass die Substanz wirkt und dass weitere Studien sich deshalb lohnen. Alle diese Leistungen erbrachten die Mitarbeiter und Mitarbeiterinnen des National Cancer Institute und der Duke University.

Und dann fügten sie noch hinzu: „Eines der entscheidenden Hindernisse für die Entwicklung von AZT bestand tatsächlich darin, dass Burroughs Wellcome nicht mit lebenden Aids-Viren arbeitete und kein Probenmaterial von Aids-Patienten entgegennehmen wollte."[4]

Arzneimittelprüfungen an Menschen – die aufwändige Suche nach Freiwilligen

Die Vorschriften für die klinische Prüfung von Medikamenten werden von der FDA erlassen.[5] Bevor ein Unternehmen ein neues Präparat vermarkten kann, verlangen die gesetzlichen Vorschriften, dass es gegenüber dieser Behörde die Sicherheit und Wirksamkeit seines Produktes nachweist. Ein solcher Beweis erfordert in der Regel eine ganze Reihe klinischer Prüfungen, die sich in drei Phasen gliedern. In der Phase I wird der Wirkstoff an wenige, in der Regel gesunde Freiwillige verabreicht, um eine sichere Dosierung zu ermitteln und um Stoffwechsel und Nebenwirkungen zu untersuchen. (Eine Ausnahme sind Medikamente gegen Aids und Krebs: Sie werden schon in der Phase I an Patienten getestet.) Sieht der Wirkstoff viel versprechend aus, folgt die Phase II mit bis zu einigen hundert Patienten, die an der betreffenden Krankheit leiden. Das Arzneimittel wird in unterschiedlichen Dosierungen verabreicht und seine Wirkungen meist mit denen bei einer ähnlich zusammengesetzten Gruppe verglichen, die das Arzneimittel nicht erhält. Verläuft auch hier alles glatt, macht man sich schließlich an die Phase III der klinischen Prüfung. Dabei wird die Sicherheit und Wirksamkeit des Medikaments an einer wesentlich größeren Patientengruppe (mehrere hundert bis einige zehntausend) überprüft, und fast immer läuft dabei eine Kontrollgruppe mit. Aber nicht alle Wirkstoffe durchlaufen sämtliche Phasen. Manchmal wird das ganze Verfahren auf eine oder zwei Prüfungen verkürzt. Sind die Prüfungen erfolgreich, erteilt die FDA ihre Zulassung.

In der Regel sichern sich die Unternehmen das Patent auf einen neuen Wirkstoff, bevor die klinische Prüfung beginnt, denn danach lassen sich Informationen über das Medikament kaum noch geheim halten. Während der Prüfungsphase ist das Unternehmen durch das Patent vor der Konkurrenz geschützt. Aber meist ziehen sich die klinischen Prü-

51

fungen über mehrere Jahre hin, und in dieser Zeit kann man das Medikament noch nicht verkaufen. Die klinischen Prüfungen fressen also an der zwanzigjährigen Patentlaufzeit, dem Zeitraum, in dem das Arzneimittel ohne Konkurrenz vermarktet werden kann. Deshalb haben es die Pharmaunternehmen immer furchtbar eilig damit, die Prüfungen hinter sich zu bringen, um das Präparat vermarkten zu können. Und das bedeutet, dass sie ihre Versuchspersonen in aller Eile finden müssen.

Pharmaunternehmen haben selbst keinen unmittelbaren Zugang zu freiwilligen Testpersonen, und sie führen die klinischen Prüfungen auch nicht mit eigenen angestellten Ärzten durch. Sie sind vielmehr zu diesem Zweck auf die Ärzte in Lehrkrankenhäusern und Praxen angewiesen, die entweder eigene Patienten einbeziehen oder mit verschiedenen Methoden Freiwillige rekrutieren. Früher fanden die klinischen Prüfungen vor allem an Universitätskliniken und Lehrkrankenhäusern statt. Die dort tätigen Wissenschaftler erhielten Forschungsmittel von den Firmen und führten die Prüfungen unter Aufsicht der jeweils zuständigen Institution durch. So ist es heute nicht mehr. Da so viele Prüfungen laufen und die Pharmaunternehmen sie schnell abschließen wollen, wurde das Geschäft weit gehend auf neue, gewinnorientierte Vertragsunternehmen verlagert – so genannte contract research organizations (CROs) –, die ausschließlich Prüfungen im Auftrag der Industrie organisieren und durchführen. Im Jahr 2001 waren weltweit etwa 1.000 solche Vertragsunternehmen tätig, die von ihren Kunden, den Pharmaunternehmen, Einnahmen von rund sieben Milliarden Dollar erzielten. Sie unterhalten ein Netzwerk von Ärzten, die unter Aufsicht des Unternehmens arbeiten und dafür bezahlt werden, dass sie die zu prüfenden Wirkstoffe verabreichen und Erkenntnisse über ihre Wirkungen sammeln.

Jahr für Jahr läuft eine erstaunliche Zahl klinischer Studien.[6] Im Jahr 2001 waren es allein in den Vereinigten Staaten schätzungsweise 80.000, bei denen 2,3 Millionen Amerikaner als Versuchspersonen mitwirkten. Das sind lediglich ungefähre Angaben. Genaue Zahlen lassen sich nur schwer ermitteln, denn nicht alle Prüfungen werden bei der FDA oder den NIH angemeldet. Wichtig ist aber, dass die Zahl viel größer ist, als man allgemein annimmt. Wahrscheinlich kennt fast jeder in seinem Bekanntenkreis jemanden, der schon einmal an einer klinischen Studie teilgenommen hat.

Nur bei einem Teil der klinischen Prüfungen geht es um neue Medikamente, die von der FDA zugelassen werden sollen. Vielfach handelt es sich auch um Präparate, die bereits auf dem Markt sind und der so genannten „Phase IV"-Prüfung unterzogen werden. Häufig sollen damit für alte Medikamente neue Anwendungsgebiete eröffnet und so neue Märkte erschlossen werden. In einigen Fällen fordert die FDA die Prüfungen, weil nach unbekannten Nebenwirkungen gesucht werden soll. Und sehr viele Prüfungen – vielleicht die meisten – dienen nach Ansicht vieler Kritiker nur als Ausreden, weil ein Unternehmen die Ärzte eigentlich nur dafür bezahlen will, ihre Patienten auf ein bereits zugelassenes Präparat dieses Unternehmens einzustellen.

Zwar wenden die NIH fast ebenso viel Geld für die Forschung auf wie die Industrie, aber sie konzentrieren sich auf die Grundlagenforschung. Nur etwa zehn Prozent der klinischen Prüfungen, der größte Teil davon an Universitätskliniken, werden von den NIH mitfinanziert.

Alle klinischen Prüfungen müssen auf das grundsätzlich begrenzte Potenzial an freiwilligen Versuchspersonen zurückgreifen. Anders als von der pharmazeutischen Industrie vielfach behauptet, sind nicht Stolpersteine der FDA, sondern die knappen Ressourcen an Probanden der Hauptgrund, warum sich die Markteinführung neuer Medikamente verzögert.[7] Die großen Pharmaunternehmen verfügen über zentrale Büros für die Patientenanwerbung, die wiederum ihre Aufgaben an die wachsende Zahl unabhängiger Suchfirmen oder an CROs abgeben. Potenzielle Versuchspersonen werden auf verschiedene Art und Weise gewonnen: durch Werbung auf medizinisch orientierten Internetseiten, durch Fernsehen, Radio und Zeitungen, mit Briefen an ausgewählte Personen oder durch Plakate und Handzettel, die an geeignete Gruppen verteilt werden. Oft wird die Rekrutierung als öffentliche Bekanntmachung getarnt. Zudem rufen die Pharmakonzerne auch Selbsthilfegruppen ins Leben, die Menschen mit bestimmten Krankheiten anlocken sollen. Das alles sind reichhaltige Quellen, aus denen Patienten für klinische Versuche gewonnen werden können. Die meisten Studienteilnehmer werden heute über diese Wege angeworben und nicht über ihre Ärzte. Für die Teilnahme an der Prüfung erhalten sie in der Regel ein Honorar von mehreren hundert bis zu einigen tausend Dollar.

Aber diese Bezahlung ist nur eine Minisumme im Vergleich zu dem, was die Ärzte erhalten. Um Versuchspersonen zu gewinnen, bieten die Pharmakonzerne oder ihre Vertragsunternehmen den Ärzten regelmäßig hohe Prämien (2001 waren es im Durchschnitt 7.000 Dollar je Patient) und manchmal noch eine Zusatzsumme für die besonders schnelle Rekrutierung. Nach einem Bericht des US-Gesundheitsministeriums aus dem Jahr 2000 beispielsweise erhielten die Ärzte bei einer bestimmten klinischen Prüfung für jeden angeworbenen Patienten 12.000 Dollar sowie zusätzlich 30.000 Dollar für die Rekrutierung des sechsten Probanden.[8] Dieses Prämiensystem birgt allerdings die Gefahr, dass die Ärzte auch Patienten einbeziehen, die eigentlich nicht für die Studie geeignet sind. Wenn beispielsweise 30.000 Dollar winken, sobald man einen weiteren Patienten in eine Asthmastudie aufnimmt, ist man schnell versucht zu entscheiden, dass der nächste Patient Asthma hat, ganz gleich, ob das tatsächlich so ist oder nicht („hört sich ein bisschen nach Keuchen an, was Sie da haben ..."). Es ist offensichtlich, dass die Studie keine zuverlässigen Ergebnisse liefert, wenn die falschen Patienten einbezogen werden – und das ist vermutlich häufig der Fall. (Mehr über voreingenommene Forschung in Kapitel 6.)

Die FDA: Sündenbock der Pharmaindustrie

Wie bereits erwähnt, befasst sich die FDA mit Beginn der klinischen Prüfungen mit einem Medikament. Bevor die Prüfung beginnen kann, muss ein Pharmaunternehmen bei der Behörde einen Antrag auf die Erforschung eines neuen Wirkstoffes einreichen. Darin werden die vorgesehenen Forschungsarbeiten im Einzelnen beschrieben, einschließlich der Maßnahmen zum Schutz der Rechte und des Wohlergehens der Probanden. Wenn alle klinischen Studien abgeschlossen sind, was in der Regel mehrere Jahre dauert, muss das Unternehmen erneut einen Antrag einreichen, um von der FDA die Marktzulassung zu erhalten. Mit Hilfe von 18 Beratergremien, die aus externen Fachleuten bestehen, wird der Antrag, der die Ergebnisse der klinischen Prüfung und unterstützende Nachweise enthält, von der Behörde begutachtet. Erst wenn das Medikament dabei positiv beurteilt wird, darf es vermarktet werden. Die Unternehmen dürfen sich bei der Werbung für ein Medikament nur auf die Anwendungsbereiche und Dosierungen beziehen, für die das Präparat zugelassen ist; befindet es sich aber auf dem Markt, können die Ärzte es für jeden Zweck und in jeder Dosierung verschreiben, die sie für richtig halten.

Generika sind, wie bereits erläutert, Kopien von Markenprodukten, deren Exklusivvermarktungsrechte erloschen sind. Auch sie benötigen eine Zulassung durch die FDA, aber dazu müssen die Hersteller nur nachweisen, dass sie den jeweiligen Markenpräparaten entsprechen. Seit der Verabschiedung des Hatch-Waxman-Gesetzes im Jahr 1984 müssen Generikahersteller die Sicherheit und Wirksamkeit ihrer Produkte nicht mehr in klinischen Prüfungen nachweisen, weil die Markenhersteller das bereits getan haben.

Bevor wir das Thema der Generika verlassen, muss ich noch eine neue Mischform erwähnen, die als „Markengenerika" bezeichnet wird. Solche Präparate enthalten ähnliche, aber nicht genau die gleichen Wirkstoffe wie die Markenprodukte, die sie nachahmen; deshalb verletzen sie angeblich keine Patente, sie sollen aber dennoch so ähnlich sein, dass sie keine eigene klinische Prüfung durchlaufen müssen. Weder die großen Pharmakonzerne noch die traditionellen Generikahersteller sind über die Konkurrenz der Markengenerika begeistert, und beide gehen juristisch dagegen vor. Im Preis liegen die Markengenerika irgendwo zwischen Markenprodukten und echten Generika, und ihr Marktanteil wächst rapide. Sehr wichtig werden sie wahrscheinlich in der Biotechnologiebranche werden, wo es keine traditionellen Generika gibt, weil die Gleichwertigkeit mit dem Original kaum nachzuweisen ist.

Die FDA soll auch die Beipackzettel der Medikamente auf Korrektheit und die Werbung auf Richtigkeit und Ausgewogenheit überprüfen. Dass die Behörde zumindest bei der zweiten Aufgabe versagt, erkennt man schon bei oberflächlicher Betrachtung. Zunächst einmal verfügt sie dafür gar nicht über die nötigen personellen Ressourcen. Nur 30 Personen sollten in der Behörde im Jahr 2001 insgesamt rund 34.000 Werbeanzeigen überprüfen.[9] Zudem ist die FDA für die Einhaltung der Sicherheitsvorschriften bei der Herstellung verantwortlich, und auch für diese Aufgabe ist sie personell traurig unzureichend ausgestattet.[10]

55

Als erste Aufsichtsbehörde des Landes entstand die FDA 1906 im Zuge der Verabschiedung des Food and Drug Act, eines Gesetzes, das zwischen den Bundesstaaten den Handel mit falsch gekennzeichneten und gefälschten Lebensmitteln, Getränken und Medikamenten verbot.[11] Mit dem Gesetz reagierte die Regierung auf eine Reihe von Zeitschriftenberichten über Schmutz in Fleisch verarbeitenden Fabriken, giftige Konservierungs- und Farbstoffe in Lebensmitteln und falsche Behauptungen über wertlose, gefährliche „Patentarzneien", die als Allheilmittel angepriesen wurden. Das 1906 erschienene Buch *The Jungle* von Upton Sinclair mit seiner sensationellen Darstellung der Fleischindustrie brachte einen zusätzlichen Anstoß. Heute beschäftigt die FDA insgesamt 9.000 Menschen (womit sie für Washingtoner Verhältnissen eine relativ kleine Behörde ist) – und damit soll sie der gewaltigen Aufgabe nachkommen, drei riesige Branchen zu beaufsichtigen: die Lebensmittelindustrie, die Arzneimittelindustrie, also die Herstellung von Medikamenten, Impfstoffen, Blutprodukten und medizinischen Geräten (beispielsweise künstliche Herzklappen), sowie die Kosmetikindustrie. Insgesamt umfassen diese Branchen rund 95.000 Unternehmen mit einem Jahresumsatz von mehr als 1.000 Milliarden Dollar.

Nachdem es 1938 durch ein giftiges Lösungsmittel in einem der neuen Sulfonamidmedikamente zu mehreren Todesfällen gekommen war, entschied der US-Kongress, dass die FDA systematischer zum Schutz der Öffentlichkeit beitragen sollte. Insbesondere musste die Behörde nun von den Pharmaunternehmen vor der Marktzulassung den Nachweis verlangen, dass ihre Produkte ungefährlich waren. Aber erst 1951 wurde die Verschreibungspflicht eingeführt. In diesem Jahr entschied der Kongress, dass Medikamente, die ohne medizinische Fachkenntnisse nicht gefahrlos anzuwenden waren, nur auf Verschreibung eines Arztes hin verkauft werden dürfen. Im Jahr 1962 kam eine weitere Anforderung hinzu. Jetzt mussten die Unternehmen nicht nur beweisen, dass ihre Produkte sicher waren, sondern sie mussten auch einen Wirksamkeitsnachweis führen. Aus dieser Forderung erwuchsen sehr schnell Regeln für klinische Prüfungen, denn sie sind die einzige Methode, mit der sich die Sicherheit und Wirksamkeit eines Präparates eindeutig nachweisen lassen.

Die FDA ist der Lieblings-Sündenbock der Pharmaindustrie. Die Medikamentenhersteller und ihre Gefolgsleute in Medien und Kongress prügeln erbarmungslos auf die Behörde ein, die der Markteinführung „lebensrettender Medikamente" angeblich bürokratische Hindernisse in den Weg legt. Insbesondere das *Wall Street Journal* und eine Organisation namens Washington Legal Foundation dreschen unaufhörlich auf die FDA ein. Liest man ihre Veröffentlichungen, so könnte man glauben, die Behörde sei voller launischer Bürokraten, die den ganzen Tag nur davon träumen, den Amerikanern unentbehrliche Medikamente vorzuenthalten – mit welchen Motiven, ist dabei allerdings nicht klar. In einem Editorial des *Wall Street Journal* wurde die FDA beispielsweise gedrängt, „ihre träge, von Scheuklappen eingeschränkte Einstellung gegenüber potenziell lebensrettenden Therapieformen zu ändern" und „sich selbst nicht als Aufpasser, sondern als Förderer zu sehen".[12] In einer Werbeanzeige in der *New York Times* warnte die Washington Legal Foundation: „Man darf sich nicht täuschen: Unnötige Verzögerungen bei der Zulassung kosten Menschenleben. Strenge Verfahrensregeln, endlose Anforderungen von Daten und das Bestehen auf völlig gefahrlosen Produkten halten neue Behandlungsverfahren in der FDA zurück, während schwer kranke Patienten warten, leiden und in vielen Fällen sterben."[13]

Das klingt schrecklich, aber es stimmt einfach nicht. Vom Beginn der vorklinischen Prüfung eines potenziellen Wirkstoffs bis zu seiner Markteinführung vergehen insgesamt sechs bis zehn Jahre. Die FDA-Begutachtung macht davon nur einen kleinen Teil aus – 16 Monate (Stand: Jahr 2002), bei abnehmender Tendenz. Tatsächlich hat sich die Behörde in den letzten zehn Jahren unter dem Druck der Industrie von der langsamsten zur schnellsten Arzneimittelzulassungsbehörde aller Industrieländer gewandelt. In Sonderfällen kann die Zeit bis zur Zulassung auf wenige Wochen verkürzt werden. Die Pharmaunternehmen würden natürlich gern alles – Prüfung und Zulassung – praktisch auf Null verkürzen, weil diese Zeit von der Patentlebensdauer des Medikaments abgeht.

Aber wer, abgesehen von neoliberalen Extremisten und dem *Wall Street Journal*, würde das schon wollen? Wer wollte behaupten, der freie Markt könne entscheiden, ob Medikamente und medizinische Geräte ungefährlich und wirksam sind? Wollen wir wirklich, dass der Arzt ausschließlich aufgrund der Behauptungen von Pharmaunternehmen entscheiden muss, ob das Antibiotikum, das er gegen eine Lungenentzündung verschreibt, auch wirkt? Ärzte sind keine Zauberer: Sie können nicht wissen, ob ein Medikament wirksam ist, wenn sie sich nicht auf eine unparteiische Behörde wie die FDA und ihre Begutachtung der wissenschaftlichen Daten verlassen können. Einfach nur darauf zu achten, ob einzelne Patienten auf ein Medikament ansprechen, ist eine unzuverlässige, gefährliche Entscheidungsgrundlage. Natürlich könnten die Ärzte es selbst beurteilen, wenn sie sich in medizinischen Fachzeitschriften und Lehrbüchern eifrig auf dem Laufenden halten würden, aber dazu haben die meisten von ihnen keine Zeit. Außerdem würden auch in den Fachzeitschriften wesentlich weniger aufschlussreiche Berichte erscheinen, wenn die FDA von den Unternehmen keine klinischen Prüfungen verlangen würde.

Von der Entdeckung eines neuen Wirkstoffs bis zur Markteinführung des Arzneimittels ist es ein langer, schwieriger Weg. Der Nachweis, dass neue Präparate ungefährlich und wirksam sind, ist unverzichtbar, und das Urteil muss eine unparteiische, der öffentlichen Gesundheit verpflichtete Behörde fällen, nicht ein Unternehmen, das dem Vermögen seiner Aktionäre verpflichtet ist. Die Alternative würde darin bestehen, ins Jahr 1906 zurückzukehren, als alles als Wunderarznei verkauft werden durfte, wobei „unter Ausschluss jeder Gewährleistung" das Schlüsselwort war. Und angesichts der vielen Nachahmerpräparate, die heute den größten Teil des Ausstoßes pharmazeutischer Unternehmen darstellen, lässt sich nur sehr schwer begründen, warum es die Welt bei dem nächsten derartigen Präparat besonders eilig haben sollte.

3 Wie viel gibt die Pharmaindustrie *wirklich* für Forschung und Entwicklung aus?

Glaubt man den Behauptungen der Pharmaunternehmen, dann sind Medikamente so teuer, weil damit die hohen Kosten für Forschung und Entwicklung (F & E) gedeckt werden müssen. Diese Kosten bezifferten die Unternehmen für das Jahr 2001 auf 802 Millionen Dollar (Preisbasis 2000) für jedes neue Präparat, das sie auf den Markt bringen. (Später erhöhte die Beraterfirma Bain & Company diesen Betrag auf 1,7 Milliarden Dollar, aber darin waren auch Marketingkosten enthalten.) In dieser Behauptung steckt eine Art unausgesprochene Erpressung: Wenn ihr wollt, dass die Pharmaunternehmen weiterhin lebensrettende Medikamente produzieren, müsst ihr voller Dankbarkeit alles bezahlen, was sie verlangen. Ansonsten werdet ihr eines Tages aufwachen und feststellen, dass es keine neuen Medikamente mehr gibt. Alan F. Holmer, President des Branchenverbandes Pharmaceutical Research and Manufacturers of America (PhRMA), sagte in einem Rundfunkinterview: „Glauben Sie mir, wenn wir der Pharmaindustrie eine Preiskontrolle aufzwingen und wenn wir damit die Forschung und Entwicklung reduzieren, die diese Branche leisten kann, wird das meinen Kindern schaden, und es wird den Millionen anderen Amerikanern schaden, die an lebensbedrohlichen Krankheiten leiden."[1]

Die Branche räumt ein, dass sie den Amerikanern – und insbesondere solchen ohne Krankenversicherung – weit mehr Geld abnimmt als den Menschen in anderen Ländern, aber sie behauptet steif und fest, das müsse so sein, um die staatlich vorgeschriebenen Preise in anderen Ländern auszugleichen. Ihren Behauptungen zufolge müssen die Amerikaner einen unverhältnismäßig großen Anteil der Kosten für Forschung und Entwicklung tragen, weil niemand anderes dazu bereit oder fähig ist. Dieses Argument wird immer wieder hervorgeholt, wenn es auch nur die geringsten Anhaltspunkte dafür gibt, dass irgendjemand in den Vereinigten Staaten an Preiskontrollen denkt. So warnte beispielsweise William Safire in einer Kolumne der *New York Times*: „Der Preis der meisten neuen verschreibungspflichtigen Medikamente ist in den

Vereinigten Staaten vor allem deshalb so hoch, weil er die riesigen Investitionen des Herstellers in die wissenschaftliche Forschung beinhaltet."[2]

Die Blackbox

Angesichts solcher Argumente muss man natürlich fragen, wie viel es die Industrie kostet, ein neues Medikament auf den Markt zu bringen. Sind es wirklich 802 Millionen Dollar? Diese Frage zu beantworten, ist nicht so einfach, wie es zunächst den Anschein hat – die Industrie bleibt die notwendigen Daten schuldig. Einzelne Unternehmen nennen in ihren Berichten an die US-Börsenaufsicht (Securities and Exchange Commission, SEC) den Gesamtaufwand für Forschung und Entwicklung, und der Jahresbericht der PhRMA enthält Angaben über die durchschnittlichen Forschungs- und Entwicklungskosten der gesamten Branche sowie aufgeschlüsselte Durchschnittszahlen für allgemeine Aspekte von Forschung und Entwicklung (wobei „Sonstiges" eine der größten Kategorien ist). Aber die wirklich wichtigen Einzelheiten machen die Unternehmen nicht zugänglich: Sie sagen beispielsweise nicht, was ein Unternehmen für die Entwicklung eines einzelnen Medikaments aufwendet und zu welchen Zwecken dieses Geld im Einzelnen ausgegeben wird. Solche Informationen bezeichnen sie als Betriebsgeheimnis. Dazu meinte der demokratische Abgeordnete Henry Waxman aus Kalifornien: „Das Grundproblem besteht darin, dass sämtliche Kosten der pharmazeutischen Industrie, auch die für die Forschung, sich vor den Blicken verborgen in einer Blackbox befinden. Transparenz gibt es nicht."[3] Diese Geheimnistuerei mutet seltsam an, wo die Branche ihre hohen Preise doch mit den hohen Kosten für Forschung und Entwicklung rechtfertigt.

Wir wissen auch nicht, welche Tätigkeiten unter der Überschrift „Forschung und Entwicklung" eingeordnet werden. In vielen Fällen dürfte es sich dabei in Wirklichkeit um Marketing handeln, das aber als F & E bezeichnet wird, weil sich ein großer Etat für Forschung und Entwicklung viel besser macht als ein großer Marketingetat. Ein Anhaltspunkt dafür, dass diese Vermutung stimmt, ist der wachsende Anteil klinischer Prüfungen der Phase IV. Wie ich in Kapitel 2 erläutert habe, werden dabei Medikamente erprobt, die bereits auf dem Markt sind – angeblich will man mehr über Langzeitwirkungen und mögliche zusätzliche Anwendungsgebiete in Erfahrung bringen. Aber viele Prüfungen der Phase IV dienen in Wirklichkeit dazu, das Präparat eines Unternehmens bei Ärzten und Patienten bekannt zu machen; die Mediziner werden dafür bezahlt, dass sie es anwenden, und liefern dem Unternehmen dann minimale Informationen. Mit anderen Worten: Man kann darin einen Werbetrick sehen.

Obwohl F & E eine Blackbox ist, kann man die Kosten je Medikament grob abschätzen: Dazu braucht man nur den von der Branche selbst angebenen Gesamtbetrag durch die Zahl neuer Medikamente zu dividieren. Das setzt natürlich voraus, dass jedes Jahr ungefähr die gleiche Anzahl neuer Medikamente auf den Markt kommt und die Gesamtkosten für F & E relativ konstant bleiben. So ist es aber nicht ganz. Dennoch kann man mit einer solchen einfachen Berechnung eine grobe Abschätzung vornehmen. Im Jahr 2000 beispielsweise hat die Branche nach eigenen Angaben 26 Milliarden Dollar für Forschung und Entwicklung aufgewandt und 98 Medikamente auf den Markt gebracht. Die Durchschnittskosten vor Steuern waren unter diesen Annahmen nicht höher als 265 Millionen Dollar je Medikament, nach Steuern lag der Aufwand bei 175 Millionen. (Kosten für Forschung und Entwicklung sind steuerlich absetzbar, und der Unternehmenssteuersatz liegt derzeit bei ungefähr 34 Prozent.) Das ist der Maximalwert, denn die Gesamtsumme der PhRMA für F & E wird wahrscheinlich durch Aktivitäten aufgebläht, die man als Werbung einstufen würde; und die Branche erhält neben den Abschreibungen auch großzügige Steuernachlässe. Betrachtet man das folgende Jahr, in dem die Branche eigenen Angaben zufolge 30 Milliarden Dollar aufwandte und nur 66 Präparate auf den Markt brachte, sind die Kosten je Medikament vor Steuern höher – 455 Millionen Dollar –, und nach Steuern liegen sie bei 300 Millionen.[4] Wie man leicht erkennt, ist jeder Versuch, die Kosten je Medikament zu ermitteln, stark von der Zahl der neuen Produkte abhängig – auf dieses Thema werde ich später zurückkommen.

Eine ausgefeiltere Analyse nach dem gleichen Verfahren nahm die Verbraucherschutzorganisation Public Citizen vor.[5] Sie betrachtete alle Medikamente, die zwischen 1994 und 2000 auf den Markt gekommen waren (was die jährlichen Schwankungen glättete) und berücksichtigte dabei, dass zwischen den Aufwendungen für F & E und der Markteinführung eine lange Zeit vergeht. Dabei stellte sich heraus, dass die Kosten nach Steuern für jedes in dem genannten Zeitraum zugelassene Medikament vermutlich unter 100 Millionen Dollar lagen. Zu ähnlichen Schlussfolgerungen gelangten auch andere unabhängige Analysen. Selbst aus den eigenen Zahlen der PhRMA für die gesamten Forschungs- und Entwicklungskosten der neunziger Jahre kann man also errechnen, dass die Kosten je Medikament ungefähr bei 100 Millionen Dollar lagen. Das ist eine Menge Geld, aber weit weniger als die so häufig genannten 802 Millionen.

Die Fantasiezahl ...

Wie kommt die Zahl von 802 Millionen also zustande? Und warum wird sie unkritisch zur Kenntnis genommen? Zu dem Betrag gelangte eine Gruppe von Wirtschaftswissenschaftlern unter Leitung von Joseph DiMasi vom Tufts Center for the Study of Drug Development, und sie wurde am 30. November 2001 auf einer Pressekonferenz in Philadelphia mit großem Trara bekannt gegeben.[6] Das Tufts Center wird zum größten Teil von der pharmazeutischen Industrie finanziert, und bei der Untersuchung handelte es sich um eine aktualisierte Analyse, die dieselbe Gruppe schon vor über zehn Jahren vorgenommen hatte. Dieses Mal gelangte sie zu einem ungefähr doppelt so hohen Betrag wie zehn Jahre zuvor. Seit jener Pressekonferenz führen die PhRMA sowie die Führungskräfte und Anhänger der Branche das Ergebnis immer wieder als Rechtfertigung für hohe Medikamentenpreise an. Kenneth I. Kaitlin, der Direktor des Tufts Center, meinte dazu: „Neue Medikamente auf den Markt zu bringen, war immer ein teures, risikoreiches Unterfangen und unsere jüngste Analyse zeigt, dass die Kosten dafür weiterhin in die Höhe schießen." Alan F. Holmer, President der PhRMA, begrüßte die Studie als Bestätigung dafür, dass „die Medikamentenentwicklung ungeheuer kostspielig ist".[7] Die Presse übernahm das Ergebnis im Wesentlichen unhinterfragt. Die *New York Times* berichtete beispielsweise am nächsten Tag unter der Überschrift „Forschungsaufwand für neue Medikamente soll steigen": „Heute wurde eine neue Runde der landesweiten Diskussion über verschreibungspflichtige Medikamente eröffnet. Einer Studie von Wissenschaftlern der Tufts University zufolge haben sich die geschätzten Kosten für die Entwicklung eines neuen Medikaments seit 1987 auf 802 Millionen Dollar mehr als verdoppelt."[8] Die anderen Medien brachten ähnliche Berichte.

Erst eineinhalb Jahre später veröffentlichte die Gruppe an der Tufts University ihre vollständige Analyse. Nun konnte man endlich nachvollziehen, wie es zu der Schätzung gekommen war.[9] Die Wissenschaftler hatten sich 68 Präparate angesehen, die im Laufe eines Jahrzehnts bei zehn Pharmaunternehmen entwickelt worden waren. Die Namen der Unternehmen und der Medikamente wurden jedoch nie offen gelegt. Außerdem hatte die Gruppe der Tufts University sämtliche Zahlen über die Kosten für diese Medikamente von den Unternehmen selbst auf vertraulicher Basis erhalten, und so weit mir bekannt ist, waren die Autoren nicht in der Lage, die Informationen zu verifizieren. Sie sollten sich auf die Zusicherung der Industrie verlassen, und wir sollten uns auf ihre Zusicherung verlassen. So etwas ist im Bereich wissenschaftlicher Veröffentlichungen äußerst ungewöhnlich: Normalerweise werden die Rohdaten den Lesern zugänglich gemacht, sodass diese die Analyse selbst bewerten können.

Eines aber geht aus der Untersuchung klar hervor: Die Zahl von 802 Millionen Dollar hat nichts mit den „durchschnittlichen Kosten für die Entwicklung eines neuen Medikaments" zu tun, auch wenn die *New York Times* dies berichtete.[10] Sie bezieht sich nur auf die Kosten für die Entwicklung sehr weniger besonders teurer Präparate. Dieses Missverständnis ist von entscheidender Bedeutung, und deshalb wollen wir es etwas genauer betrachten.

Jedes Jahr genehmigt die Food and Drug Administration (FDA) eine bestimmte Anzahl neuer Zulassungsanträge für Medikamente, das heißt, diese Präparate dürfen von nun an auf den Markt gebracht werden. Die meisten Menschen meinen, dass es sich dabei um „neue" Medikamente handelt. Wie ich bereits in Kapitel 1 erwähnt habe, lag diese Zahl beispielsweise für 2002 bei 78. Aber nur ein Bruchteil dieser neuen Medikamente enthielt auch neu entdeckte oder synthetisierte Wirkstoffe; im Sprachgebrauch der FDA neue molekulare Wirksubstanzen (,,new molecular entities" oder NMEs) genannt. Alle anderen sind nur neue Varianten von Präparaten, die sich bereits auf dem Markt befinden. Von den 78 im Jahr 2002 zugelassenen Medikamenten fielen nur 17 in die Kategorie der NMEs.[11] Und von diesen wiederum wurde nur ein kleiner Teil ausschließlich von den Pharmaunternehmen selbst entwickelt. Die meisten wurden in Lizenz oder auf anderen Wegen von Universitätsinstituten, staatlichen Forschungseinrichtungen oder Biotechnologiefirmen erworben.

Die Analyse der Tufts University beschränkte sich auf NMEs, die komplett von den Pharmaunternehmen selbst entwickelt wurden – auf „NCEs (eine ältere Bezeichnung für NMEs) eigenen Ursprungs", wie die Autoren sie nennen. Aber solche Präparate machen nur einen winzigen Bruchteil aller neuen Medikamente aus. Wie nicht anders zu erwarten, kostet die Entwicklung dieser wenigen Präparate die Unternehmen mehr als diejenige der anderen Präparate. Es ist viel billiger, bei einem Fremdunternehmen die Lizenz für einen Wirkstoff zu erwerben oder eine neue Version eines alten Arzneimittels herzustellen. Die Autoren der Tufts University erklären sogar, die von ihnen untersuchten Pharmaunternehmen hätten 75 Prozent ihrer Forschungs- und Entwicklungsausgaben (einschließlich der Kosten für Studien der Phase IV) in diese wenigen NMEs eigenen Ursprungs gesteckt.[12] Mir kommt dieser Prozentsatz unglaublich hoch vor, und es gibt keine Möglichkeit, die Angabe zu überprüfen. Entscheidend ist aber, dass die Unternehmen nach übereinstimmenden eigenen Aussagen in NMEs eigenen Ursprungs wesentlich mehr Geld stecken als in andere Produkte.

Warum griff die Presse nicht die Tatsache auf, dass sich die Summe von 802 Millionen Dollar nur auf eine geringe Zahl ausgewählter, besonders kostspieliger Präparate bezog? Eine Antwort lautet möglicherweise: Die Industrie wollte das nicht. PhRMA und die Pharmaunternehmen erwecken mit ihrer Öffentlichkeitsarbeit den Anschein, die 802 Millionen seien der Durchschnittswert für alle neuen Medikamente. Selbst die Autoren der Tufts University legen in ihrer kurzen Zusammenfassung des Artikels diese Vermutung nahe; dort heißt es: „Die Kosten für Forschung und Entwicklung von 68 zufällig ausgewählten neuen Medikamenten stammten aus einer Umfrage bei zehn Pharmaunternehmen. Mithilfe dieser Daten wurden die durchschnittlichen Kosten vor Steuern für die Entwicklung neuer Medikamente geschätzt."[13] Kein Wort darüber, um *welche* neuen Medikamente es sich handelt.

... und wie man sie verdoppelt

Die Schätzung der Tufts University wirft noch ein zweites Problem auf. Es handelt sich dabei nicht um die Kosten, die die Unternehmen für diese besondere Gruppe der untersuchten Medikamente aus eigener Tasche bezahlen mussten. Diese Kosten lagen bei 403 Millionen Dollar je Präparat. Die 802 Millionen werden von den Autoren als „kapitalisierte" Kosten bezeichnet – das heißt, sie schließen die geschätzten Gewinne ein, die man hätte erzielen können, wenn man das Geld nicht in Forschung und Entwicklung, sondern in die Finanzmärkte investiert hätte. Es wird also so getan, als müssten die Pharmaunternehmen überhaupt kein Geld in Forschung und Entwicklung stecken, sondern als könnten sie es stattdessen investieren. Oder, in der Fachsprache der Autoren: „Die Aufwendungen müssen zu einem angemessenen Zinssatz kapitalisiert werden, das heißt mit der voraussichtlichen Rendite, die den Investoren während der Entwicklung verloren geht, wenn sie in pharmazeutische Forschung und Entwicklung investieren, statt in ein ebenso risikoreiches Portfolio finanzieller Sicherheiten."[14] Diese theoretisch verlorenen Gewinne werden als „Opportunitätskosten" bezeichnet, und die Berater von der Tufts University schlugen sie einfach den eigentlichen Kosten der Unternehmen zu. Mit diesem Rechentrick wurden die 403 Millionen auf 802 Millionen nahezu verdoppelt.

Zur Rechtfertigung ihres Kunstgriffs führen die Autoren an, ein Pharmaunternehmen sei aus der Sicht der Investoren tatsächlich nur eine von vielen Anlagemöglichkeiten, unter denen sie wählen können. Für die Investoren mag das zutreffen, für die Unternehmen selbst stimmt es sicher nicht. Wenn sie weiterhin im Pharmageschäft tätig sein wollen, haben sie keine andere Wahl, als Geld für Forschung und Entwicklung aufzuwenden. Sie sind keine Investmentbanken. Deshalb kann man das Geld, das für Forschung und Entwicklung ausgegeben wird, nicht einfach so betrachten, als hätte man es auch für etwas anderes ausgeben können. Nach Angaben der Tufts-Autoren ist das Hinzurechnen der Opportunitätskosten gängige Praxis; das mag stimmen, aber im Zusammenhang mit pharmazeutischer Forschung und Entwicklung macht es keinen Sinn.

Und es gibt bei der Schätzung noch ein drittes Problem: Es handelt sich um Kosten vor Steuern. Aufwendungen für Forschung und Entwicklung sind aber steuerlich voll absetzbar. Obendrein erfreuen sich Pharmaunternehmen zahlreicher weiterer Steuernachlässe, die sich auf mehrere Milliarden Dollar summieren; einen 50-prozentigen Nachlass erhalten sie beispielsweise für die Kosten zur Erprobung von „Orphan Drugs" – Medikamente, die auf einen Markt mit weniger als 200.000 Patienten abzielen. Von der Einführung des Steuernachlasses im Jahr 1983 bis zum Jahr 2000 war die FDA-Liste der Orphan-Arzneimittel auf 231 Produkte angewachsen. Eines davon ist Retrovir, das erste Medikament gegen HIV/Aids, von dem im vorangegangenen Kapitel die Rede war. Angesichts der weltweiten HIV/Aids-Epidemie ist der Markt für Retrovir weit größer als 200.000 Personen, aber es wurde dennoch als Orphan-Arzneimittel eingestuft. Außerdem erweitert sich der Steuernachlass auch auf andere Medikamente, wenn die Unternehmen glaubhaft machen können, dass diese voraussichtlich keinen Gewinn abwerfen werden.[15] (Welche andere Branche erhält eine solche Vergünstigung?). Wenn Pharmaunternehmen solche Nachlässe in Anspruch nehmen wollten, müssen sie den Steuerbehörden vermutlich Informationen liefern, die sie niemand anderem zugänglich machen wollen: die Kosten für Forschung und Entwicklung einzelner Medikamente. Es stellt sich die Frage, ob und wie häufig solche Angaben von den Steuerbehörden überprüft werden.

Wie dem auch sei, nimmt man alle Vergünstigungen zusammen, so zahlen die großen Pharmaunternehmen relativ wenig Steuern. Zwischen 1993 und 1996 lag der Steuersatz der Pharmakonzerne bei 16,2 Prozent, im Vergleich zu einem Durchschnittswert von 27,3 Prozent für alle anderen großen Branchen.[16] Nach Ansicht vieler Experten sollte man deshalb die Schätzungen für Forschungs- und Entwicklungskosten um den Betrag der ersparten Unternehmenssteuern vermindern. Diese Steuerersparnis würde den Nettoaufwand für Forschung und Entwicklung mindestens im Umfang der oben genannten 34 Prozent Unternehmenssteuern (ohne Berücksichtigung von Steuervergünstigungen) vermindern. Man kann darüber streiten, ob eine solche Korrektur vernünftig ist, aber wenn man die Frage bejaht, würde sich die Schätzung der Tufts-Autoren von 403 Millionen Dollar (vor Hinzurechnung der „Opportunitätskosten") auf einen Nettoaufwand nach Steuern von weniger als 266 Millionen Dollar je Medikament verringern.

Wie gesagt: Dies sind nicht die durchschnittlichen Kosten für alle zugelassenen Medikamente, sondern der von den Unternehmen aufgebrachte Durchschnittsbetrag für die wenigen neuen molekularen Wirksubstanzen, die gänzlich im eigenen Haus entwickelt wurden. Die meisten Medikamente, die zugelassen werden und auf den Markt kommen, sind in Wirklichkeit nicht neu, und/oder sie stammen aus anderen Quellen. Nach meiner Schätzung betragen die tatsächlichen Kosten je Medikament deutlich unter 100 Millionen Dollar. Lägen sie auch nur annähernd im Bereich der behaupteten 802 Millionen, würde die Branche mit ihren Daten nicht eine solche Geheimniskrämerei betreiben.

Hohe Kosten für Forschung und Entwicklung – noch höhere Gewinne

Die allgemeine Aufgeregtheit der Industrie über den behaupteten Betrag von 802 Millionen Dollar hatte ihre Ursache zum Teil in der Vorstellung, man könne Kosten für Forschung und Entwicklung mit dem entsprechenden Gegenwert gleichsetzen. Aber das stimmt nicht unbedingt. Sie könnten auch ein Anzeichen mangelnder Effizienz sein. Eine mahnende Stimme aus der Industrie selbst war Ray Gilmartin, President und Chief Executive Officer des Pharmariesen Merck: „Wenn überhaupt Anlass zur Beunruhigung besteht, sollte sie auf Seite jener Pharmakonzerne liegen, die weniger effizient arbeiten und den Patienten keine Medikamente von nennenswertem Wert liefern."[17] Stimmt. Tatsächlich können höhere Aufwendungen für Forschung und Entwicklung je Medikament einfach nur bedeuten, dass nicht mehr viele neue Präparate auf den Markt kommen. Ein Extrembeispiel: Wie hoch wären die Kosten für Forschung und Entwicklung, wenn die ganze Branche nur ein einziges neues Arzneimittel herausbringen würde? Im Jahr 2001 hätten sie dann bei 30 Milliarden gelegen. Wäre das ein Anzeichen für den hohen Wert des Medikaments? Könnte man es als Indiz deuten, dass die Branche besonders produktiv war? Natürlich nicht.

Dieser Extremfall ist absurd, aber etwas Ähnliches spielt sich tatsächlich ab. In den letzten Jahren ist die Zahl neuer Medikamente gesunken, und auch ihre Qualität hat abgenommen. Dennoch sind die Aufwendungen für Forschung und Entwicklung gestiegen. Derart hohe Kosten sollten eigentlich die Frage aufwerfen, ob wir für unser Geld den richtigen Gegenwert erhalten. Wann ist der Aufwand für die Entwicklung neuer Medikamente zu hoch, und wer entscheidet darüber? Wird die ganze Branche „weniger effizient" wie Ray Gilmartin es formulierte – gibt sie also viel zu viel aus und erzielt damit zu wenig Wirkung? Diese Frage ist nicht nur deshalb von Bedeutung, weil wir gute Medikamente brauchen, sondern auch weil die Branche ihre Aufwendungen für Forschung und Entwicklung wieder hereinholen will.

Kehren wir noch einmal zu dem entscheidenden Argument der Pharmakonzerne zurück, geringere Preise würden zu Einschnitten bei den Aufwendungen für Forschung und Entwicklung führen. Wäre das wirklich notwendig? Ganz gleich, wie viel es wirklich kostet, jedes einzelne neue Medikament auf den Markt zu bringen: Die gesamten Aufwendungen der pharmazeutischen Industrie für Forschung und Entwicklung – nach Angaben der PhRMA sind es heute mehr als 30 Milliarden Dollar für alle ihre Mitglieder in den Vereinigten Staaten und anderen Ländern – sind in der Tat gewaltig. Aber man sollte sie mit den Aufwendungen für Marketing und Verwaltung vergleichen, und die sind mehr als doppelt so hoch. Und was unter finanziellen Gesichtspunkten am wichtigsten ist: Die großen Pharmakonzerne erzielen ungeheure Gewinne – trotz ihrer hohen Kosten.

Im Jahr 2002, als die zehn US-Pharmariesen in der Liste der Fortune 500 zusammen einen weltweiten Umsatz von etwa 217 Milliarden Dollar hatten und etwas über 14 Prozent davon (etwa 31 Milliarden) für Forschung und Entwicklung ausgaben, besaßen sie eine Gewinnspanne von 17 Prozent (36 Milliarden Dollar). Die Gewinne waren also beträchtlich höher als die Kosten für Forschung und Entwicklung. Noch verblüffender ist, dass sie nicht weniger als 31 Prozent ihres Umsatzes (etwa 67 Milliarden Dollar) in Marketing und Verwaltung steckten.[18]

Angesichts solcher Zahlen lässt sich nur sehr schwer glaubhaft machen, dass niedrigere Preise zu einem Rückgang der Aufwendungen für Forschung und Entwicklung führen würden. Ob Preisregulierungen in den Forschungs- und Entwicklungsetat einschneiden würden, hinge in Wirklichkeit ausschließlich davon ab, ob die Unternehmen es wollten. Sie könnten beispielsweise stattdessen auch die Kosten für Verwaltung und Marketing zurückschrauben oder sie könnten sich mit niedrigeren, aber immer noch sehr guten Gewinnen zufrieden geben. Wahrscheinlich würden sie sich tatsächlich dafür entscheiden, die Kosten für Forschung und Entwicklung zu reduzieren, um Gewinne und Marketing auf der gleichen Höhe zu halten, aber dazu wären sie nicht gezwungen. Solange die Gewinne regelmäßig höher sind als die Kosten für Forschung und Entwicklung, können die Pharmaunternehmen nicht glaubhaft den Standpunkt vertreten, geringere Preise würden zwangsläufig Forschung und Entwicklung abwürgen.

Nun würden die Pharmaunternehmen einwenden, sie könnten keinesfalls freiwillig niedrigere Gewinnspannen in Kauf nehmen oder ihr Marketing einschränken, von dem ihre Gewinne nach ihrer eigenen Einschätzung abhängen. Die Wall Street, so würden sie sagen, verlange einfach, dass sie den Unternehmenswert für die Aktionäre maximieren und demnach alles tun, um die Gewinne zu steigern. Dies sei ihre Verantwortung als Treuhänder. Damit stellt sich allerdings die Frage, ob es klug ist, die Entwicklung von Medikamenten einer Industrie zu überlassen, die ausschließlich ihren Investoren und nicht der Öffentlichkeit Rechenschaft schuldet (außer in dem begrenzten Sinn, dass Medikamente ungefährlich und wirksam sein müssen).

Außerdem sollte man fragen, warum diese außerordentlich gewinnträchtige Industrie so viel Eigenkapital braucht. Aus den Umsatzerlösen könnte sie ihre Forschung und Entwicklung ohne weiteres finanzieren. Möglicherweise liegt die Erklärung darin, dass die Manager von Pharmakonzernen teilweise mit Aktienoptionen bezahlt werden. Die gemeinnützige Organisation „Families USA" untersuchte 2001 den Wert nicht ausgeübter Aktienoptionen, die von den Top-Managern aller zehn großen Pharmakonzerne gehalten wurden. Er lag im Durchschnitt bei 52 Millionen Dollar.[19] Aber Aktienoptionen stellen nur dann einen Wert dar, wenn der Kurs der Unternehmensaktien höher liegt als der Wert bei Ausübung der Option. Damit haben die Manager ein gewaltiges Motiv, auf jede nur denkbare Weise für einen hohen Aktienkurs zu sorgen. Die Manager von Enron versuchten es auf illegalem Weg, aber der Anreiz ist auch bei anderen Unternehmen, die den Investoren gehören und die ihre Manager mit Aktienoptionen bezahlen, der gleiche.

Was haben Forschung und Entwicklung mit den Medikamentenpreisen zu tun?

Die Pharmariesen wollen uns glauben machen, die Preise ihrer meistverkauften Arzneimittel müssten so hoch sein, damit die Kosten gedeckt werden, einschließlich der Aufwendungen für alle Medikamente, die es nie bis zur Marktreife schaffen. Daraus könnte man den Schluss ziehen, dass die Pharmaunternehmen nur gerade eben ihren Lebensunterhalt verdienen – und das entspricht, wie wir wissen, nicht im Entferntesten der Wahrheit. Und da wir nicht wissen, wie sie ihre F & E-Gelder verwenden, können wir auch unmöglich beurteilen, in welchem Ausmaß die Gewinn bringenden Präparate alle anderen, die es nicht schaffen, subventionieren. Ebenso können wir nicht entscheiden, ob Forschung und Entwicklung den Aufwand lohnen. Manche Patienten zahlen jedes Jahr Tausende von Dollars für ein lebenswichtiges Medikament – hat die Öffentlichkeit da nicht auch ein Recht zu erfahren, wie hoch die Gewinnspanne ist und wohin das Geld fließt? Wir wissen, dass vieles davon für Unternehmensgewinne und Marketing verwendet wird, aber wir müssen auch Klarheit darüber haben, was die Unternehmen für einzelne Produkte ausgeben und zu welchen Zwecken. Eine Branche, die in Sachen Forschung, Patentschutz und Steuervergünstigungen so viele Vorteile vom Staat erhält – der ihr, kurz gesagt, einen großen Teil ihrer Geschäftsrisiken abnimmt –, sollte eigentlich über mehr berichten als nur den Gesamtaufwand für Forschung und Entwicklung. Sie sollte die Blackbox öffnen.

Allen gegenteiligen Behauptungen zum Trotz ist dies also keine Risikobranche im üblichen Sinn des Wortes. Eigentlich sind die Pharmaunternehmen überhaupt nicht bereit, Risiken auf sich zu nehmen. Dies zeigt sich beispielsweise an dem zuvor erwähnten Gesetz, wonach die

Kosten für die Entwicklung von Orphan-Arzneimitteln zu 50 Prozent von der Steuerschuld abgezogen werden können: Diese Bestimmung ist auch auf andere Medikamente anwendbar, „wenn man nicht damit rechnen kann, dass die Kosten für Entwicklung und Bereitstellung eines Medikaments gegen eine Krankheit in den Vereinigten Staaten durch den Verkauf des Präparats erwirtschaftet werden können". Mit anderen Worten: Wer keinen Gewinn macht, dem hilft der Staat. Eine solche Branche ist gut vor Verlusten geschützt. Risikobereite Unternehmen erzielen unterschiedlich hohe Renditen, aber die pharmazeutische Industrie war Jahr für Jahr die gewinnträchtigste Branche der Vereinigten Staaten. Alan Sager, Codirector des Gesundheitsreformprogramms an der Harvard University, formulierte es so: „Angenommen, Sie fahren regelmäßig mit 1.000 Dollar nach Las Vegas und kommen jedes Mal mit 1.400 Dollar wieder nach Hause – kann Ihre Familie Ihnen dann einen Vorwurf machen, dass Sie Glücksspiel betreiben?"[20] Letztlich wollen die Unternehmen nicht nur alles wieder hereinholen, was sie für Forschung und Entwicklung ausgegeben haben, sondern außerdem auch noch eine unverschämt hohe Gewinnmarge erzielen.

Es besteht also wirklich keinerlei Anlass zu der Vermutung, die Kosten für Forschung und Entwicklung – ganz gleich, wie hoch sie sind – könnten irgendetwas mit den Medikamentenpreisen zu tun haben. Das räumt auch Ray Gilmartin ein, der unbeugsame, offenherzige President und Chief Executive Officer von Merck. Zu der Schätzung von 802 Millionen Dollar je Medikament meinte er: „Über den Preis eines Medikaments bestimmen nicht die Kosten für die Forschung. Sie hängen davon ab, welchen Wert es für die Verhütung und Behandlung von Krankheiten hat. Ob Merck 500 Millionen oder eine Milliarde für die Entwicklung eines Präparats ausgibt, über seinen wahren Wert bestimmen immer die Patienten, die Ärzte und diejenigen, die unsere Arzneimittel bezahlen."[21] Das klingt für mich nach dem Eingeständnis, dass die Industrie alles nimmt, was der Markt hergibt, und das hat kaum etwas mit den Kosten für Forschung und Entwicklung zu tun. Und so ungefähr stimmt das auch. Aber anders als Ray Gilmartin behauptet, hat es auch mit dem medizinischen Wert kaum etwas zu tun. Darüber später mehr.

4 Wie innovativ ist die Branche tatsächlich?

Die amerikanische Öffentlichkeit steht der Behauptung, dass die Medikamentenpreise so hoch sein müssten, um die Kosten für Forschung und Entwicklung decken zu können, zunehmend skeptisch gegenüber. Also greift die Industrie auf „Plan B" zurück: Sie behauptet, hohe Preise seien notwendig, um Innovationen zu belohnen. Sie räumt die hohen Gewinne ein, aber sagt auch: Denkt daran, hohe Gewinne sind ein Anreiz für uns, besonders kreativ zu sein. Seht euch doch nur an, was für großartige Medikamente ihr dafür bekommt. Wieder einmal bringt Alan F. Holmer, President des Branchenverbandes Pharmaceutical Research and Manufacturers of America (PhRMA), das Thema zur Sprache. In seinem unermüdlichen Kreuzzug gegen jede Form der Preiskontrolle sagte er: „Die Wähler wollen das Wunder der lebensrettenden Innovationen bei modernen Arzneimitteln nicht gefährden."[1] Die Behauptung, wir müssten die Branche mit Samthandschuhen anfassen, um die „lebensrettenden Innovationen" nicht zu gefährden, gibt Anlass zu einer genaueren Betrachtung der aus den Großkonzernen stammenden Arzneimittel. Sind sie wirklich innovativ? Und wenn ja, wem gebührt der Verdienst dafür?

Der Ausstoß an innovativen Arzneimitteln

Schon ein oberflächlicher Blick auf die Produktionsleistung der Branche zeigt, dass Wunder nur selten und in großen Abständen vorkommen. Der Beleg findet sich auf der Website der amerikanischen Zulassungsbehörde (Food and Drug Administration, FDA; www.fda.gov/cder/rdmt/pstable.htm). Wie ich in Kapitel 2 erläutert habe, muss der Hersteller eines Medikaments bei der FDA einen Zulassungsantrag stellen, bevor er ein Medikament auf den Markt bringen darf. Die FDA klassifiziert die Produkte auf zweierlei Weise. Zuerst betrachtet sie die Zusammensetzung als solche, den „chemischen Typus", wie die Behörde es nennt. Ist die gleiche Verbindung bereits in irgendeiner Form auf dem

Markt? Oder ist sie brandneu – eine „neue molekulare Wirksubstanz"
(new molecular entity, NME) im Sprachgebrauch der FDA? Neue Wirksubstanzen werden als Nummer-1-Arzneimittel eingestuft. Ansonsten
erfolgt die Einstufung als chemischer Abkömmling oder als neue Darreichungsform oder als Kombination mehrerer, bereits bekannter Wirkstoffe. Oder es handelt sich einfach um ein altes Arzneimittel von einem
neuen Hersteller.

Als nächstes wird das Präparat danach eingestuft, ob es voraussichtlich einen Vorteil gegenüber anderen Medikamenten verspricht, die
bereits auf dem Markt sind und der Behandlung der gleichen Krankheit
dienen. Ist das der Fall, beschleunigt die FDA das Verfahren. Eine
solche „Begutachtung mit hoher Priorität" erfolgt, wenn das Medikament „für Therapie, Diagnose oder Vorbeugung einer Krankheit einen
nennenswerten Vorteil im Vergleich zu bereits auf dem Markt befindlichen Präparaten darstellt". Solche Präparate verzeichnet die Behörde
mit der Kennzeichnung „P". Alle anderen durchlaufen das als „S"
bezeichnete Standard-Prüfungsverfahren. Diese Produkte haben nach
den Worten der FDA „vermutlich ähnliche therapeutische Eigenschaften
wie ein oder mehrere bereits auf dem Markt befindliche Arzneimittel".

Neuen molekularen Wirksubstanzen wird nicht zwangsläufig die
Prioritätseinstufung zuerkannt. Sogar völlig neue Wirkstoffe sind nicht
unbedingt besser als ältere, die gegen die gleiche Krankheit wirken.
Umgekehrt handelt es sich nicht bei allen Arzneimitteln, die mit hoher
Priorität begutachtet werden, um neue molekulare Wirksubstanzen.
Unter Umständen wurde auch ein alter Wirkstoff so abgewandelt, dass
er gegenüber der früheren Form einen eindeutigen Therapievorteil
bietet. In aller Regel jedoch kann man ein Medikament nur dann im
üblichen Sinn des Wortes als innovativ bezeichnen, wenn es sich um eine
neue molekulare Wirksubstanz handelt, die mit hoher Priorität begutachtet wird. Mit anderen Worten: Es handelt sich um einen neuen
Wirkstoff, der gegenüber den bereits am Markt etablierten Arzneimitteln
eine deutliche Verbesserung darstellt. (Die Industrie verwendet das
Wort „innovativ" häufig einfach für neue molekulare Wirksubstanzen,
aber damit wird die entscheidende Frage ausgeblendet, ob das neue
Medikament gegenüber älteren Produkten einen medizinischen Vorteil hat.)

Sehen wir uns unter diesem Gesichtspunkt einmal die Ausbeute der fünf Jahre von 1998 bis 2002 an, den jüngsten Zeitraum, für den ich vollständige Informationen über Anzahl und Eigenschaften der Medikamente besitze. Insgesamt wurden in dieser Zeit 415 neue Präparate zugelassen, also durchschnittlich 83 im Jahr. Davon waren 133 (32 Prozent) neue molekulare Wirksubstanzen, in allen anderen Fällen handelte es sich um Abwandlungen älterer Wirkstoffe. Und von diesen 133 durchliefen nur 58 die Begutachtung mit hoher Priorität. Damit kommt man auf nicht mehr als zwölf innovative Präparate im Jahr, 14 Prozent der Gesamtmenge. Diese Ausbeute ist nicht nur gering, sondern sie ging im Laufe der fünf Jahre sogar noch zurück. In den Jahren 2001 und 2002 wurden jeweils nur sieben innovative Arzneimittel (neue molekulare Wirksubstanzen mit Prioritätsbegutachtung) zugelassen; 2000 waren es neun, 1999 noch 19 und 1998 immerhin 16. *Und das war's – die Fünfjahresausbeute dieser riesigen Branche an innovativen Arzneimitteln.*

Um einen Eindruck davon zu bekommen, was für Medikamente produziert werden und welche Firmen sie herstellen, wollen wir uns die 14 innovativen Präparate aus den Jahren 2001 und 2002 etwas genauer ansehen. Waren sie Wunderarzneien der großen Pharmakonzerne, wie Alan F. Holmer uns glauben machen will? PhRMA hatte zu jener Zeit 35 Mitglieder: die führenden Pharmakonzerne der Welt und einige größere Biotechnologieunternehmen.[2] Von den sieben innovativen Präparaten, die 2001 zugelassen wurden, stammten fünf aus Mitgliedsunternehmen der PhRMA: zwei von dem Schweizer Unternehmen Novartis und jeweils eines von den amerikanischen Unternehmen Merck, Allergan und Gilead Sciences (einer Biotechnologiefirma).[3] Bei den Novartis-Präparaten handelte es sich um das Orphan-Arzneimittel Gleevec gegen eine seltene Form der Leukämie (auf dieses Medikament werde ich gleich zurückkommen) und um Zometa, das zur Behandlung von stark streuendem Krebs eingesetzt wird. Bei dem Merck-Medikament handelte es sich um Cancidas, das zur Therapie einer seltenen Pilzinfektion injiziert wird, wenn andere Therapieversuche fehlgeschlagen sind; Allergan brachte Lumigan auf den Markt, Augentropfen zur Behandlung von Glaukomen, die auf andere Behandlungsformen nicht ansprechen; und bei dem Präparat von Gilead handelte es sich um Viread, das dem AZT ähnelt und ebenfalls der Bekämpfung von HIV/Aids dient.

Von den sieben im Jahr 2002 zugelassenen innovativen Arzneimitteln stammten nur drei von PhRMA-Mitgliedsunternehmen: Zelnorm von Novartis zur Behandlung des Reizdarmsyndroms in Verbindung mit Verstopfung; Eloxatin, eine Injektionslösung des französischen Unternehmens Sanofi-Synthelabo zur Behandlung (allerdings nur äußerst selten auch zur Heilung) einer weit verbreiteten Form von Darmkrebs, wenn andere Therapieverfahren versagt haben; und Hepsera, ein Mittel von Gilead Sciences gegen Hepatitis B. Kein einziges kam von einem großen amerikanischen Pharmaunternehmen.

Diese Bilanz rechtfertigt wohl kaum Alan F. Holmers hochtrabende Sprüche. Sicher, hin und wieder bekommen wir wichtige neue Medikamente. Gleevec zum Beispiel kann bei Patienten mit einer bestimmten Form der Leukämie über Leben und Tod entscheiden. Aber solche wirklich innovativen Präparate sind in den letzten Jahren nur sehr selten auf den Markt gekommen. Die meisten der hier erwähnten Arzneimittel waren zwar innovativ, sie stellen aber nur einen letzten Behandlungsversuch dar, wenn bereits etablierte Medikamente nicht wirken – zu einer Heilung führen sie nur selten. Angesichts solcher Entwicklungen muss man sich fragen, ob die 30 Milliarden oder mehr, die bei den Pharmakonzernen angeblich in Forschung und Entwicklung fließen, gut angelegt sind. Außerdem bleibt festzuhalten: Wenn hohe Preise und weitaus höhere Profite als in allen anderen Branchen tatsächlich ein Anreiz für Innovationen sind, haben die Pharmaunternehmen ihren Teil der Abmachung nicht erfüllt.

Die wahre Quelle der Innovation

Diese magere Ausbeute ist schon schlimm genug. Der eigentliche Skandal liegt aber in der Tatsache, dass die wenigen innovativen Medikamente, die tatsächlich auf den Markt kommen, fast immer Produkte staatlich finanzierter Forschung sind. Diese wird in den Vereinigten Staaten fast ausschließlich von den National Institutes of Health (NIH) – den staatlichen Medizin-Forschungsinstitutionen der US-Regierung – finanziert und an Universitäten, in kleinen Biotechnologieunternehmen sowie bei den NIH selbst durchgeführt. (Die NIH-finanzierte Forschung findet zu ungefähr 90 Prozent „außer Haus" statt, das heißt vor allem an medizinischen Fakultäten und Lehrkrankenhäusern. Der Rest läuft „im Haus" und wird von den Wissenschaftlern der Institute auf dem NIH-Gelände in der Nähe von Washington betrieben.) Seit 1980, als das Bayh-Dole-Gesetz und ein ähnliches gesetzgeberisches Regelwerk namens Stevenson-Wydler-Gesetz verabschiedet wurden, verlassen sich die Pharmaunternehmen auf die staatlich finanzierte Forschung. Das Bayh-Dole-Gesetz regelt vor allem die Forschung außerhalb der NIH, das Stevenson-Wydler-Gesetz dagegen die Arbeiten innerhalb den NIH selbst. Die in Kapitel 1 bereits erwähnten Gesetze schaffen die Möglichkeit, NIH-finanzierte Arbeiten patentieren zu lassen und Lizenzen gegen Gebühren exklusiv an einzelne Pharmaunternehmen zu vergeben. Und genau davon sind die großen Pharmakonzerne zunehmend abhängig – von Lizenzen für Wirkstoffe, die sie dann vermarkten und häufig für zusätzliche Anwendungsgebiete patentieren lassen. Manche Medikamente sind vor der Lizenzerteilung bereits völlig fertig entwickelt. In Kapitel 2 haben wir beispielsweise erfahren, wie AZT, das erste Medikament gegen HIV/Aids, von Wissenschaftlern des National Cancer Institute (das zu den NIH gehört) und der Duke University entwickelt und klinisch getestet wurde, bevor es in Lizenz an das Unternehmen mit dem heutigen Namen GlaxoSmithKline ging. In anderen Fällen kauft ein Konzern den Wirkstoff, kurz bevor er reif für die ersten umfangreichen klinischen Prüfungen ist.

Mindestens ein Drittel aller Medikamente der Pharmakonzerne sind heute Lizenzprodukte oder stammen aus anderen Quellen außerhalb der Unternehmen, einschließlich kleinerer Unternehmen aus der ganzen Welt.[4] Nun könnte man meinen, diese Tatsache sei den Unternehmen peinlich, und zweifellos äußern sie sich öffentlich nicht gern darüber, aber mit Sicherheit ist es ihnen nicht so peinlich, dass sie deshalb ihre Methoden ändern würden. Bob Ingram, Chief Operating Officer bei GlaxoSmithKline, erklärte dem *Wall Street Journal* ganz unverblümt: „Wir werden unser Geld nicht im eigenen Haus ausgeben, wenn es außerhalb bessere Investitionsmöglichkeiten gibt."[5] Er klagte sogar darüber, dass Glaxo nur 17 Prozent seiner Gewinne mit Lizenzprodukten erzielt, während es bei Pfizer 30 und bei Merck 35 Prozent sind, und er erklärte, sein Unternehmen sei „erpicht darauf, ein ähnliches Niveau zu erreichen."

Im Wettbewerb zwischen den großen Pharmaunternehmen geht es weniger um die Entdeckung neuer Wirkstoffe als vielmehr um die begrenzte Zahl lizenzfähiger Substanzen. „Ich kann für mindestens drei bis fünf Jahre noch keine Ruhepause erkennen", sagte ein Pressesprecher. „Wir sind alle hinter den gleichen Wirkstoffen her. Wir sehen [die Kollegen] auf demselben Flughafen; sie kommen an, wenn wir abfliegen."[6] Sehen wir uns einmal einige der vielen wichtigen Medikamente an, die *nicht* von Pharma-Großunternehmen entdeckt wurden.

Taxol

Ein gutes Beispiel ist Taxol (der Markenname für Paclitaxel), das meistverkaufte Krebsmedikament aller Zeiten.[7] Der Wirkstoff, der in den sechziger Jahren des 20. Jahrhunderts erstmals aus der Rinde einer pazifischen Eibenart gewonnen wurde, dient heute zur Behandlung von Eierstock-, Brust- und Lungenkrebs. Seine Erforschung wurde fast 30 Jahre lang am National Cancer Institute (NCI) vorangetrieben beziehungsweise vom Institut unterstützt, was die Steuerzahler insgesamt rund 183 Millionen Dollar kostete. Im Jahr 1991 schloss das Unternehmen Bristol-Myers Squibb mit dem NCI ein Kooperationsabkommen für Forschung und Entwicklung – ermöglicht wurde die Vereinbarung durch das Stevenson-Wydler-Gesetz und eine 1986 verabschiedete Ergänzung, den Federal Technology Transfer Act. Der Konzern verpflichtete sich in dem Abkommen vor allem dazu, dem NCI 17 Kilogramm Paclitaxel zu liefern (das man von einem Chemieunternehmen bezogen hatte). Also nichts besonders Kreatives. Nachdem die FDA Taxol 1992 ausschließlich auf Grund der Forschungsarbeiten am NCI für die Behandlung von Eierstockkrebs zugelassen hatte, erhielt Bristol-Myers Squibb für fünf Jahre die exklusiven Vermarktungsrechte.

Das einzige Problem für Bristol-Myers Squibb bestand darin, dass es zu wenige pazifische Eiben gab. Diese Schwierigkeit wurde 1994, ebenfalls mit Finanzmitteln der NIH, von Wissenschaftlern der Florida State University überwunden. Sie entwickelten ein Verfahren zur chemischen Synthese von Taxol, und die Lizenz vergaben sie gegen eine Gewinnbeteiligung an Bristol-Myers Squibb. Auch hier war das Unternehmen alles andere als kreativ.

Heute wird Taxol auf der ganzen Welt gegen Eierstock-, Brust- und Lungenkrebs eingesetzt. Es wirft für Bristol-Myers Squibb jährlich ein bis zwei Milliarden Dollar ab und bringt der Florida State University jährliche Lizenzeinnahmen in Höhe von einigen Zigmillionen. In die anfängliche Forschung und Entwicklung, die zur FDA-Zulassung als Medikament gegen Eierstockkrebs führte, hatte das Unternehmen kaum etwas investiert; seither wendet es allerdings zweifellos beträchtliche Summen auf, um den Wirkstoff bei der Behandlung anderer Krebsformen zu erproben. Aber auch das erfordert keine sonderlich große Kreativität. Die Geschichte des Taxols ist ein Musterbeispiel dafür, wie mit steuerfinanzierter Forschung ein wertvoller, Gewinn bringender Arzneistoff entdeckt wird, den ein Konzern dann zur Vermarktung, kommerziellen Ausbeutung und weiteren Entwicklung praktisch geschenkt bekommt.[8] Und dann zahlt die Öffentlichkeit noch einmal, wenn sie Taxol zu dem überzogenen Preis kaufen muss, den Bristol-Myers Squibb dafür verlangt, obwohl das Unternehmen das Präparat weder entdeckt noch entwickelt hat.

Epogen

Ein weiteres Beispiel ist Epogen, ein innovatives Präparat zur Behandlung der Anämie bei Patienten mit Nierenversagen.[9] Genau genommen, ist Epogen kein Medikament, sondern ein biologischer Wirkstoff. Ursprünglich war es eine natürliche Substanz: ein Hormon, das in den Nieren produziert wird und die Produktion der roten Blutkörperchen anregt. Dieses Hormon, Erythropoietin genannt, wurde 1976 von Eugene Goldwasser an der Universität von Chicago entdeckt, nachdem mehrere andere Institute zuvor in umfangreichen Arbeiten nachgewiesen hatten, dass die Nieren eine solche Substanz produzieren. Weder Goldwasser noch die Universität von Chicago meldeten das Hormon zum Patent an oder versuchten, es zu synthetisieren. Aber ein anderer Wissenschaftler, der an der Columbia University arbeitete und ebenfalls von den NIH finanziert wurde, erfand ein Verfahren zur Synthese biologischer Substanzen, und kurz nach Verabschiedung des Bayh-Dole-Gesetzes ließ seine Hochschule die Methode patentieren. Ein kleines, neu gegründetes Biotechnologieunternehmen namens Amgen erwarb von der Columbia University eine Lizenz für das Verfahren und hatte vor, eine Methode zur großtechnischen, kommerziellen Produktion von Erythropoietin zu entwickeln. Heute ist Amgen ein Branchenriese: Über zwei Milliarden Dollar pro Jahr verdient das Unternehmen durch den Verkauf von Epogen an die staatliche Krankenversicherung Medicare zur Behandlung von Patienten mit Nierenversagen. Wie für Taxol zahlt die Öffentlichkeit also auch für Epogen zweimal: erstens über die steuerfinanzierte Forschung, die zu seiner Entdeckung führte, und zweitens über Medicare. Goldwasser erhielt für seine entscheidende Entdeckung nie auch nur einen einzigen Cent an Honoraren.

Genau der gleiche Wirkstoff wird (als wäre es ein anderes Medikament) von dem Pharmariesen Johnson & Johnson (J & J) unter dem Namen Procrit vermarktet. Diese unnötige Doppelung war die Folge eines Abkommens zwischen Amgen und J & J. Ähnliche Formen der Anämie kommen nämlich nicht nur bei Nierenversagen vor, sondern auch bei vielen anderen Krankheiten. Insbesondere kann sie bei der Krebstherapie als schwächende Nebenwirkung auftreten. Bevor Amgen mit Epogen die ersten Riesengewinne einstreichen konnte, musste das Unternehmen einen Weg finden, um liquide zu bleiben. Also vergab es an J & J das Recht, Epogen in den Vereinigten Staaten für andere Anwendungsgebiete als das Nierenversagen (das heißt vorwiegend für die Krebstherapie) und in Europa für sämtliche Einsatzgebiete zu vertreiben. Dafür zahlte J & J an Amgen eine einmalige Pauschale von einigen Millionen Dollar, und weitere Gewinnbeteiligungen wurden zugesagt. Vermarktet wird das Präparat heute von Ortho, einem Unternehmen des J & J-Konzerns, unter dem Namen Procrit. Der weltweite Jahresumsatz mit Procrit wird auf drei Milliarden Dollar geschätzt, von denen ein kleiner Prozentsatz an Amgen fließt. Amgen zahlt seinerseits ein Prozent aller Epogen-Umsätze an die Columbia University. Um nicht von J & J überrundet zu werden, hat Amgen mittlerweile die Zulassung für eine neue, länger wirkende Form des gleichen Wirkstoffs erhalten; dieses Präparat, Aranesp genannt, soll in Konkurrenz zu Procrit treten, ohne das ursprüngliche Abkommen zu verletzen. In allen Fällen handelt es sich aber im Wesentlichen um den gleichen Wirkstoff unter verschiedenen Namen.

Auch hier wurde ein wirklich wichtiger neuer therapeutischer Wirkstoff durch grundlegende Forschungsarbeiten außerhalb der Pharmabranche entdeckt und identifiziert. Im Gegensatz zu Taxol, das schon klinische Tests durchlaufen hatte, bevor Bristol-Myers Squibb die Rechte daran erwarb, musste Erythropoietin erst von Amgen biologisch synthetisiert werden, bevor man mit der vorklinischen und klinischen Prüfung beginnen konnte. Wie ich aus Quellen bei Amgen weiß, leistete J & J zur anfänglichen Entwicklung des Erythropoietins praktisch keinerlei Beitrag. Der Konzern bezahlte einfach nur Geld an Amgen und erhielt dafür das Recht, den Wirkstoff zu vermarkten und für andere Anwendungsgebiete weiterzuentwickeln. Natürlich zeigten sowohl Amgen als auch J & J eine Menge Einfallsreichtum, als es um die Nutzung der kommerziellen Möglichkeiten ging, aber mit der ursprünglichen Entdeckung des Hormons und seiner Bedeutung für die Behandlung der Anämie hatte das alles nicht viel zu tun.

Gleevec

Ein wenig anders liefen die Dinge bei Gleevec (Wirkstoff Imatinibmesylat).[10] Hier hatte ein pharmazeutisches Unternehmen – in diesem Fall Novartis – den Wirkstoff zum Patent angemeldet und in die Schublade gelegt; sein Nutzen war aber hauptsächlich durch einen Wissenschaftler, der mit Mitteln der NIH finanziert wurde, entdeckt worden. Gleevec ist eines der sieben innovativen Präparate, die 2001 zugelassen wurden. Es bringt die chronisch-myeloische Leukämie zum Stillstand, eine seltene Form von Blutkrebs, die ansonsten zum Tod führt, und es hat relativ wenig Nebenwirkungen. (Wie lange seine Wirkung anhält, ist noch nicht klar, denn der Wirkstoff ist relativ neu.) Bevor Gleevec auf den Markt kam, verlief diese Form der Leukämie immer tödlich, es sei denn, die Patienten unterzogen sich einer gefährlichen Knochenmarktransplantation (die einen geeigneten Spender voraussetzte). Gleevec war also einer der wenigen wirklichen „Durchbrüche". Novartis benutzte es als Aushängeschild für die Innovationsfähigkeit der Pharmaindustrie. In einer Werbeanzeige sagte zum Beispiel eine junge Frau: „Vor nicht allzu langer Zeit konnte ich an nichts anderes denken als an den Krebs. Jetzt fühle ich mich wohl, und ich muss mir immer wieder sagen: Du bist eine Krebspatientin." Im weiteren Anzeigentext liest man dann: „Novartis hat ihren tödlichen Krebs schnell und vollständig zur Remission gebracht."[11]

Nun, das stimmt nicht ganz. Novartis hatte dabei mehr als nur ein wenig Hilfe erhalten. Die Geschichte beginnt bereits 1960, als man bei Patienten mit chronisch-myeloischer Leukämie ein seltsames Chromosom unter dem Mikroskop entdeckte. Die Entdeckung wurde an der University of Pennsylvania gemacht, und deshalb bezeichnete man das neu entdeckte Chromosom als „Philadelphia-Chromosom". Später wurde durch die Arbeiten vieler Institute nachgewiesen, dass das Philadelphia-Chromosom ein Gen trägt, das ein abnormales Enzym entstehen lässt. Und dieses Enzym sorgt dafür, dass weiße Blutkörperchen zu Krebszellen entarten. Ähnliche Enzyme brachte man auch mit anderen Krebsformen in Verbindung. Vor dem Hintergrund dieser Untersuchungen machten sich Chemiker in Israel und bei Novartis an die Synthese von Molekülen, welche die Wirkung von Enzymen aus der betreffenden Familie hemmen sollten. Novartis ließ 1994 mehrere solche Hemmstoffe patentieren und nahm sie in die konzerneigene Sammlung potenziell nützlicher Wirkstoffe auf.

Offenkundig hatte die Novartis-Führungsetage zunächst kein unmittelbares Interesse an der Frage, ob einer davon sich zur Behandlung der chronisch-myeloischen Leukämie eignete. Aber dann kümmerte sich Brian J. Druker darum, ein Wissenschaftler an der Oregon Health & Sciences University in Portland. Er arbeitete mit dem Wissenschaftler Nicholas Lydon von Novartis zusammen und erhielt kleine Proben der vielversprechendsten konzerneigenen Hemmstoffe. Wie er feststellte, unterdrückt Imatinibmesylat das Wachstum von Krebszellen in Gewebekulturen am wirksamsten. Und: Es hat auf normale Blutzellen keinen Effekt. Eine solche gezielte Wirkung hatte es in der Krebsbehandlung praktisch noch nie gegeben, und Druker drängte bei Novartis darauf, diese spannende Spur weiterzuverfolgen.

Nach Drukers Aussage zeigte man bei dem Unternehmen jedoch wenig Begeisterung für den Gedanken, die klinischen Prüfungen mit Imatinibmesylat fortzusetzen. Ob der Widerwille seine Ursache in dem kleinen potenziellen Markt für den Wirkstoff hatte oder ob es daran lag, dass er sich bei Hunden in hoher Dosierung als toxisch erwies, ist nicht ganz klar. Aber Druker blieb hartnäckig, und schließlich erklärte sich Novartis bereit, erste begrenzte Tests an seiner Klinik und an zwei anderen Stätten zu finanzieren. Im Jahr 1999 konnte Druker bei der nationa-

len Tagung der amerikanischen Hämatologen über spektakuläre erste
Erfolge berichten. Die Nachricht sprach sich schnell herum, und nun entschloss sich der Konzern zu einer groß angelegten klinischen Prüfung.
Nach nur zwei Jahren waren die Tests abgeschlossen, und die FDA
erteilte dem Medikament die Zulassung. Die Investitionen für Forschung
und Entwicklung von Gleevec tätigte Novartis also erst mehrere Jahre,
nachdem stichhaltige wissenschaftliche Belege darauf hindeuteten, dass
der Wirkstoff nützlich sein könnte.

Die Liste solcher Geschichten ließe sich beliebig verlängern.
Einer Studie zufolge, die kürzlich in der Zeitschrift *Health Affairs*
erschien, stammten im Jahr 1998 nur 15 Prozent aller Fachaufsätze, die
in den Patentanmeldungen im Bereich der klinischen Medizin zitiert
wurden, aus der Pharmaforschung; 54 Prozent kamen aus Universitätsinstituten, 13 Prozent aus staatlichen Einrichtungen, der Rest aus
verschiedenen anderen nichtkommerziellen Institutionen.[12] Wie gesagt:
Es handelte sich um Patentanmeldungen für *alle* neuen Medikamente und medizinischen Innovationen, nicht nur um jene, die letztlich
als klinisch bedeutsam eingestuft wurden. Hätte man nur bedeutende
neue Arzneimittel in die Untersuchung einbezogen, wäre die Rolle,
die die Industrie hierbei einnimmt, zweifellos noch viel kleiner gewesen.

Ähnliche Prozentsätze nennt auch ein nicht veröffentlichtes, inter-
nes Papier der NIH vom Februar 2000, das sich die Verbraucher-
schutzorganisation „Public Citizen" auf Grund des Gesetzes zur
Informationsfreiheit beschaffte. Die NIH hatten die fünf umsatzstärksten
Medikamente des Jahres 1995 betrachtet (Zantac, Zovirax, Capoten,
Vasotec und Prozac) und dabei festgestellt, dass 16 der 17 entscheidenden wissenschaftlichen Veröffentlichungen, die zu ihrer Entdeckung
und Entwicklung geführt hatten, von außerhalb der Industrie stammten.
(Eine der vier entscheidenden Studien, die zur Entwicklung von Prozac
führten, war von Eli Lilly gesponsert worden.) Wurden nicht nur die
entscheidenden Studien, sondern alle einschlägigen Veröffentlichungen
einbezogen, stammten 15 Prozent aus der Industrie, aber 55 Prozent aus
NIH-finanzierten Instituten und 30 Prozent aus ausländischen Forschungsinstitutionen.[13]

In einem Bericht des National Bureau of Economic Research aus dem Jahr 1997 wurden die 21 wirksamsten Präparate untersucht, die zwischen 1965 und 1992 zugelassen wurden. Fünfzehn davon waren aus staatlich finanzierter Forschung hervorgegangen.[14] Nach einer Übersicht des *Boston Globe* hatten 45 der 50 umsatzstärksten von 1992 bis 1997 zugelassenen Präparate staatliche Fördergelder erhalten.[15] Und so weiter und so fort. Dass staatlich finanzierte medizinische Forschung – und nicht die Industrie selbst – bei weitem die größte Quelle innovativer Wirkstoffe ist, steht außer Frage. Insbesondere gilt das für Wirkstoffe gegen Krebs und HIV/Aids. Merrill Goozner berichtet in seinem Buch *The $800 Million Pill* in allen Einzelheiten über die Entdeckung und Entwicklung von Medikamenten gegen diese Krankheiten, und zeigt ganz deutlich, dass die treibende Kraft dabei staatlich finanzierte Wissenschaftler waren.[16]

Wir bezahlen zweimal

Die Steuerzahler leisten also zu den Produkten der großen Pharmakonzerne einen erheblichen Beitrag. Deshalb sollte man eigentlich annehmen, dass uns die Unternehmen bei den Preisen entgegenkommen. Aber das ist ein Irrtum. Sehen wir uns die Preise für Taxol und Gleevec einmal genauer an.

Als Taxol auf den Markt kam, kostete die Therapie zwischen 10.000 und 20.000 Dollar pro Jahr – Berichten zufolge ein 20-facher Preisaufschlag gegenüber den Herstellungskosten. Wie bereits erwähnt, wandte Bristol-Myers Squibb für die anfängliche Forschung und Entwicklung so gut wie überhaupt nichts auf, seither finanzierte das Unternehmen allerdings klinische Prüfungen zur Erschließung weiterer Anwendungsgebiete für das Präparat. Mit empörender Selbstgerechtigkeit kämpfte der Konzern mit Zähnen und Klauen darum, die Exklusivrechte für Taxol über die ursprünglichen fünf Jahre hinaus zu verlängern, und mit Prozessen gegen die auf den Markt drängenden Generikahersteller gelang es ihm, drei weitere Jahre zu gewinnen. Bis 2003 hatte das Unternehmen mit Taxol einen Umsatz von neun Milliarden Dollar erzielt und nur 35 Millionen als Gewinnbeteiligung an die NIH gezahlt (das ursprüngliche

Abkommen sah eine Beteiligung von 0,5 Prozent vor). In die andere Richtung flossen mehrere hundert Millionen, die der Staat über Medicare an Bristol-Myers Squibb bezahlte.

Den Preis für einen Jahresbedarf von Gleevec legte Novartis auf 27.000 Dollar fest. Daniel Vasella, Chairman und Chief Executive Officer des Konzerns, räumte in einem kürzlich erschienenen Buch ein, dass das Präparat bereits heute Gewinn abwirft.[17] Das halte ich auch für plausibel, denn seine Entwicklung ging schnell, und wegen seiner Stellung als Orphan-Arzneimittel ist es steuerlich begünstigt. Außerdem erklärte Vasella, der Preis orientiere sich teilweise am Preis für Interferon, dem Medikament, das von Gleevec als empfohlenes Therapeutikum bei chronisch-myeloischer Leukämie abgelöst wurde. Mit anderen Worten: Der Preis richtet sich danach, was der Markt hergibt. Nachdem es in der Öffentlichkeit einen Aufschrei über die exorbitanten Kosten für die Behandlung dieser tödlichen Krankheit gegeben hatte, verkündete Novartis eine Rabattpolitik für Patienten mit begrenzten finanziellen Möglichkeiten. Aber einem Artikel der *New York Times* aus dem Jahr 2003 zufolge klappt es mit diesem Plan bisher nicht sonderlich gut, insbesondere nicht in armen Ländern, wo nur eine Hand voll Patienten das Präparat bisher umsonst erhalten hat. Auf einer Tagung erlebte ich mit, wie sich jemand aus dem Publikum bei Vasella beklagte, ein Bekannter mit chronisch-myeloischer Leukämie bekomme nicht den Rabatt, der ihm angeblich zustehe. Irgendwie wunderte mich das nicht.[18]

Der vielleicht extremste Fall von Preiswucher ist die Geschichte des synthetisch hergestellten Enzyms Cerezyme, das von dem Biotechnologieunternehmen Genzyme hergestellt wird. Das Präparat wird zur Behandlung der Gaucher-Krankheit eingesetzt, eines seltenen Leidens, von dem weltweit nur etwa 5.000 Menschen betroffen sind. Die Forschung und die anfängliche Entwicklung wurden ausschließlich von NIH-finanzierten Wissenschaftlern vorangetrieben, von denen zwei später ihre Universität verließen und die Firma Genzyme gründeten, um ihre Arbeit kommerziell zu nutzen. (Roscoe Brady, der anfangs den größten Beitrag geleistet und auch die Ursache der Gaucher-Krankheit entdeckt hatte, blieb bei den NIH.) Für einen Jahresbedarf Cerezyme kassiert Genzyme von jedem Patienten 200.000 bis 300.000 Dollar. Nach Angaben des Autors und Journalisten Merrill Goozner ist zumindest ein Patient dem Unternehmen nicht dankbar. „Das hier ist staatlich finanzierte Forschung", sagt der Vater eines Jungen. „Da arbeitet niemand bei Genzyme die ganze Nacht, um kranken Menschen zu helfen. Das haben sie bei den NIH gemacht. Aber sobald der Staat das geistige Eigentum an das Unternehmen übergeben hatte, hat er jede Kontrolle über die Preisgestaltung verloren."[19]

Ein Beispiel aus jüngerer Zeit ist Fuzeon, ein neues HIV/Aids-Medikament von Roche.[20] Es wurde 2003 von der FDA zugelassen und stellt für die Aids-Behandlung einen bedeutenden Fortschritt dar. Glaubt man einem detaillierten Bericht der Journalistin Vanessa Fuhrmans im *Wall Street Journal*, wurde Fuzeon an der Duke University entdeckt, von einem örtlichen Biotechnologieunternehmen weiterentwickelt und erst dann von Roche übernommen. Obwohl das Unternehmen anfänglich zu Forschung und Entwicklung nur minimal beigetragen hatte, verlangt es 20.000 Dollar für einen Jahresbedarf – das Dreifache des Preises für die meisten anderen Aids-Medikamente. Etwa ein Fünftel aller Aids-Medikamente werden von den staatlichen Aids- und Drogenhilfeeinrichtungen angekauft. Diese Institutionen können es sich nicht leisten, Fuzeon für alle Patienten zu erwerben, die es benötigen würden; also wird der Zugang reglementiert: Man stellt Wartelisten auf oder verschärft die Einkommensgrenzen. In dreizehn US-Bundesstaaten wird Fuzeon von der staatlichen Aids-Hilfe überhaupt nicht mehr an neue Patienten ausgegeben. Roche soll zwar ein eigenes Patientenhilfsprogramm aufgelegt haben, das Unternehmen verweigerte gegenüber dem *Wall Street Journal* jedoch genaue Angaben über die Zahl der betreuten Patienten, und es leistet auch keine Hilfe in den Bundesstaaten, in denen die staatlichen Stellen den Zugang zu dem Präparat beschränken. An Nachrichten über Aids-Patienten in der Dritten Welt, die keine lebensrettende Therapie erhalten, haben wir uns gewöhnt; das Gleiche geschieht aber jetzt auch in den Vereinigten Staaten. Hohe Preise haben spürbare und manchmal tödliche Folgen.

Da sollte es ein Gesetz geben – das gibt es auch

Diese Art der Ausnutzung dürfte eigentlich nicht vorkommen. Das Bayh-Dole- und das Stevenson-Wydler-Gesetz mit ihren späteren Ergänzungen enthielten mehrere Regelungen, die so etwas verhindern sollten.[21]

Erstens können die NIH unter „außergewöhnlichen Umständen" – die unscharf als im öffentlichen Interesse liegend definiert sind – verlangen, dass die von ihnen finanzierten Arbeiten an medizinischen Fakultäten, Lehrkrankenhäusern und in kleinen Biotechnologiefirmen nicht patentiert werden, sondern gemeinfrei bleiben. Gleiches gilt für die Forschung bei den NIH selbst. Das Recht, NIH-finanzierte Forschungsergebnisse patentieren zu lassen, ist also nicht automatisch gesichert. Und zweitens schreibt das Bayh-Dole-Gesetz vor, dass die Arbeiten, die in Lizenz an Pharmaunternehmen vergeben werden, „der Öffentlichkeit zu vernünftigen Bedingungen zugänglich gemacht werden". Das kann man sicher so interpretieren, dass eine vernünftige Preisgestaltung vorgesehen ist. Bis 1995 verlangten die NIH in ihren Verträgen ausdrücklich angemessene Preise für Medikamente, die wie Taxol aus einer solchen Zusammenarbeit hervorgingen. Drittens müssen die NIH über alle Präparate, die nach dem Bayh-Dole-Gesetz patentiert und lizenziert werden, einen Bericht erhalten, damit die staatliche Institution den Überblick darüber behält, welche Medikamente auf diesem Weg entstanden sind. Bei sehr hohen Gewinnen muss ein Teil der Lizenzgebühren an den Staat zurückfließen. Das Gleiche gilt auch für die Forschung in den NIH selbst. Viertens behält sich die Behörde das Recht vor, einzugreifen und ein lizenziertes Präparat selbst zu nutzen oder zwangsweise Lizenzen an andere Unternehmen zu vergeben, wenn die erste Firma ihren Verpflichtungen nicht nachkommt. Alle diese Vorschriften wurden von Industrie und Universitäten weitgehend ignoriert.

Auch die NIH waren, was die Einhaltung der Gesetze angeht, äußerst nachlässig. Die NIH repräsentieren zwar die Öffentlichkeit und werden auch von ihr finanziert, sie verhalten sich aber eher so, als bestünde ihre Klientel aus den Universitätskliniken. Tatsächlich gibt es enge Verflechtungen. Wissenschaftler an medizinischen Instituten haben häufig im Laufe ihrer Ausbildung auch einmal an den NIH gearbeitet, und natürlich stammen Wissenschaftler und Führungspersonal der NIH aus den Hochschulen, an die viele von ihnen auch irgendwann zurückkehren. Es ist eine verschworene Gemeinschaft mit vielen persönlichen Beziehungen und einer starken gemeinsamen Kultur. Als es darum ging, einen kleinen Teil der Lizenzgebühren von den Universitätskliniken an die Staatskasse zurückzugeben, sprachen die NIH sich nachdrücklich dagegen aus.

Auch gegenüber den Pharmakonzernen verhalten sich die NIH zuvorkommend. (Wie wir noch genauer erfahren werden, haben manche leitenden Wissenschaftler der staatlichen Institution umfangreiche finanzielle Abmachungen mit Arzneimittelherstellern geschlossen.) Unter erheblichem Druck der Industrie gab die Behörde 1995 ihre seit 1989 betriebene Strategie auf, die „ein vernünftiges Verhältnis zwischen der Preisgestaltung bei einem lizenzierten Produkt, der staatlichen Investition in das Produkt und den Gesundheits- und Sicherheitsbedürfnissen der Öffentlichkeit" verlangte. Einem NIH-Bericht zufolge „protestierte die Industrie schon kurz nach der Einführung gegen eine Strategie der ‚vernünftigen Preisgestaltung‘, weil sie darin eine Art der Preiskontrolle sah."[22] So war es auch! Es war ein gut gemeinter, aber zum Scheitern verurteilter Versuch, die Industrie in die Pflicht zu nehmen. Von nun an konnten Konzerne wie Bristol-Myers Squibb für Medikamente wie Taxol verlangen, so viel sie wollten.

Im Jahr 2001 versuchten die NIH auf Veranlassung des demokratischen Senators Ron Wyden aus Oregon, ihre eigenen Beiträge zur Entwicklung der 47 umsatzstärksten Medikamente aufzulisten. Dass vier davon (Taxol, Epogen, Procrit und Neupogen) vorwiegend mit öffentlichen Mitteln entwickelt wurden, erregte große öffentliche Aufmerksamkeit. Dagegen blieb weitgehend verborgen, dass man bei den NIH über viele der 43 übrigen Präparate nicht richtig Bescheid wusste. Dem Bericht zufolge „war es für die NIH mit Schwierigkeiten verbunden, Mittelzusagen oder Verträge, aus denen Erfindungen hervorgingen, mit Patenten oder Lizenzen für das fertige Produkt in Verbindung zu bringen, und es gelang nicht, andere Bundesbehörden und sonstige Finanzierungsquellen zu benennen, die zu schöpferischen Technologien beitragen". Den Behauptungen der Pharmaindustrie zufolge ist diese Informationslücke der Beweis, dass die Medikamente von ihnen entwickelt wurden (oft erklären sie, „nur vier" der 47 Präparate seien außerhalb der Industrie entwickelt worden), aber zu dieser Vermutung besteht kein Anlass. In Wirklichkeit haben die NIH das Bayh-Dole-Gesetz missachtet und keine lückenlosen Aufzeichnungen über Patent- und Lizenzabkommen geführt.

Nicht nur die Pharmaunternehmen ignorieren die Vorschriften des Bayh-Dole-Gesetzes, die mit „vernünftigen Bedingungen" und der

Rückgabe eines Teils der staatlichen Investitionen zu tun haben. Ebenso widerwillig sind auch die Universitäten. Dass sie davon profitieren, wenn die Früchte ihrer Arbeit einen hohen Preis haben, steht außer Zweifel. Die Columbia University, die Patente auf die Herstellungstechnologie für Epogen und Cerezyme besitzt, hat in den 17 Jahren der Patentlaufzeit von über 30 Biotechnologieunternehmen fast 300 Millionen Dollar an Lizenzgebühren eingenommen. Grundlage des Patents waren NIH-finanzierte Forschungsarbeiten aus den siebziger Jahren. Universitäten üben nur selten Kritik an den überzogenen Preisen für Produkte, die aus ihren Forschungsarbeiten hervorgegangen sind – solche Preise liegen in ihrem eigenen Interesse.

Eine fruchtbare Zusammenarbeit von Staat und Privatwirtschaft?

Nun könnte man sagen: Ja, es stimmt, die Ideen für innovative Medikamente kommen nicht aus der Industrie, aber sie ist es letztlich, die solche Präparate auf den Markt bringt. Universitäten sind nicht in der Lage, Pillen zu verpacken und zu verkaufen. Ist nicht gerade eine solche fruchtbare Zusammenarbeit von Staat und Privatwirtschaft erwünscht (und nach dem Bayh-Dole-Gesetz beabsichtigt)? Staatlich finanzierte Wissenschaftler bringen die Ideen ein und schieben die Entwicklung an, die Pharmaunternehmen sorgen für die praktische Umsetzung. Die Unternehmen finanzieren die klinischen Prüfungen, bringen die Wirkstoffe in eine Form, in der sie leicht verabreicht werden können, und produzieren und vertreiben das fertige Produkt. Und manchmal – allerdings selten – entdecken sie auch tatsächlich selbst einen innovativen Wirkstoff. Was ist daran so schlimm?

Schlimm ist, dass die Industrie sich nicht damit zufrieden gibt, ein solcher „Partner" zu sein. Sie nimmt mehr für sich in Anspruch und bezeichnet sich nicht nur als Entwickler und Hersteller neuer Medikamente, sondern auch als Innovationsmaschine. Sie beansprucht den gesamten Verdienst für sich. Und auf dieser Grundlage behauptet sie dann, sie habe einen mehr als gerechtfertigten Anspruch auf gigantische Gewinne und alle anderen Vorteile, die ihr zuteil werden – die langen

Zeiträume mit exklusiven Vermarktungsrechten, die Abwesenheit jeglicher Preisregulationen, hohe Steuervorteile. Wenn allgemein bekannt wäre, dass die Pharmaindustrie in Wirklichkeit eine viel bescheidenere Rolle spielt, und wenn die Öffentlichkeit wüsste, woher die Wunder wirklich stammen, würden die Menschen fordern, dass der Lohn dieser Industrie in angemessenerem Einklang mit ihren tatsächlichen Leistungen steht und dass sie in irgendeiner Form öffentlich Rechenschaft ablegen muss.

Nach und nach räumen die Pharmakonzerne ein, dass sie im Hinblick auf echte Innovationen weitgehend auf dem Trockenen sitzen. Gleichzeitig behaupten sie aber, durch die Fortschritte der Genetik würden sich in Kürze unbegrenzte Möglichkeiten für die Entwicklung wichtiger neue Medikamente eröffnen. Das könnte stimmen, aber dies wird voraussichtlich nicht in den nächsten paar Jahren geschehen. Man sollte bedenken, was mit der Behauptung unausgesprochen gesagt wird: Die Industrie wartet darauf, dass sie von außen gefüttert wird. Sie tritt auf der Stelle und hofft darauf, dass Universitäten und Biotechnologiefirmen eine Fülle neuer Ideen produzieren. Sie wartet auf Godot. Eine dynamische Industrie, die sich gern als Motor innovativer Forschung darstellt, möchte wohl kaum ein solches Bild abgeben, aber das Bild entspricht den Tatsachen. Und es ist die Erklärung dafür, dass große Pharmakonzerne ihre Forschungs- und Entwicklungseinrichtungen heute in das Umfeld wichtiger Forschungsuniversitäten und Kliniken verlegen, während sie gleichzeitig kleine Firmen auf der ganzen Welt nach lizenzfähigen Wirkstoffen abklappern.

Die Industrie verschleiert nicht nur die Herkunft ihrer innovativen Medikamente, sondern auch die Tatsache, dass solche Präparate nur einen kleinen Teil ihrer Gesamtproduktion ausmachen. Die Pharmakonzerne bezeichnen sich selbst gern als „forschungsbasierte Branche", aber das stimmt eigentlich nicht. Am besten beschreibt man sie als Branche für die Lizenzierung von Ideen, pharmazeutische Aufbereitung und Herstellung, klinische Prüfung, Patentanmeldung und Marketing. Das alles kostet viel Geld, aber bei ihren Produkten handelt es sich in der Mehrzahl um Medikamente, die „in ihren therapeutischen Eigenschaften einem oder mehreren bereits auf dem Markt befindlichen Präparaten ähneln", wie die FDA es formuliert – mit anderen Worten: Es sind

89

Nachahmerpräparate („Me-too"-Arzneimittel). Wie solche Nachahmerpräparate ihre marktbeherrschende Stellung erlangten, ist ein besonders
schamloses Kapitel in der Geschichte der Pharmaindustrie. Mit ihm
werde ich mich als nächstes beschäftigen.

5 Alter Wein in neuen Schläuchen: das Hauptgeschäft der Pharmaindustrie

Meine Mutter hatte viele gute Seiten, aber ihre Kochkünste gehörten nicht dazu. Immer gab es Reste. Und die Reste waren nicht nur eine Beilage, sondern sie bildeten die gesamte Mahlzeit. Mein Bruder und ich fragten uns oft, wie sie das schaffte. Schließlich einigten wir uns auf die Urknalltheorie von Mamas Kocherei. Irgendwann in der entfernten Vergangenheit, so unsere Vorstellung, lange bevor wir geboren wurden, hatte unsere Mutter eine einzige riesige Mahlzeit gekocht, und davon lebte die Familie bis auf den heutigen Tag. Wir waren nur traurig, dass wir an diesem großen Essen nicht teilgenommen hatten.

Ganz ähnlich sind die Verhältnisse in der Pharmaindustrie. Hin und wieder bringen die Konzerne ein innovatives Präparat auf den Markt, aber vorwiegend stoßen sie eine unerschöpfliche Menge von Resten aus – Produkte, die es in anderer Form schon seit langem gibt. Aber im Gegensatz zu meiner Mutter mit ihrer mythischen ersten Mahlzeit kochen die Pharmakonzerne nur selten selbst. Die Anfangstätigkeit, die Entdeckung neuer Wirkstoffe, wird in der Regel von Wissenschaftlern mit den Finanzmitteln der National Institutes of Health (NIH) erledigt. Erst dann greifen die Pharmaunternehmen zu und nutzen diese Entdeckungen.[1]

Wie wir im vorangegangenen Kapitel erfahren haben, erhielten in den fünf Jahren von 1998 bis 2002 insgesamt 415 neue Medikamente das Plazet von der amerikanischen Zulassungsbehörde (Food and Drug Administration, FDA), von denen aber nur 14 Prozent wirklich innovativ waren. Bei weiteren neun Prozent handelte es sich um alte Präparate, die man in irgendeiner Form abgewandelt hatte, so dass sie nach Ansicht der FDA eine entscheidende Verbesserung darstellten. Und die restlichen 77 Prozent? Unglaublich, aber wahr: Das alles waren Nachahmerpräparate („Me-too"-Präparate) – die Behörde stufte sie nicht besser ein als Produkte, die sich zur Behandlung derselben Krankheit bereits auf dem Markt befanden. Manche davon waren chemisch anders zusammengesetzt als das Original, aber bei den meisten war das nicht der Fall. Als Verbesserung galt kein einziges davon. So ist das also: Der Ausstoß der Pharmaindustrie besteht zu 77 Prozent aus Resten.[2]

Das ist lächerlich. Und es ist möglich, weil das Gesetz eine entscheidende Schwäche hat: Die Pharmaunternehmen müssen der FDA nur nachweisen, dass neue Präparate „wirksam" sind. Es muss nicht bewiesen werden, dass sie *wirksamer* sind als andere, die zur Therapie derselben Krankheit bereits existieren, oder dass sie auch nur die gleiche Wirkung haben. Sie müssen nur besser sein als gar keine Therapie.[3] Und genau das beweisen die Unternehmen. In klinischen Studien vergleichen sie ihre neuen Medikamente nicht mit der besten derzeit verfügbaren Therapieform, sondern mit Plazebos (Zuckerpillen). Und das ist nun wirklich eine niedrige Hürde. Auf der Grundlage plazebokontrollierter Studien können sogar Medikamente zugelassen werden, die *schlechter* sind als andere, bereits auf dem Markt befindliche Arzneimittel. Ein direkter Vergleich ist das Letzte, was die Pharmaunternehmen anstreben. Nur wenn es für die Studienteilnehmer eindeutig gefährlich wäre, durch die Verabreichung von Plazebo eine Behandlung vorenthalten zu bekommen, vergleichen die Unternehmen ein neues Medikament mit einem alten. Das ist aber nicht sehr häufig der Fall.

Diese Gesetzeslücke stellt einen entscheidenden Aspekt dar, wenn man die heutige Pharmaindustrie verstehen will. Sie ist nahezu der einzige Grund dafür, dass sich die Branche zu einem riesigen Geschäft mit Nachahmerpräparaten auswachsen konnte. Müssten die Unternehmen nachweisen, dass ihre Medikamente besser sind als ältere Produkte, gäbe es viel weniger Nachahmerpräparate, weil viele von ihnen diese Prüfung nicht bestehen würden. Dann hätten die Konzerne keine andere Wahl, als nach wichtigen neuen Wirkstoffen zu suchen, statt den einfacheren und billigeren Weg zu gehen und alten Wein in neue Schläuche zu füllen. So aber tun sie genau das – sehen wir uns einmal an, auf welche Art und Weise.

Wie man Patente erweitert

Manchmal kann die Lebensdauer eines Blockbuster-Präparats nach Ablauf des Patents einfach dadurch verlängert werden, dass man ein nahezu identisches Präparat herausbringt und die Anwender darauf umstellt. Das neue Medikament muss sich vom Vorgänger nur so stark unterscheiden, dass es ein neues Patent erhält. Ein gutes Beispiel ist Nexium, ein Produkt des britischen Unternehmens AstraZeneca, das zur Gruppe der Protonenpumpenhemmer gehört und gegen Sodbrennen wirkt. Es kam 2001 auf den Markt, gerade als das Patent für Prilosec, den bisherigen Blockbuster des Konzerns gegen Sodbrennen, auslief. Das war kein Zufall. Ohne Ersatzpräparat wäre der Verlust des Prilosec-Patents für AstraZeneca ein verheerender Schlag gewesen. Mit einem Jahresumsatz von sechs Milliarden Dollar gehörte Prilosec zu den weltweit meistverkauften Medikamenten. Mit Erlöschen des Patents hätte es Konkurrenz durch Generikahersteller gegeben, und der Umsatz wäre in den Keller gegangen.

Um diesen Einnahmeverlust zu verhindern, entwickelte AstraZeneca im Rahmen einer vielschichtigen Strategie (zu der unter anderem auch Prozesse gegen potenzielle Generikahersteller gehören) einen kühnen Plan. Prilosec ist ein Gemisch aus einer aktiven und einer möglicherweise inaktiven Form (so genannte Isomere) der Verbindung Omeprazol. Das Unternehmen meldete für die aktive Form des Wirkstoffes ein neues Patent an, gab ihm den Namen Nexium (die Bezeichnung „Die Hälfte von Prilosec" wäre nicht besonders gut angekommen, aber sie trifft es genau), und pries es gerade noch rechtzeitig als Verbesserung gegenüber Prilosec an, so dass die Patienten umsteigen konnten, bevor das Prilosec-Patent erlosch. Der Plan ging auf.[4]

Kurz bevor das Patent für Prilosec abgelaufen war, erhielt das Unternehmen von der FDA die Zulassung für das neu patentierte Nexium. Dann machte es sich daran, die Prilosec-Anwender und ihre Ärzte mit einer massiven Werbekampagne davon zu überzeugen, dass Nexium in irgendeiner Form besser sei. Wenig später war es das am stärksten beworbene Medikament der Vereinigten Staaten. Die Presse wurde mit Nexium-Anzeigen zugepflastert: „Heute heißt die lila Pille Nexium, vom

Prilosec-Hersteller." Um die Umstellung zu unterstützen, setzte Astra-Zeneca den Preis für Nexium ein wenig niedriger an als den von Prilosec; Krankenversicherungen und Kliniken erhielten Rabatte, die Ärzte wurden mit kostenlosen Musterpackungen überschüttet und in Zeitungen erschienen sogar Rabattcoupons. Berichten zufolge kostete der Werbefeldzug das Unternehmen im Jahr 2001 eine halbe Milliarde Dollar. Praktisch über Nacht trat Nexium – die neue lila Pille – an die Stelle von Prilosec. Wenig später ließ das Unternehmen alle Anspielungen auf das ältere Präparat in seinen Werbeanzeigen weg. Jetzt wurde nur noch auf „die lila Pille Nexium" verwiesen. Es war, als hätte es Prilosec nie gegeben. (Tatsächlich wird Prilosec mittlerweile rezeptfrei für einen Bruchteil des Preises von Nexium vertrieben.)

Bis hierher ist diese Geschichte zumindest in ihren Umrissen allgemein bekannt, und man weiß, dass solche Manöver der Industrie ein Grund für die hohen Arzneimittelpreise sind. Manch einer kann aber wahrscheinlich nicht richtig einschätzen, welche Rolle die klinischen Studien dabei spielten. Um von der FDA die Zulassung für Nexium zu erhalten, musste AstraZeneca das Präparat mehreren klinischen Prüfungen unterziehen. In einigen davon wurde es einfach gegen Plazebo verglichen, und dabei wurde bewiesen, dass es besser wirkt als keine Behandlung – mehr verlangt die FDA nicht. In vier Studien (mit Patienten mit Entzündungen der Speiseröhre) jedoch wurde Nexium direkt gegen Prilosec getestet, und diese Untersuchungen spielten für die Marketingstrategie eine entscheidende Rolle. Das Unternehmen wollte nachweisen, dass Nexium besser ist als Prilosec – dass es gegenüber dem älteren Präparat einen Fortschritt darstellt.

Aber halten wir einmal fest, was man bei AstraZeneca tat. Statt die einander vermutlich entsprechenden Dosierungen zu vergleichen (das heißt nicht mehr als 20, möglicherweise auch nur 10 Milligramm Nexium gegenüber der Standarddosis von 20 Milligramm für Prilosec), setzten die Wissenschaftler des Unternehmens Nexium in höherer Dosierung ein. Sie verglichen 20 und 40 Milligramm Nexium mit 20 Milligramm Prilosec. Mit derart gezinkten Karten sah Nexium wie eine Verbesserung aus – die aber auch nur geringfügig war und sich nur in zwei der vier Studien zeigte.[5] Wenn es überhaupt eine Überraschung gab, dann die, dass Nexium bei derart hoher Dosierung nicht besser abschnitt.

Daraus hätte sich eigentlich die logische Schlussfolgerung ergeben müssen, die Standarddosis von Prilosec zu verdoppeln, Konkurrenz durch Generika zuzulassen und Nexium zu den Akten zu legen – aber das wäre für AstraZeneca nicht hilfreich gewesen, sondern nur für die Menschen, die an Sodbrennen leiden und nicht vier Dollar für eine Pille bezahlen wollen (ein Preis, der als solcher schon Sodbrennen verursachen kann). Tom Scully, der frühere Leiter der Centers for Medicare & Medicaid Services – der US-Bundesbehörde innerhalb des Gesundheitsministeriums, die für die staatlichen Gesundheitsprogramme zuständig ist –, sagte einmal zu einer Gruppe von Ärzten: „Eigentlich müsste es Ihnen peinlich sein, Nexium zu verschreiben."[6]

Ähnlich geht die Geschichte von Clarinex. Dieses Präparat ist bei Schering-Plough der Ersatz für das Bestseller-Allergiemedikament Claritin, dessen Patent Ende 2002 auslief.[7] Welchen Verlust dies für das Unternehmen bedeutet hätte, kann man sich kaum ausmalen. Claritin erzielte 2001 einen Umsatz von 2,7 Milliarden Dollar und bescherte dem Konzern damit ein Drittel seines Gesamtgewinns. Im Jahr 1987 hatte das Unternehmen das aktive Stoffwechselprodukt des Claritins – das heißt, die Verbindung, die im Organismus aus Claritin entsteht und für die Arzneimittelwirkung verantwortlich ist – patentieren lassen. Ende 2001 erhielt der Konzern von der FDA die Zulassung, das Claritin-Stoffwechselprodukt unter dem Namen Clarinex zu vermarkten, und nun ging man mit einer großen Werbekampagne daran, Claritin-Anwender vor dem Auslaufen der exklusiven Vermarktungsrechte auf das neue Präparat umzustellen. Zu diesem Zweck wurde der Preis von Clarinex ebenfalls geringfügig niedriger angesetzt als der für Claritin. Clarinex wurde für die Behandlung ganzjähriger Allergien in geschlossenen Räumen und jahreszeitlich bedingter Allergien im Freien zugelassen. Mit anderen Worten: Schering-Plough kann Clarinex zu einem verbesserten Produkt erklären, obwohl es einfach nur den Stoff enthält, der nach der Einnahme von Claritin im Körper entsteht. In Wirklichkeit besteht kein Anlass zu der Vermutung, Clarinex sei eine Verbesserung. Für den zusätzlichen Anwendungsbereich wurde es nur deshalb zugelassen, weil das Unternehmen sich entschloss, es zu diesem Zweck zu testen. Hätte man Claritin auf seine Wirkung bei Allergien in geschlossenen Räumen geprüft, wäre man zweifellos zu dem gleichen Ergebnis gelangt wie bei Clarinex – einfach weil beide Produkte das Gleiche *sind*.

Nachahmerpräparate im Wettbewerb

Häufiger kommt es allerdings vor, dass Nachahmerpräparate von Konkurrenzunternehmen hergestellt werden: Sie wollen mit ihrer eigenen Version von Blockbuster-Präparaten in Märkte eindringen, die sich bereits als lukrativ und erweiterungsfähig erwiesen haben. Neben Prilosec und Nexium befinden sich noch drei weitere Protonenpumpenhemmer auf dem Markt, die von anderen Konzernen hergestellt werden. Zu Clarinex und Claritin gibt es zwei weitere Konkurrenz-Antiallergika.

Die vielleicht bekannteste Familie der Nachahmerpräparate sind die Statine, Wirkstoffe zur Senkung des Cholesterinspiegels.[8] Das neueste derartige Präparat, Crestor von AstraZeneca, wurde im Sommer 2003 von der FDA zugelassen. Das erste Statin, Mevacor von Merck, kam 1987 auf den Markt. Es war ein wirklich innovatives Medikament, das Produkt von Forschungsarbeiten an vielen Universitätsinstituten und staatlichen Forschungseinrichtungen auf der ganzen Welt. Der potenzielle Markt war riesig: Die Theorie, dass ein hoher Cholesterinspiegel zu Herzkrankheiten beiträgt, setzte sich allmählich durch, und die Grenze für einen „normalen" Cholesterinspiegel wurde nach unten korrigiert. Schnell waren andere Unternehmen mit eigenen Statinen vertreten. Zu Mevacor kam als Nachahmerpräparat aus dem eigenen Haus noch Zocor hinzu, außerdem Lipitor von Pfizer [in Deutschland unter dem Handelsnamen Sortis bekannt], Pravachol von Bristol-Myers Squibb, Lescol von Novartis und jetzt Crestor. (Baycol von Bayer musste vom Markt genommen werden, weil es bei der zugelassenen Dosis tödliche Nebenwirkungen haben konnte.)[9]

Zu der Annahme, irgendeines dieser Präparate sei bei vergleichbarer Dosierung besser als ein anderes, besteht eigentlich kein Anlass. Um dennoch im Markt Fuß zu fassen, wurden die Nachahmer-Statine manchmal bei geringfügig anderen Patienten zu geringfügig unterschiedlichen Zwecken getestet und dann für diese Anwendungsbereiche als besonders wirksam angepriesen. So kann man ein Statin beispielsweise daraufhin untersuchen, wie gut es einem zukünftigen Herzinfarkt bei Patienten vorbeugt, die bereits einen Herzinfarkt erlitten haben, und die Werbung bezeichnet es dann als das einzige Statin, das speziell zu diesem Zweck zugelassen ist; würde man aber die anderen Statine bei der gleichen Patientengruppe testen, hätten sie höchstwahrscheinlich die gleiche Wirkung.

Oder man vergleicht ein neues Statin mit einem älteren Präparat, wobei sich die Dosierungen sehr wahrscheinlich nicht entsprechen. Dies ist eine besonders verbreitete Methode, um in den Markt der Nachahmerpräparate einzudringen – und zwar nicht nur bei den Statinen, sondern auch bei vielen anderen Wirkstoffgruppen. Die FDA erteilt ihre Zulassung nicht nur für einen bestimmten Verwendungszweck, sondern auch für eine genau festgelegte Dosierung, und zwar für diejenige, die das Unternehmen in der klinischen Prüfung verwendet hat. Die Festlegung dieser Dosierung ist also eine besondere Kunst. In jüngster Zeit wurde beispielsweise viel Aufhebens um eine Studie gemacht, in der Lipitor von Pfizer in mancher Hinsicht wirksamer gewesen war als Pravachol von Bristol-Myers Squibb. Aber in der Studie, die 1998 begann, hatte man 80 Milligramm Lipitor mit nur 40 Milligramm Pravachol verglichen. Beide waren zu jener Zeit die zugelassenen Dosierungen, aber seither wurde auch Pravachol in der Dosis von 80 Milligramm zugelassen.[10] Wäre Lipitor besser als die höhere Pravachol-Dosis? Das kann niemand sagen. Als stärkstes Statin wird derzeit Crestor angepriesen, aber das könnte daran liegen, dass die FDA eine relativ hohe Dosierung zugelassen hat. Möglicherweise sind die anderen Statine in höherer Dosierung ebenso gut.[11] Wenn also ein Unternehmen behauptet, sein Nachahmerpräparat sei besser als ein anderes, sollte man immer fragen, ob der Unterschied in der Dosierung liegt. Außerdem muss man daran denken, dass eine höhere Dosis auch ein größeres Risiko mit sich bringt. Manche Fachleute befürchten, Crestor könne sich wie Baycol als zu gefährlich erweisen, wenn es erst einmal großflächig im Gebrauch ist.

Mevacor wird heute als Generikum unter dem Namen Lovastatin verkauft und ist deshalb billiger als die anderen Präparate. Aber das Geschäft mit Nachahmerpräparaten stützt sich in großem Umfang auf das Marketing, und eigentlich lässt sich nicht nur fast alles vermarkten, sondern man kann die Menschen auch dazu bringen, mehr zu bezahlen: Dies zeigt sich an Lipitor und Zocor – beide sind teurer als Lovastatin, gehörten aber 2002 im Gegensatz zu diesem zu den zehn weltweit meist-verkauften Medikamenten.[12] Wie Prilosec (gegen Sodbrennen), so wird auch Mevacor heute nicht mehr erwähnt.

Das von Eli Lilly hergestellte Prozac war das erste Präparat aus einer neuen Gruppe von Antidepressiva, die als selektive Serotoninwieder-aufnahmehemmer (selective serotonin reuptake inhibitors oder SSRIs) bezeichnet werden. Auch seine Entwicklung stützte sich zum größten Teil auf Forschungsarbeiten, die außerhalb des Unternehmens stattfan-den. Die FDA ließ Prozac 1987 zur Behandlung von Depressionen zu, 1994 folgte die Behandlung von Zwangsstörungen, 1996 die der Buli-mie und 1999 die der Altersdepression. Wegen der geringeren Neben-wirkungen verdrängte es sehr schnell andere Arten von Antidepressiva. Schon bald war Prozac bei Lilly für ein Viertel der Gewinne verant-wortlich, und der Jahresumsatz des Präparates erreichte 2,6 Milliarden Dollar. Angesichts eines so gewaltigen Marktes und seiner Expansions-möglichkeiten brachten nun auch andere Unternehmen SSRIs heraus. Paxil von GlaxoSmithKline kam 1997 auf den Markt, 1999 folgte Zoloft von Pfizer. Das erst kurz zuvor gegründete Unternehmen Forest Labora-tories meldete sich mit seinem SSRI Celexa zu Wort und schuf dann mit Lexapro ein Nachahmerpräparat seines eigenen Nachahmerarznei-mittels. Im August 2001 verlor Prozac den Patentschutz und wird heute als generisches Fluoxetin zu 20 Prozent seines früheren Preises verkauft. Dennoch gehören die viel teureren Präparate Paxil und Zoloft heute zu den Top Ten – Fluoxetin aber nicht. Wie Prilosec und Mevacor, so ist auch das ursprüngliche Prozac mittlerweile vergessen.

Das bedeutet aber nicht, dass man bei Eli Lilly aufgegeben hätte. Das Unternehmen versuchte, mit einem Patent für eine wöchentlich einzu-nehmende Form von Prozac im SSRI-Geschäft zu bleiben. Außerdem unternahm es einen noch kühneren Vorstoß, als andere ihn beim Wechsel von Prilosec zu Nexium oder von Claritin zu Clarinex gewagt hatten: Es gab seinem Prozac den neuen Namen Sarafem, färbte die Pillen rosa und lila, und erhielt von der FDA die Zulassung zur Ver-marktung gegen die „prämenstruell dysphorische Störung", den Begriff für schwere prämenstruelle Beschwerden. Gleicher Wirkstoff, gleiche Dosierung, aber in meiner Apotheke dreieinhalb Mal so teuer wie das generische Prozac.[13]

Wege zum Erfolg im Nachahmergeschäft

Erfolg im Nachahmergeschäft ist an mehrere Voraussetzungen geknüpft. Erstens muss der Markt so groß sein, dass er alle Konkurrenzpräparate aufnehmen kann. Deshalb richten sich Nachahmerpräparate in der Regel auf weit verbreitete, lebenslange Erkrankungen wie Arthritis, Depression, Bluthochdruck oder einen erhöhten Cholesterinspiegel. Diese Gesundheitsstörungen sind nicht so schwer, dass sie umittelbar lebensbedrohlich wären, aber sie verschwinden auch nicht. Manche davon, beispielsweise der Heuschnupfen, sind etwas mehr als nur eine Befindlichkeitsstörung. Deshalb nehmen viele Menschen solche Medikamente jahrelang ein und produzieren somit ein riesiges, konstantes Umsatzvolumen. Patienten mit seltenen Krankheiten sind für die Pharmaunternehmen eher von geringem Interesse, denn sie bilden nur einen kleinen Markt. (Man denke nur an Novartis und die anfängliche Abneigung, die Entwicklung des Leukämiepräparates Gleevec voranzutreiben.) Das Gleiche gilt für Patienten mit vorübergehenden Erkrankungen – in diese Gruppe gehören die meisten akuten Infektionen. Antibiotika liefern beispielsweise nur selten große Gewinne (von dieser Regel gibt es allerdings Ausnahmen), denn Infektionskrankheiten sind zwar häufig, sie dauern aber in der Regel nicht besonders lange. An tödlichen Krankheiten gar stirbt der Kunde, und deshalb sind auch Medikamente zu ihrer Behandlung meist keine Blockbuster.

Zweitens muss der Markt aus *zahlenden* Kunden bestehen. Der Bilanz hilft es nicht, wenn man Medikamente für zahlungsunfähige Patienten herausbringt. Das ist der Grund, warum die pharmazeutische Industrie keinerlei Interesse an der Entdeckung von Medikamenten hat, mit denen man Tropenkrankheiten wie Malaria, Schlafkrankheit oder Schistosomiasis (eine in der Dritten Welt sehr verbreitete Krankheit, die von parasitischen Würmern verursacht wird) behandeln könnte. Diese Krankheiten sind zwar sehr weit verbreitet, für die Industrie sind sie aber bedeutungslos, denn die Betroffenen leben in Ländern, die zu arm sind, um Medikamente kaufen zu können. Von allen Präparaten, die in den letzten 20 Jahren zugelassen wurden, richtete sich nur ein winziger Bruchteil gegen Tropenkrankheiten – ein bedrückender Kontrast zu der Fülle von Produkten gegen einen hohen Cholesterinspiegel,

99

Stimmungsschwankungen, Heuschnupfen oder Sodbrennen. Selbst für Krankheiten wie die Tuberkulose, von denen Menschen in reichen und armen Ländern betroffen sind, interessieren sich die Pharmakonzerne kaum, weil sie vorwiegend in armen Bevölkerungsgruppen auftreten.

Drittens muss der Markt nicht nur groß, sondern auch erweiterungsfähig sein. In jüngster Zeit wuchs beispielsweise der Markt für blutdrucksenkende Medikamente, weil eine Expertengruppe die Definition des Bluthochdrucks (Hypertonie) änderte. Jahre lang galt ein Blutdruck von 140 zu 90 als Grenze des Normbereichs. Aber dann entschied das Gremium, eine zusätzliche Kategorie namens Prähypertonie einzuführen.[14] Darunter verstand man einen Blutdruck zwischen 120 zu 80 und 140 zu 90. Von heute auf morgen litten Menschen, die einen Blutdruck in diesem Bereich hatten, plötzlich an einer Gesundheitsstörung. Das Gremium sprach zwar die Empfehlung aus, die Prähypertonie zunächst vor allem mit Ernährungsumstellung und körperlicher Betätigung zu bekämpfen, aber wie die Menschen nun einmal sind, werden sie sicher vielfach die medikamentöse Behandlung bevorzugen. Durch diese Ausweitung der Definition vergrößerte sich die Zahl der Kunden für blutdrucksenkende Medikamente um viele Millionen – obwohl es keinen überzeugenden Anhaltspunkt gibt, dass solche Präparate dieser „Patienten"-Gruppe einen Nutzen bringen.

Auch der Grenzwert für einen hohen Cholesterinspiegel wurde im Laufe der Jahre immer weiter abgesenkt. Als „hoch" galten früher Werte von mehr als 280 Milligramm je Deziliter. Dann wurde der Grenzwert auf 240 gesenkt, und heute sind die meisten Ärzte bestrebt, den Cholesterinspiegel auf Werte unter 200 zu bringen. Wie bei der Prähypertonie, werden viele Ärzte auch hier Ernährungsumstellung und körperliche Betätigung als Mittel der Wahl empfehlen, aber viele Menschen haben Schwierigkeiten, solche Ratschläge in die Praxis umzusetzen. Der nächste Schritt ist dann der Griff nach einem Statin. Das ist der Grund, warum Lipitor 2002 das umsatzstärkste Medikament der Welt war und warum sein Konkurrent Zocor an zweiter Stelle stand. Ich behaupte nicht, man solle den Cholesterinspiegel nicht senken, aber man sollte sich darüber im Klaren sein, dass dieser Markt sich leicht erweitern lässt und deshalb ein reichhaltiges Terrain für Nachahmerpräparate darstellt.

Märkte kann man nicht nur vergrößern, sondern auch ganz neu schaffen. Manche ganz normalen Begleiterscheinungen im Alternsprozess werden heute als Krankheiten angesehen. Viele hundert Millionen Frauen nehmen seit einigen Jahrzehnten Hormone gegen die Beschwerden der Wechseljahre. Mittlerweile werden auch viele ältere Männer mit Testosteronpflastern von einem „Testosteronmangel" geheilt, und manche erhalten auch ein Wachstumshormon als eine Art Allzweck-Stärkungsmittel.

Früher machten die Pharmakonzerne Werbung für Medikamente, mit denen man Krankheiten behandeln kann. Heute ist es häufig umgekehrt. Sie machen Werbung für Krankheiten, die zu ihren Medikamenten passen. Fast jeder leidet von Zeit zu Zeit einmal an Sodbrennen. Zur Linderung der Symptome trank man dann meist ein Glas Milch oder nahm ein rezeptfreies Antazidum. Heute dagegen wird das Sodbrennen als „Refluxkrankheit" oder „gastroösophagealer Reflux" bezeichnet und zusammen mit den Medikamenten zu seiner Behandlung als Vorbote einer schwer wiegenden Speiseröhrenerkrankung angepriesen – der er in der Regel nicht ist. Die Folge: 2002 stand Prilosec auf der Liste der weltweit umsatzstärksten Medikamente an dritter Stelle (Nexium hatte in diesem Jahr noch nicht die Chance gehabt, es zu verdrängen), und sein Konkurrent Prevacid stand auf Platz sieben.

In gleicher Weise leiden die meisten jungen Frauen zumindest hin und wieder vor der Periode an Spannungsschmerzen. Nachdem Lilly sein Präparat Sarafem auf den Markt gebracht hatte, wurden diese prämenstruellen Symptome zu einer Krankheit, die man jetzt als „prämenstruell dysphorische Störung" (premenstrual disphoric disorder oder PMDD) bezeichnet. Sie ist bisher in den offiziellen psychiatrischen Diagnose-handbüchern nicht anerkannt, aber angesichts des Einflusses der Industrie würde es mich nicht wundern, wenn das in der nächsten Auflage dieser Werke geschieht. Nachdem das Unternehmen die PMDD als besonders schwere prämenstruelle Symptome definiert hat, ist der Sinn der Sache klar: Es gibt eine Pille dagegen, warum also soll man sie nicht kaufen? Manche Frauen fühlen sich hinters Licht geführt, wenn sie erfahren, dass Sarafem nichts anderes ist als Prozac in einer anderen Farbe und zu einem höheren Preis, aber diese Tatsache lässt Lilly in der Werbung verständlicherweise unerwähnt. Sehr schnell erschien daraufhin auch Zoloft auf der Bildfläche, eines der SSRI-Nachahmerpräparate, das nun ebenfalls für PMDD zugelassen wurde.

Wie sich mittlerweile allgemein herumgesprochen hat, gibt es heute eine Krankheit, die auf den Namen „erektile Dysfunktion" getauft wurde; zu ihrer Behandlung dienen das Medikament Viagra und zwei Nachahmerpräparate namens Levitra und Cialis. In der Werbung für diese Medikamente treten keine hinfälligen alten Männer auf, sondern junge Sportler. Was damit gesagt werden soll, ist klar. Bei jeder vorübergehenden Impotenz, ganz gleich wie selten und wie geringfügig sie ist, handelt es sich um eine „erektile Dysfunktion", es gibt eine Pille dagegen, und wenn es dem sportlichen Macho nicht peinlich ist, danach zu fragen, braucht es Ihnen auch nicht peinlich zu sein.[15]

Nachahmerpräparate schleichen sich häufig in lukrative Märkte ein und vergrößern dann diese Märkte, weil geringfügig andere Anwendungsgebiete genannt werden. Wie ich bereits erwähnt habe, lässt die FDA nicht einfach ein neues Medikament zu. Die Zulassung erfolgt vielmehr für eine bestimmte Anwendung bei einer bestimmten Dosierung. Testet ein Unternehmen das Präparat für ein Anwendungsgebiet, das sich von denen anderer, ähnlicher Produkte geringfügig unterscheidet, kann kein anderer Konzern sein Medikament zu diesem Zweck anpreisen. Wie naheliegend die neue Anwendung ist und wie stark sie der des ursprünglichen Präparats ähnelt, spielt keine Rolle. Man will einfach nur eine Begründung finden, um das Nachahmerpräparat als Verbesserung vermarkten zu können. Clarinex wurde auf die Anwendung bei Allergien in geschlossenen Räumen getestet, um es von seinem Vorbild Claritin zu unterscheiden. Auch nach der anfänglichen Zulassung durch die FDA suchen die Konzerne mit klinischen Prüfungen der Phase IV weiter nach neuen Anwendungsgebieten, um neue Patente anmelden zu können und ihre Vermarktungsrechte auszuweiten.

Ihren Höhepunkt erreichten alle diese zweifelhaften Methoden in der Vermarktung der SSRI-Antidepressiva. Wie bereits erwähnt, wurde Prozac nicht nur zur Behandlung von Depressionen zugelassen, sondern auch für eine ganze Reihe ähnlicher gesundheitlicher Störungen. Die Hersteller der Nachahmerprodukte erweiterten einfach die Liste der psychiatrischen Krankheiten. Paxil von GlaxoSmithKline beispielsweise

wurde zur Therapie eines Zustands mit der Bezeichnung „soziale Angststörung" zugelassen, angeblich eine quälende Form der Schüchternheit.
Aber welcher schüchterne Mensch empfindet diese Eigenschaft nicht hin
und wieder als quälend? Der Bioethiker Carl Elliott formulierte es so:
„Medikamente verkauft man, indem man psychiatrische Krankheiten
verkauft. Wenn man Paxil herstellt und wenn man der einzige Hersteller ist, der ein Medikament gegen soziale Angststörung im Angebot hat,
liegt es im eigenen Interesse, diese Kategorie so weit wie möglich auszuweiten und die Grenzen möglichst stark verschwimmen zu lassen."[16]
Da es bei psychiatrischen Krankheiten nur in wenigen Fällen objektive
Diagnosekriterien gibt, lässt sich ihre Definition leichter erweitern als bei
den meisten körperlichen Erkrankungen. Nach Angaben der *Washington
Post* erklärte Barry Brand, der zuständige Produktmanager für Paxil,
gegenüber der Zeitschrift *Advertising Age*: „Wer etwas vermarkten will,
träumt immer von einem noch nicht identifizierten oder unbekannten
Markt, den man entwickeln kann. Genau das ist uns mit der sozialen
Angststörung gelungen."[17]

Paxil wurde auch zur Behandlung „*allgemeiner* Angststörungen"
(Hervorhebung von mir) zugelassen, und kurz nach dem 11. September
2001 pries das Unternehmen sein Präparat mit einer ehrgeizigen Werbekampagne für dieses Anwendungsgebiet an. Fernsehspots zeigten
Bilder des zusammenbrechenden World Trade Center. Wer hätte bei
einem solchen Anblick keine Angst gehabt? Unausgesprochen wurde
damit aber gesagt, diese vollkommen angemessene (und für die meisten
Menschen vorübergehende) Angst solle mit Medikamenten behandelt
werden. Am besten fasste es die Kolumnistin Maureen Dowd in der
New York Times zusammen: „Je mehr Angst die Unternehmen um ihre
Gewinne haben, desto allgemeiner werden die allgemeinen Angststörungen."[18]

Wie Nachahmerpräparate gerechtfertigt werden

Wie rechtfertigen die Unternehmen ihre vielen Nachahmerprodukte? Dazu benutzen sie zwei Argumente. Erstens behaupten sie,
Konkurrenz sorge für niedrige Preise. Und zweitens sagen sie, es sei

gut, wenn zur Behandlung einer Krankheit mehrere Produkte zur Verfügung stehen, denn wenn das erste bei einem bestimmten Patienten nicht wirkt, habe man vielleicht mit dem zweiten Erfolg. Sind diese Argumente stichhaltig?

Das erste sicher nicht. Es gibt auf dem Markt für Nachahmerprodukte so gut wie keine Anhaltspunkte für einen Preiskampf. Wenn das erste Nachahmerprodukt auf den Markt kommt, geht der Preis für das ursprüngliche Präparat nicht zurück. Das liegt einfach daran, dass die Werbung für Nachahmerprodukte nicht über die Preise läuft. Oder haben wir schon einmal gehört, Lipitor sei billiger als Zocor oder umgekehrt? Statt dessen behauptet das Marketing, sie seien besonders wirksam oder sicher – wobei in der Regel völlig außer acht gelassen wird, dass klinische Studien fast nie mehrere Nachahmerprodukte bei der gleichen Krankheit und in einander entsprechender Dosierung vergleichen, so dass in Wirklichkeit niemand sagen kann, welches Präparat wirksamer ist. Oder die Werbung bezeichnet das Produkt als das einzige Medikament, mit dem man einen besonderen Aspekt einer gewöhnlichen Krankheit behandeln könne – wobei wiederum völlig außer acht bleibt, dass andere Präparate für diese spezielle Anwendung nie getestet wurden, *wahrscheinlich* aber ebenso gut wären. Das Geschäft mit Nachahmerprodukten ähnelt eher einem Oligopol als einem von Konkurrenz geprägten Markt. Der Markt wird einfach erweitert und geteilt. Ich kenne keine andere Branche, die in ihrer Werbung fast nie von Preisen redet.

Das zweite Argument stützt sich auf eine Überlegung, die eigentlich ganz vernünftig ist: Bei Medikamenten wie bei Socken passt nicht eine Größe für alle. Die Pharmakonzerne behaupten, sehr ähnliche Präparate könnten sich in ihren Wirkungen von einem Patienten zum anderen unterscheiden, und deshalb sei es wichtig, dass eine gewisse Auswahl besteht. Das hört sich plausibel an, in Wirklichkeit spricht aber fast nichts für die Vorstellung, ein bestimmtes Arzneimittel könne bei einem Patienten wirken, wenn ein anderes, praktisch identisches Präparat nicht wirkt. Oder ein Präparat werde keine Nebenwirkungen hervorrufen, wenn ein anderes einen solchen Effekt hat. Solche Behauptungen könnten die Unternehmen leicht überprüfen. Sie könnten ihre Nachahmerpräparate an Patienten testen, die mit dem ersten Produkt nicht gut zurechtgekommen sind. Aber das tun sie nicht, vermutlich weil sie die

Ergebnisse in Wirklichkeit nicht kennen wollen – wenn Prilosec nicht wirkt, wirkt Nexium wahrscheinlich auch nicht. Stattdessen vergleichen sie ihre Nachahmerprodukte einfach mit Plazebos. Aber solange die Behauptung nicht ordnungsgemäß in klinischen Studien bewiesen wurde, kann man nicht wissen, ob sie stimmt. Anekdoten über einzelne Patienten sind da kein Ersatz.

Die Vorstellung, Patienten könnten unterschiedlich auf Nachahmerpräparate ansprechen, ist also eine unbewiesene – und nützliche – Hypothese. Aber unterstellen wir einmal, sie würde stimmen. Dann wäre es immer noch nicht gerechtfertigt, dass man vier oder mehr Nachahmerprodukte hat, wie es heute bei vielen Krankheiten der Fall ist. Dann würden auch eines oder zwei ausreichen. Ich kann mir keine Begründung vorstellen, warum es heute sieben Markenpräparate von ACE-Hemmern (angiotensin-converting enzyme inhibitor) geben muss, die zur Behandlung von Bluthochdruck und Herzversagen verkauft werden. Kein Geringerer als Dr. Robert Temple, bei der FDA Associate Director für medizinische Grundsatzfragen, sagte mir über die Nachahmerpräparate: „Ich gehe im Allgemeinen davon aus, dass alle diese Produkte gleich sind, solange nicht jemand hingeht und das Gegenteil beweist. Nach meiner Überzeugung verliert man nicht viel, wenn man immer das preiswerteste Präparat verwendet."[19]

Mangel im Überfluss

Während Nachahmermedikamente den Markt überschwemmen, besteht ein wachsender Mangel an einigen wichtigen und sogar lebensrettenden Präparaten.[20] Bringt ein Produkt den Unternehmen keinen Gewinn mehr, stellen sie die Produktion einfach ein. Manchmal werden wichtige Medikamente nicht mehr hergestellt, weil Produktionskapazitäten für Produkte mit größerem Marktpotenzial frei gemacht werden sollen – in vielen Fällen für Nachahmerpräparate. Wenn der einzige Hersteller eines „medizinisch notwendigen" Präparats sich entschließt, die Produktion einzustellen, verlangt die FDA ein halbes Jahr im Voraus eine Mitteilung, aber gegen diese Vorschrift wird häufig verstoßen. Der FDA-Mitarbeiter Mark Goldberger meint dazu: „Wir müssen den Unternehmen die Zulassung für die Medikamentenherstellung erteilen, aber sie können den Markt zu jedem gewünschten Zeitpunkt verlassen."[21] Im Jahr 2001 bestand bei vielen wichtigen Medikamenten ein gravierender Mangel, so bei bestimmten Narkosemitteln, Gegenmitteln für giftige Schlangenbisse, Steroiden für Frühgeborene, Gegenmitteln für bestimmte Medikamentenüberdosierungen, einem Mittel gegen die Gerinnungsstörung bei Hämophilie, einer Injektionslösung für die Herzreanimation, einem Antibiotikum gegen Gonorrhöe, einem Medikament zur Einleitung der Wehen bei Entbindungen und Impfstoffen für Erwachsene gegen Grippe und Lungenentzündung.

Der vielleicht schlimmste Mangel betrifft die Impfstoffe für Kinder. Im Jahr 2000 waren die Vorräte des Kombiimpfstoffes gegen Diphtherie, Tetanus und Keuchhusten so gering, dass die staatliche Behörde zum Schutz der Bevölkerung vor Krankheiten und Seuchen, die Centers for Disease Control (CDC), die Empfehlung abgaben, man solle Säuglingen statt der sonst empfohlenen fünf Impfstoffdosen nur noch drei verabreichen. Auffrischimpfungen wurden abgeschafft. Ebenso empfahl die Behörde, die zweite Impfung gegen Masern, Mumps, Röteln und Windpocken einzusparen. Seither wurde der Mangel in diesen Fällen zwar etwas gelindert, so dass die CDC Ende 2002 die Wiederaufnahme der üblichen Impfschemata empfahl, die Lage bleibt aber heikel, weil immer weniger Pharmakonzerne sich die Mühe machen, Impfstoffe herzustellen. Mittlerweile gibt es dafür nur noch vier Hersteller, vor 20 Jahren waren es noch viermal so viele.

Im Jahr 1994 führten die CDC eine Deckelung für die Preise der Impfstoffe ein, die von der Behörde angekauft und in den öffentlichen Gesundheitszentren des ganzen Landes verwendet wurden – in diesen Einrichtungen werden in den Vereinigten Staaten die meisten Kinder geimpft. Manche Unternehmen verkauften der Behörde daraufhin keine Impfstoffe mehr, sie belieferten aber weiterhin zu wesentlich höheren Preisen private Ärzte und Krankenversicherungen. Zweifellos können die Pharmaunternehmen mit Impfstoffen für Kinder nicht so viel verdienen wie mit Medikamenten gegen einen hohen Cholesterinspiegel oder erektile Dysfunktion, aber machen sie damit Verlust? Die Profite der Pharmaunternehmen sind so groß, dass man hoffen könnte, sie würden auch weniger einträgliche, aber lebenswichtige Medikamente im Dienste der

Gesellschaft herstellen – gewissermaßen zum Dank dafür, dass die Öffentlichkeit sie so großzügig subventioniert. Aber so funktioniert die Branche nicht. Sie rechnet ausschließlich in Dollar und Cent. Ein Sprecher des Unternehmens American Home Products (heute Wyeth) erklärte, warum sein Unternehmen die Produktion von Isoproterenol einstellte, das bei der Herzreanimation verwendet wird: „Es war eine rein wirtschaftliche Entscheidung."[22] Wer von einer Klapperschlange gebissen wird, bekommt vielleicht kein Serum mehr, aber gegen den hohen Cholesterinspiegel steht mit Sicherheit etwas zur Verfügung.

Nun könnte man fragen: Warum tut die FDA nicht etwas gegen die Machenschaften, durch die das Geschäft mit Nachahmerpräparaten nicht nur möglich, sondern sogar allgemein üblich wird? Kann man die Pharmakonzerne irgendwie zügeln? Ebenso kann man fragen, warum die Ärzte weiterhin teure Nachahmerpräparate verschreiben, obwohl das Original keinem Patentschutz mehr unterliegt und viel billiger ist. Diese entscheidenden Fragen werde ich in späteren Kapiteln erörtern. Vorerst sei nur gesagt, dass offenbar weder die FDA noch die Ärzteschaft eine große Neigung erkennen lässt, ihre Autorität in die Waagschale zu werfen. Kurz gesagt, besteht auf absehbare Zeit kaum Hoffnung, dass die pharmazeutische Industrie aufhören wird, den Markt mit Nachahmerpräparaten zu überschwemmen, und sie wird uns weiterhin zu überzeugen versuchen, dass das eine Produkt sich vom anderen unterscheidet. Also stellen wir uns auf das nächste neue Crestor (Cholesterinsenker), das nächste neue Lexapro (Antidepressivum) und – natürlich – das nächste neue Cialis (Potenzmittel) ein.

6 Wie gut sind neue Medikamente?

Woher wissen wir überhaupt, dass ein verschreibungspflichtiges Medikament gut ist? Darauf könnte man erwidern: Wäre es nicht gut, würden die Ärzte es nicht verschreiben. Die Mediziner, so könnte man argumentieren, wissen aus Erfahrung, dass ein Präparat wirkt, und Gleiches gilt auch für die Patienten. Aber Erfahrung kann sehr irreführend sein. Die Annahme, dass ein Medikament gewirkt hat, wenn es dem Patienten besser geht, ignoriert natürliche Schwankungen im Krankheitsverlauf, den Plazeboeffekt (die Vorstellungskraft von Patienten und Ärzten, dass das Präparat wirkt), die vielen Fälle, in denen das Medikament versagt, und die Möglichkeit, dass ein anderes Medikament den Zweck vielleicht besser erfüllt hätte. Das ist der Grund, warum die amerikanische Zulassungsbehörde (Food and Drug Administration, FDA) klinische Prüfungen vorschreibt. Nur wenn man ein Medikament unter genau kontrollierten Bedingungen an einer großen Zahl von Patienten getestet hat, kann man sichere Aussagen darüber machen, ob und wie gut es wirkt.

Na gut, könnte man nun sagen, das reicht doch. Wir wissen, dass die Medikamente wirken, denn sonst würde die FDA sie nicht zulassen. Schließlich können die Pharmaunternehmen ein Produkt erst dann auf den Markt bringen, wenn sie in klinischen Prüfungen nachgewiesen haben, dass es sicher und wirksam ist. Aber das wirft schon ein anderes Problem auf. Können wir uns auf die Prüfungen verlassen? Immerhin wird dieser entscheidende letzte Schritt von Forschung und Entwicklung in der Regel von dem Herstellerunternehmen finanziert, selbst wenn die Forschung ursprünglich woanders stattgefunden hat. Können die Konzerne ihre klinischen Prüfungen in irgendeiner Form so hinbiegen, dass ihre Präparate besser aussehen als sie sind? Leider lautet die Antwort: ja. Man kann klinische Studien auf vielerlei Weise frisieren, und das geschieht auch die ganze Zeit.

Ein Weckruf

Sehen wir uns zunächst einmal eine der wenigen Arzneimittel-prüfungen aus jüngerer Zeit an, die nicht von einem Pharmaunternehmen finanziert wurde. Diese Mammutstudie zur Behandlung des Bluthochdrucks (Hypertonie) trug die Bezeichnung ALLHAT (Anti-hypertensive and Lipid-Lowering Treatment to Prevent Heart Attack Trial).[1] Sie wurde zwar teilweise von dem Pharmakonzern Pfizer unterstützt, Finanzierung und Organisation lagen aber zum größten Teil in den Händen des National Heart, Lung and Blood Institute, das zu den National Institutes of Health (NIH) gehört. Die ALLHAT-Studie zog sich über acht Jahre hin; mit mehr als 42.000 Teilnehmern an über 600 Kliniken war es die größte Studie zur Behandlung des Bluthochdrucks, die jemals unternommen wurde. Verglichen wurden vier Medikamentengruppen: erstens ein Kalziumantagonist, der von Pfizer unter dem Namen Norvasc vertrieben wird und in der Liste der weltweit meistverkauften Medikamente auf Platz fünf steht[2]; zweitens ein Alpharezeptorenblocker, bei Pfizer unter dem Markennamen Cardura und als Generikum unter dem Namen Doxazosin im Angebot; drittens ein Angiotensin-Converting-Enzyme-Hemmer (ACE-Hemmer), unter dem Markennamen Zestril von AstraZeneca und Prinivil von Merck sowie als Generikum unter dem Namen Lisinopril erhältlich; und viertens ein generisches Diuretikum („Entwässerungsmittel") eines Typs, der schon seit über 50 Jahren auf dem Markt ist.

Über die verblüffenden Ergebnisse wurde 2002 im *Journal of the American Medical Association* berichtet. Zur allgemeinen Überraschung stellte sich heraus, dass das altmodische Diuretikum den Blutdruck ebenso gut senkte wie die anderen Präparate. Und es war ihnen bei der Vorbeugung gegen einige massive Komplikationen des Bluthochdrucks – vor allem Herzerkrankung und Schlaganfall – sogar überlegen. Bei den Studienteilnehmern, die mit dem Diuretikum behandelt wurden, trat ein Herzversagen wesentlich seltener auf als bei jenen, die Norvasc einnahmen. Herzversagen, Schlaganfall und eine Reihe anderer Komplikationen traten auch seltener auf als bei den Patienten, die den ACE-Hemmer bekamen. Und was Cardura anging, so musste dieser Teil der Studie sehr schnell abgebrochen werden, weil bei zahlreichen Teilnehmern, die dieses Medikament erhielten, Herzversagen auftrat. Der Direktor des National Heart, Lung and Blood Institute ließ in seiner Schlussfolgerung keinen Zweifel aufkommen: „ALLHAT hat gezeigt, dass Diuretika für die Behandlung des Bluthochdrucks sowohl medizinisch als auch wirtschaftlich die beste Wahl sind."[3]

Aber im Laufe der Jahre hatten neuere Medikamente die Diuretika in der Therapie des Bluthochdrucks weitgehend verdrängt. Für Präparate dieser Gruppe wurde keine Werbung gemacht, denn die Generikahersteller wenden in der Regel kein Geld für Marketing auf. Als dann die neuen Präparate auf den Markt kamen, wurde für sie permanent geworben. Norvasc war beispielsweise 1996 das am stärksten beworbene Medikament im *New England Journal of Medicine*, für Diuretika dagegen gab es keine einzige Anzeige.[4] Wie nicht anders zu erwarten, ging der Gebrauch von Diuretika stark zurück. Machten sie 1982 noch 56 Prozent aller gegen Bluthochdruck verschriebenen Medikamente aus, so waren es zehn Jahre später, nachdem ACE-Hemmer und Kalziumantagonisten den Markt überrollt hatten, nur noch 27 Prozent. Im Allgemeinen verkaufen sich die neuesten Präparate immer am besten. Betrachtet man die 50 Medikamente, die 2001 von älteren Menschen am häufigsten eingenommen wurden, so stand Norvasc auf Platz zwei. Auch drei Marken-ACE-Hemmer waren unter den Top 50 zu finden. Dagegen erschienen Diuretika wie jenes, das sich in der ALLHAT-Studie als überlegen erwiesen hatte, nirgendwo auf der Liste.[5]

Und dann ein Blick auf die Kosten. Ein Diuretika-Jahresbedarf kostete 2002 etwa 37 Dollar (womit diese Präparate zu den billigsten Medikamenten auf dem Markt gehörten) im Vergleich zu 715 Dollar für Norvasc und 230 Dollar für einen generischen ACE-Hemmer.[6] Menschen mit Bluthochdruck, die Norvasc einnehmen, bezahlen also 19-mal mehr für das Privileg, ein Medikament zu verwenden, das nicht besser, sondern vermutlich sogar schlechter ist als ein Diuretikum. Noch schlimmer ist vielleicht der Schaden für die Gesundheit. Bluthochdruck ist weit verbreitet – etwa 24 Millionen US-Amerikaner werden heute deswegen behandelt. Wenn die Befunde der ALLHAT-Studie stimmen, leiden möglicherweise viele Menschen an schwer wiegenden Komplikationen, die man mit Diuretika hätte vermeiden können. Dr. Curt Furberg, der verantwortliche Autor der ALLHAT-Studie, formulierte es so: „Wir stellen jetzt fest, dass wir viel Geld verschwendet haben. Außerdem hat die derzeitige Praxis den Patienten vermutlich sogar geschadet."[7]

Warum haben wir nicht schon vor langer Zeit erfahren, dass die neuen Präparate nicht so gut sind wie die alten? Nun, zunächst einmal hat sich keiner darum bemüht, es herauszufinden. Einen direkten Vergleich mit bereits am Markt etablierten Produkten ist das Letzte, was Pharmaunternehmen sich wünschen. Die neuen Präparate wurden vor allem deshalb zugelassen, weil man – in Übereinstimmung mit den minimalen Anforderungen der FDA – nachgewiesen hatte, dass sie besser wirken als Plazebos (Zuckerpillen). Von wenigen Ausnahmen abgesehen, wollte niemand wissen, wie sie im Vergleich mit einem Diuretikum – oder übrigens auch im Vergleich untereinander – abschneiden. Neue Medikamente kamen auf den Markt, weil sie besser waren als gar nichts, und dann wurden sie angepriesen, als seien sie ein großer medizinischer Fortschritt. Seit der ALLHAT-Studie wenden die Vertreter der Industrie ein, die meisten Menschen mit Bluthochdruck würden mehr als *ein* Medikament benötigen, und deshalb seien neue Wirkstoffe tatsächlich wichtig. Das stimmt, aber es ist ein unehrliches Argument. Die Pharmaunternehmen haben ihre Blutdruckmedikamente nicht als Ergänzung getestet und angepriesen, sondern als alleinige Therapie.

Untersuchungen wie die ALLHAT-Studie sind selten. In der Regel führen die NIH keine klinischen Studien mit Medikamenten durch. Dort konzentriert man sich auf die Grundlagenforschung krankheitsauslösender Mechanismen; Arzneimittelprüfungen überlässt man den Herstellerunternehmen. Nur manchmal wird eine Ausnahme gemacht. Die ALLHAT-Studie wurde 1994 in Angriff genommen, weil allgemein die Unzufriedenheit darüber zunahm, dass niemand wusste, welches von den 100 Blutdruckmedikamenten aus sieben Wirkstoffklassen sich für die Erstbehandlung der Hypertonie am besten eignete. Natürlich kann eine einzelne Studie diese Frage nicht abschließend beantworten. Als Prinivil von Merck später in einer kleineren australischen Studie mit einem Diuretikum verglichen wurde, schnitt es tatsächlich geringfügig besser ab.[8] Aber die ALLHAT-Studie war ein Weckruf. Sie nährte Zweifel daran, dass die „Wunder", auf die man in der Pharmaindustrie

111

so stolz ist, in Wirklichkeit gar keine Wunder sind. Vielleicht sind viele neue Medikamente in Wirklichkeit schlechter als ältere. Solange wir nicht beide direkt gegeneinander testen, wissen wir es einfach nicht.

Forschung nach den Wünschen der Pharmabranche

Wie entscheiden Ärzte, welche Medikamente sie ihren Patienten verschreiben? Manche von ihnen sind leider von der Werbung der Pharmaunternehmen abhängig – um dieses Thema geht es im folgenden Kapitel. Aber die meisten Ärzte verlassen sich zumindest teilweise auch auf eine Reihe angeblich neutraler Informationsquellen. Sie lesen medizinische Fachzeitschriften, um sich über neue Forschungsergebnisse und ihre Interpretation auf dem Laufenden zu halten; in Lehrbüchern schlagen sie nach, welche Schlussfolgerungen die fachkundigen Experten aus der Riesenmenge wissenschaftlicher Forschungsberichte ziehen; und sie fahren zu Tagungen oder Fortbildungsseminaren, um von diesen Fachleuten (den so genannten „Multiplikatoren") aus erster Hand etwas zu erfahren. Die beiden letzten Quellen leiten sich eigentlich aus der ersten ab. Lehrbücher und Multiplikatoren sind nicht besser als die Forschungsberichte, auf die sie sich stützen. Und diese wiederum werden in den medizinischen Fachzeitschriften publiziert. Entscheidend ist also, dass solche Forschungsberichte unparteiisch sind. Sind sie das?

Die Antwort lautet zunehmend: nein. Wie ich bereits erwähnt habe, werden klinische Studien mit Medikamenten zum größten Teil von den Herstellerfirmen finanziert. Geld aus der Industrie bedeutet nicht automatisch, dass die Forschung einseitig ist. Aber die Pharmaunternehmen bestimmen mittlerweile in erheblichem Umfang mit darüber, wie die Forschung aussieht und wie darüber berichtet wird. Das ist neu. Bis in die 80er Jahre des 20. Jahrhunderts waren die Wissenschaftler im Wesentlichen unabhängig von den Unternehmen, die ihre Arbeiten finanzierten. Ein Pharmaunternehmen sagte einer Universitätsklinik finanzielle Mittel zu, hielt sich dann zurück und wartete, bis die Wissenschaftler ihre Ergebnisse hatten. Dabei *hoffte* das Unternehmen, dass sein Produkt gut abschnitt, aber das konnte es im Voraus nicht wissen. Und mit Sicherheit versuchten die Firmen nicht, den Wissenschaftlern vorzuschreiben, wie sie ihre klinischen Prüfungen durchzuführen hatten. Heute dagegen reden die Unternehmen in allen Einzelheiten des Forschungsvorhabens mit, von der Planung der Studie über die Auswertung der Daten bis zu der Entscheidung, ob die Ergebnisse veröffentlicht werden. Wegen dieser Mitwirkung ist eine Verzerrung nicht nur möglich, sondern sogar sehr wahrscheinlich. Über die klinischen Studien bestimmen nicht mehr die Wissenschaftler, sondern die Geldgeber.

Wie kam es zu dem Wandel? Letztlich hat er damit zu tun, dass Finanzkraft und Einfluss der Branche seit dem entscheidenden Jahr 1980 gewaltig zugenommen haben. Als die Pharmakonzerne immer reicher, mächtiger und gewinnorientierter wurden, waren sie immer weniger bereit, sich zurückzuhalten und zu warten, bis Wissenschaftler an den Hochschulen ihre Ergebnisse erstellt hatten. Zum einen fraßen die klinischen Prüfungen an der Patentlebensdauer der Medikamente, und zum anderen war das Warten immer mit Unsicherheit verbunden. Denn die Forschungsergebnisse konnten auch gar nicht im Sinne des Unternehmens ausfallen. Statt ihre Produkte weiterhin von akademischen Einrichtungen prüfen zu lassen, hielten sich die Konzerne deshalb nun an eine neue, gewinnorientierte Branche, die sich mittlerweile gebildet hatte und ihnen zu Diensten war – an die Vertragsunternehmen (contract research organizations, CROs), die ich in Kapitel 2 beschrieben habe. Wie dort erwähnt wurde, schließen diese Unternehmen Verträge mit niedergelassenen Ärzten, die dann entsprechend der Anweisungen der Firma bei ihren eigenen Patienten die Forschungsdaten erheben. Die Ärzte selbst sind keine ausgebildeten Wissenschaftler, sondern sie tun einfach, was man ihnen sagt – anderenfalls laufen sie Gefahr, den lukrativen Vertrag mit dem Unternehmen zu verlieren. Die Vertragsunternehmen legen ihrerseits nur gegenüber den Konzernen Rechenschaft ab. Demnach haben die Pharmaunternehmen also nahezu völlige Kontrolle über die klinischen Prüfungen.

An den Universitätskliniken war man über den Verlust der Verträge mit der Pharmaindustrie alles andere als begeistert, obwohl diese nur einen kleinen Teil ihrer Forschungseinnahmen darstellten. Wurden 1990 noch ungefähr 80 Prozent aller industriefinanzierten Studien an Hochschuleinrichtungen durchgeführt, ging dieser Anteil innerhalb von zehn Jahren auf weniger als 40 Prozent zurück. Der Verlust fiel in eine Zeit, als viele medizinische Fakultäten und Lehrkrankenhäuser ohnehin in finanzielle Schwierigkeiten gerieten, weil die Vergütungen für die Patientenversorgung sanken und auch die Zuschüsse für die Medizinerausbildung zurückgingen. Also mussten sie mit den Vertragsunternehmen in Konkurrenz treten, und dazu gab es nur einen Weg: Sie mussten den Geldgebern aus der Industrie nachgeben. Wenn die Konzerne darauf bestanden, Einfluss auf die Durchführung der klinischen Prüfungen zu nehmen, stießen sie auf bemerkenswert wenig Widerstand.

Des Weiteren hat sich das gesamte Geflecht der Beziehungen zwischen Hochschulen und Industrie verändert. Nach Verabschiedung des Bayh-Dole-Gesetzes im Jahr 1980 verschwammen die traditionellen Grenzen zwischen Forschung und Industrie. Die medizinischen Hochschulen verstanden sich jetzt bei gemeinsamen Anstrengungen als „Partner" der pharmazeutischen Industrie – und zwar als Juniorpartner. Als Beispiele sollen einige Abkommen zwischen der Harvard University und der Industrie dienen.[9] Das Dana-Farber Cancer Institute, ein Krankenhaus der Universität, schloss mit Novartis ein Abkommen, das der Firma Rechte an Entdeckungen einräumt, die zur Entwicklung neuen Krebsmedikamente führen. Der japanische Kosmetikhersteller Shisheido zahlte dem Massachusetts General Hospital im Laufe von zehn Jahren 180 Millionen Dollar für die Erstlingsrechte an den Entdeckungen der Hautärzte der Klinik. Merck baut unmittelbar neben der Harvard Medical School ein zwölfstöckiges Forschungszentrum. Beide Seiten versprechen sich davon eine enge, vielfältige Zusammenarbeit, die genauen Bedingungen wurden allerdings bisher nicht bekannt gegeben. Partners HealthCare, zwei Lehrkrankenhäuser der Harvard University, schrieben Stellen im Rahmen eines „Partners Faculty Exchange Program" mit Millennium Pharmaceuticals aus. Dabei versprachen sie, im Rahmen ihrer Zusammenarbeit mit Millennium würden „interessierte Fakultätsmitglieder in die Projektteams von Millennium aufgenommen". Und Harvard ist kein Einzelfall. Wie sich kürzlich in einer Erhebung herausstellte, besitzen zwei Drittel aller hochschuleigenen Kliniken Anteile an jungen Unternehmen, die einen Teil ihrer Forschungsarbeiten finanzieren.[10] Die Pharmakonzerne sind ihrerseits gegenüber den medizinischen Fakultäten sehr großzügig. Im Bericht des Dekans der Harvard Medical School für das Geschäftsjahr 2003/2004 beispielsweise ist ungefähr ein Dutzend großer Pharmakonzerne als Geldgeber gelistet.

Im Rahmen dieses neuen Klimas hat es sich fast wie von selbst ergeben, dass klinische Studien im Wesentlichen nach den Wünschen der Pharmaindustrie vorgenommen werden.

Deshalb werden klinische Prüfungen heute von den Pharmakonzernen geplant und von Wissenschaftlern eigentlich nur noch als reine Auftragsarbeit ausgeführt. Dabei ist es gleichgültig, ob die Prüfungen an Lehrkrankenhäusern oder in Arztpraxen stattfinden. Das finanzierende Unternehmen behält die Daten für sich, und bei Studien, an denen mehrere Einrichtungen beteiligt sind, bekommen unter Umständen nicht einmal die Wissenschaftler selbst alle Daten zu sehen. Das Unternehmen wertet die Daten aus und entscheidet dann, ob und wie viel davon veröffentlicht wird. In einer Erhebung zur akademischen Praxis auf diesem Gebiet gelangten die Autoren vor kurzem zu dem Schluss: „Nach unserer Untersuchung stellen die akademischen Institutionen nur in seltenen Fällen sicher, dass ihre Wissenschaftler in vollem Umfang an der Planung der Studien beteiligt werden, ungehinderten Zugang zu allen Daten erhalten und das Recht haben, ihre Ergebnisse zu veröffentlichen."[11] Auf diese Weise wird die traditionelle Rolle der Fachleute als unabhängige, unparteiische Wissenschaftler ad absurdum geführt. Die einzelnen akademischen Einrichtungen und ihre Mitarbeiter sind in sehr unterschiedlichem Ausmaß bereit, den Geldgebern die Kontrolle zu überlassen, aber im Allgemeinen geben sie stärker nach, als sie sollten. Vertragsunternehmen und die ihnen angeschlossenen, niedergelassenen Ärzte treten die Kontrolle weitgehend ab.

Während die Wissenschaftler an den Hochschulen auf der einen Seite einen großen Teil ihrer Unabhängigkeit verloren haben, haben sie in anderer Hinsicht gewonnen. Viele von ihnen sind lukrative finanzielle Vereinbarungen mit Pharmaunternehmen eingegangen, was noch vor 20 Jahren völlig unmöglich gewesen wäre. Wissenschaftler arbeiten als Berater für die Unternehmen, deren Produkte sie untersuchen, lassen sich als wissenschaftliche Beiräte und Pressesprecher bezahlen, schließen zusammen mit ihren Institutionen Abkommen über Patente und Gewinnbeteiligungen ab, machen auf industriefinanzierten Tagungen Werbung für Medikamente und medizinische Geräte und lassen sich mit teuren Geschenken oder luxuriösen Reisen verwöhnen. Vielfach besitzen sie auch Anteile an den Firmen. Solche Vereinbarungen können das Einkommen eines Wissenschaftlers beträchtlich anwachsen lassen. Der Leiter des psychiatrischen Instituts an der Brown Medical School erhielt beispielsweise nach einem Bericht des *Boston Globe* 1998 insgesamt über 500.000 Dollar an Beraterhonoraren.[12] Dass solche engen, gewinnträchtigen persönlichen Bindungen an Pharmaunternehmen in medizinischer Forschung und Ausbildung nicht zu einer industriefreundlichen Ausrichtung führen sollen, kann man kaum glauben. Die großen Pharmakonzerne kontrollieren nicht nur alle Einzelheiten der klinischen Studien, sondern zur Absicherung sind sie auch bestrebt, Herz und Verstand der Wissenschaftler zu gewinnen.

Ein besonders ernüchterndes Indiz dafür, in welchem Ausmaß die wissenschaftliche Welt von der Pharmabranche unterwandert wurde, sind die umfangreichen direkten Verbindungen zu den NIH. Diese Behörde stellt landesweit aus Steuergeldern den Löwenanteil der Mittel für die medizinische Grundlagenforschung zur Verfügung. Sie soll Projekte ausschließlich nach ihrem wissenschaftlichen Wert beurteilen, eigene Forschungsarbeiten durchführen und mit ausgewählten Industrieunternehmen zusammenarbeiten – alles im Interesse der Allgemeinheit und frei von wirtschaftlichen Interessen. Aber im Jahr 2003 stellte der Enthüllungsjournalist David Willman in der *Los Angeles Times* dieses Bild in einem Artikel ernsthaft infrage.[13] Nach Willmans Recherchen bessern leitende Wissenschaftler der NIH (die zu den bestbezahlten Staatsbediensteten gehören) ihr Einkommen regelmäßig auf, indem sie hohe Beraterhonorare und Aktienoptionen von Pharmakonzernen annehmen, die Abkommen mit den Instituten geschlossen haben. Früher wären solche Verflechtungen größtenteils verboten gewesen, aber im Jahr 1995 hob Harold Varmus, der damalige Direktor der Institute, die Beschränkungen mit einem Federstrich auf. Danach schrieben die NIH ihren Wissenschaftlern keine Obergrenzen mehr für die Summen vor, die sie mit Nebentätigkeiten verdienen durften, und es gab auch keine Beschränkung für die Zeit, die sie dafür aufwendeten.

Zu den leitenden Wissenschaftlern, die nach Willmans Angaben finanzielle Verbindungen zur Industrie unterhielten, gehörten der Direktor des National Institute of Arthritis and Musculoskeletal and Skin Diseases, der Direktor des klinischen Zentrums der NIH (das die wichtigste Stätte für Forschungen am Menschen ist), der frühere

Direktor der Abteilung für Diabetes, endokrine Krankheiten und Stoff-wechselerkrankungen am National Institute of Diabetes and Digestive and Kidney Diseases, und der frühere Direktor des National Human Genome Research Institute. Manche NIH-Wissenschaftler verdienen Hunderttausende von Dollars mit Beraterhonoraren. Der stellvertretende Direktor des Laboratory of Immunology zum Beispiel, der 2003 ein Gehalt von 179.000 Dollar bezog, soll Berichten zufolge im Laufe von elf Jahren über 1,4 Millionen Dollar an Beraterhonoraren sowie Aktienoptionen im Wert von 865.000 Dollar erhalten haben.

Inwieweit solche finanziellen Abkommen die Entscheidungen der NIH über Mittelzuweisung, wissenschaftliche Prioritäten oder die Interpretation von Daten beeinflussen, lässt sich unmöglich feststellen, aber sie sind sicher ein Anlass zur Beunruhigung. Es wird behauptet, dass die Nebentätigkeiten von den Abteilungsleitern genehmigt wurden, und angeblich lehnten die Wissenschaftler auch die direkte Beteiligung an jeglichen Entscheidungen ab, von denen ihre Auftraggeber unmittelbar betroffen waren; aber Willman berichtet auch über Fälle, in denen selbst diese Mindestanforderungen nicht eingehalten wurden. Zudem verlangten die NIH nicht einmal von ihren höchstrangigen Wissenschaftlern eine Offenlegung der Bezüge, die sie durch Nebentätigkeiten erzielten. (Zu diesem Zweck wurde die Gehaltsskala so strukturiert, dass die am höchsten bezahlten Wissenschaftler in die gleiche Gruppe fielen wie solche mit einem niedrigeren Gehalt, die über Interessenkonflikte keine Auskunft geben mussten.) So kam es, dass 2003 mehr als 94 Prozent der 2.259 leitenden Wissenschaftler der Behörde nicht verpflichtet waren, ihre externen Beraterhonorare offen zu legen.

In einem Leitartikel, der begleitend zu Willmans Enthüllungen erschien, traf die *Los Angeles Times* den Nagel auf den Kopf: „Die Pharmaindustrie ist in Washington überall, sie schreibt praktisch die Medikamentenrechnung für die Krankenversicherung der Rentner, Medicare, beschäftigt mehr Lobbyisten, als der Kongress Abgeordnete hat, verteilt Geschenke und Reisen an Ärzte und versucht, die Prüfung von Medikamenten in Doppelblindversuchen zu verhindern, in denen ein Präparat nicht gegen ein Plazebo, sondern gegen ein anderes Medikament geprüft wird." Am Ende gelangt der Autor des Artikels zu der Schlussfolgerung: „So erschreckend Willmans Bericht auch ist, er ist nur

117

ein Teil eines ungesunden Gesamtbildes. Der Kongress hat dazu beigetragen, dass dieses System entstehen konnte und er kann auch dazu
beitragen, es zu beseitigen. Fangt mit Anhörungen auf höchster Ebene
an. Nehmt die schädlichsten Teile des Bayh-Dole-Gesetzes zurück. Und
stellt vor allem die Rechtschaffenheit der National Institutes of Health
wieder her."[14] Seit Januar 2004 veranstaltete der Senatsausschuss für
Arbeit, Gesundheitswesen und Bildung mehrere Anhörungen zu dem
Thema, und sowohl das Gesundheitsministerium als auch die Rech-
nungsprüfungbehörde des US-Kongresses (U.S. General Accounting
Office) begannen mit eigenen Untersuchungen. Wie unter diesen
Umständen vielleicht nicht anders zu erwarten, setzte auch der NIH-
Direktor ein hochrangiges Gremium zur Verfahrensweise bei Interessen-
konflikten ein.

Einseitigkeit – und die nicht zu knapp

Es überrascht nicht sonderlich, dass heute bei Arzneimittel-
studien eine wild wuchernde Voreingenommenheit herrscht.[15] Wie sich
kürzlich in einer Erhebung herausstellte, fallen industriefinanzierte
Forschungsergebnisse mit fast viermal höherer Wahrscheinlichkeit
günstig für das Produkt des Unternehmens aus als Forschungsarbeiten,
die von den NIH unterstützt wurden (und das trotz Willmans Enthüllungen).[16] Dies steht im Einklang mit zahlreichen Indizien, wonach
Wissenschaftler mit Verbindungen zur Industrie viel häufiger auch die
Produkte des jeweiligen Unternehmens bevorzugen. In einer Auswertung
von 70 Fachaufsätzen über die Sicherheit von Kalziumantagonisten
gegen Bluthochdruck wie Norvasc stellte sich beispielsweise heraus,
dass 96 Prozent der Autoren, die zu einer positiven Bewertung gelangten, finanzielle Verbindungen zu den Herstellerunternehmen unterhielten, während unter denjenigen, die sich kritisch äußerten, nur 37 Prozent
solche Verbindungen hatten.[17]

Ich möchte hier nicht im Einzelnen darlegen, auf welch vielfältigen Wegen Forschung verzerrt werden kann.[18] Aber einige Aspekte
sind es wert, dass man sie ausdrücklich erwähnt. Manchmal ist es nur
eine Frage der persönlichen Meinung – Wissenschaftler loben ein

Medikament, obwohl die Ergebnisse die Begeisterung nicht rechtfertigen. Wie sich kürzlich in einer Untersuchung herausstellte, empfehlen die Autoren industriefinanzierter Studien die Produkte des Unternehmens fünfmal häufiger als die Autoren von Untersuchungen, die von gemeinnützigen Organisationen finanziert werden – und zwar unabhängig von den tatsächlichen Ergebnissen.[19] Häufig ist die Verzerrung der Ergebnisse aber auch bereits in der Planung der Studie angelegt wie beispielsweise in plazebokontrollierten klinischen Prüfungen. Da erweisen sich neue Nachahmerprodukte fast immer als wirksam. Wie die Sache in Wirklichkeit aussieht, zeigte die ALLHAT-Studie: Vergleicht man die Produkte mit Präparaten, die sich bereits auf dem Markt befinden, stellt sich unter Umständen heraus, dass sie weniger wirksam sind. Selbst in den angesehensten medizinischen Forschungseinrichtungen spielen die Wissenschaftler dieses Spiel mit, einfach weil die Geldgeber es verlangen. Die Ergebnisse solcher Studien sind für den Arzt in der Praxis häufig nur von geringem Wert, denn der interessiert sich meist nicht dafür, ob ein neues Medikament besser ist als gar keine Therapie. Er will wissen, ob es besser ist als das, was er bisher verschrieben hat.

Mit gezinkten Karten wird auch dadurch gespielt, dass man in eine Studie nur sehr junge Probanden aufnimmt, obwohl das geprüfte Medikament vorwiegend bei älteren Menschen angewendet werden soll. Im Allgemeinen stellen sich bei jungen Menschen weniger Nebenwirkungen ein, und deshalb erscheint ein Präparat in solchen Prüfungen häufig ungefährlicher, als es in der Praxis der Fall wäre. Ein anderer Weg besteht darin, das neue Medikament nicht einfach mit einem Plazebo zu vergleichen, sondern mit einem bereits etablierten Arzneimittel, das in zu geringer Dosis verabreicht wird. Im vorangegangenen Kapitel habe ich beschrieben, wie das entsprechend bei den Statinen funktionierte. Ebenso verzerrt waren auch viele Studien mit nichtsteroidalen Antirheumatika (nonsteroidal anti-inflammatory drugs oder NSAIDs). (Das sind Medikamente wie Naprosyn, die vor allem gegen Arthritis eingenommen werden.) Die neuen Produkte aus dieser Gruppe wirkten besser, weil die Vergleichspräparate in niedrigerer Dosis verabreicht wurden. Oder das ältere Medikament wird nicht vorschriftsgemäß verabreicht. Dies geschah in Studien, in denen Fluconazol, ein Medikament zur Behandlung von Pilzinfektionen bei Aids-Patienten, mit dem älteren

Präparat Amphotericin B verglichen wurde. Amphotericin B wurde oral verabreicht, was seine Wirkung drastisch vermindert. Wie nicht anders zu erwarten, wurden die Studien von den Fluconazol-Herstellern finanziert. Oder eine Studie wird über einen so kurzen Zeitraum angelegt, dass sie keine sinnvollen Ergebnisse liefern kann. Dies gilt für viele Medikamente, die langfristig eingenommen werden müssen. Studien zur Blutdrucksenkung dauern in der Regel nur wenige Monate, und Antidepressiva werden nur einige Wochen lang erprobt, in der Praxis müssen die Patienten solche Medikamente jedoch über Jahre hinweg einnehmen. In manchen Fällen sieht die Therapie kurzfristig sehr erfolgversprechend aus, bei langfristiger Anwendung wirkt sie jedoch nicht mehr oder ist sogar schädlich.

Eine der beliebtesten Methoden, Studienergebnisse zu beeinflussen, besteht darin, dass man nur einen Teil der Daten – nämlich diejenigen, die das Produkt gut aussehen lassen – bekannt gibt und den Rest nicht zur Kenntnis nimmt. Dies geschah in einer klinischen Prüfung des Arthritismedikaments Celebrex. In einer Studie, die von dem Herstellerunternehmen Pharmacia (das später von Pfizer übernommen wurde) finanziert wurde, zeigte sich angeblich, dass Celebrex weniger Nebenwirkungen verursachte als zwei ältere Präparate gegen Arthritis. Die Befunde wurden zusammen mit einem vorteilhaften Leitartikel im *Journal of the American Medical Association* veröffentlicht. Erst nach Erscheinen des Artikels erfuhr die Redaktion, dass sich die Ergebnisse nur auf die ersten sechs Monate einer jahrelangen Studie bezogen. Analysierte man die gesamte Untersuchung, war für Celebrex kein Vorteil mehr zu erkennen. Der Autor des Leitartikels war verständlicherweise entrüstet. Die *Washington Post* zitierte ihn mit den Worten: „Ich bin wütend. ... Ich habe den Leitartikel geschrieben. Jetzt stehe ich da wie ein Idiot. Aber ... mir standen keine anderen Daten zur Verfügung als die des Artikels." Und der Redakteur der Fachzeitschrift sagte: „Ich bin entsetzt darüber, dass sie diese Daten [über die zweiten sechs Monate] bereits hatten, als sie es [das Manuskript] bei uns einreichten. Wir sind bei unserer Arbeit auf ein gewisses Maß an Vertrauen angewiesen, und das wurde vielleicht missbraucht."[20]

Wie man unangenehme Wahrheiten unterdrückt

Die drastischste Form von Verzerrung ist die Unterdrückung negativer Befunde. Bei Studien in Privatpraxen ist das einfach, es passiert aber auch an Hochschulen. Mehrere Fälle erregten große öffentliche Aufmerksamkeit, und es ist aufschlussreich, einige davon genauer zu betrachten.[21] Im Jahr 1996 schloss ein Biotechnologieunternehmen namens Immune Response Corporation mit Dr. James O. Kahn von der University of California in San Francisco und Dr. Stephen W. Lagakos von der Harvard School of Public Health einen Vertrag über eine Multicenter-Studie mit seinem Medikament Remune. Das Präparat sollte angeblich das Immunsystem stärken und so den Verlauf von Aids verlangsamen, und das Unternehmen bemühte sich um eine FDA-Zulassung des Produkts als „therapeutischen Impfstoff". Kahn und Lagakos führten die Studie durch, an der sich 2.500 HIV-infizierte Patienten an 77 Krankenhäusern beteiligten. Aber die Daten gingen ausschließlich an das Unternehmen.

Nach drei Jahren war klar, dass Remune nicht wirkte. Aber als Kahn und Lagakos die Ergebnisse als negativ bewerteten (was bedeutete, dass der Impfstoff keine Wirkung hatte), erhob das Unternehmen Einspruch. Sie sollten in ihrem Artikel auch über eine Analyse an einer Untergruppe der Patienten berichten, bei der sich angeblich eine positive Wirkung gezeigt hatte. Kahn und Lagakos weigerten sich und erklärten, die Analyse des Unternehmens stehe nicht im Einklang mit den anerkannten wissenschaftlichen Maßstäben. Daraufhin drohte Immune Response, man werde die letzten fünf bis zehn Prozent der Daten zurückhalten, wenn die Wissenschaftler sich nicht bereit erklärten, die Analyse des Unternehmens in ihrem Artikel aufzunehmen. Nach vielem Hin und Her wollte die Firma die verbleibenden Daten schließlich herausgeben, aber nur unter der Bedingung, dass sie den Artikel genehmigen durfte. Wieder weigerten sich Kahn und Lagakos. Auf der Grundlage der ihnen bereits vorliegenden Daten (die durchaus ausreichten) veröffentlichten sie im *Journal of the American Medical Association* einen negativen Bericht. Immune Response reagierte mit einer Millionenklage gegen Kahn und seine Universität wegen Geschäftsschädigung. (Am Ende verlor das Unternehmen den Prozess.)

121

Es ist interessant, einen Blick hinter die Kulissen dieser Auseinandersetzung zu werfen. Die Probleme, die sich später ergaben, waren in dem Vertrag zwischen dem Unternehmen und den Wissenschaftlern bereits angelegt. Er sah zwar für Immune Response kein Vetorecht gegen eine Veröffentlichung vor, beteiligte das Unternehmen aber an allen Einzelheiten der Arbeiten. Er sah vor, dass der Artikel von einem fünfköpfigen Gremium verfasst wurde, zu dem auch der medizinische Direktor der Firma gehörte; er enthielt die Vorschrift, dass Kahn das Unternehmen ständig über den Fortgang der Prüfungen auf dem Laufenden halten musste; und die Firma sollte den Artikel am Ende zu sehen bekommen, bevor er zur Veröffentlichung eingereicht wurde. Als klar wurde, dass die Studie negativ ausgehen würde, nahm das Unternehmen für sich das Recht in Anspruch, die Analyse durchzuführen. Später klagte der President und Chief Executive Officer von Immune Response: „Versetzen Sie sich mal in meine Lage. Ich habe mehr als 30 Millionen ausgegeben. Da habe ich doch auch gewisse Rechte."[22] Offensichtlich glaubte er wirklich, er habe ein „Recht" auf positive Ergebnisse.

Kahn und Lagakos bewiesen Mut und Anstand, weil sie an ihren Prinzipien festhielten. Eine unparteiische klinische Forschung ist unabdingbar, und das bedeutet, dass die Geldgeber auf Distanz gehalten werden müssen. Manche Wissenschaftler fügen sich einfach dem Druck ihrer Sponsoren. Aber in einem gewissen Sinn waren schon die Vertragsbedingungen der erste Sündenfall. Indem Kahn und Lagakos das Unternehmen in allen Aspekten beteiligten und den medizinischen Direktor sogar als Koautor akzeptierten, machten sie eigentlich den Bock zum Gärtner. Die Firma stand in einem eindeutigen Interessenkonflikt. Aber nach heutigen Maßstäben gestand der Vertrag den beiden Wissenschaftlern noch ein ungewöhnlich hohes Maß an Unabhängigkeit zu. In jüngerer Zeit sichern sich die Unternehmen in vielen Verträgen einen noch bedeutend größeren Einfluss.

Was wissen wir *wirklich*?

Wenn ein Pharmaunternehmen bei der FDA die Zulassung eines neuen Medikaments beantragt, muss es die Ergebnisse sämtlicher klinischen Studien vorlegen, die es finanziert hat. Eine Veröffentlichung dieser Ergebnisse ist jedoch nicht vorgeschrieben. Die FDA kann ein Präparat auf Grund sehr weniger Befunde zulassen. In der Regel verlangt die Behörde beispielsweise nur, dass das Medikament in zwei klinischen Studien besser gewirkt hat als ein Plazebo, selbst wenn das in anderen Studien nicht der Fall war. Die Unternehmen veröffentlichen aber keine negativen, sondern nur positive Ergebnisse. Solche positiven Ergebnisse werden häufig sogar mehrmals in geringfügig unterschiedlicher Form in verschiedenen Fachzeitschriften publiziert. Über solche selektiven Veröffentlichungen hat die FDA keine Kontrolle. Sie haben zur Folge, dass die Ärzte ein Medikament für viel besser halten, als es in Wirklichkeit ist, und nach entsprechenden Presseberichten schließt sich auch die Öffentlichkeit dieser Meinung an. Allgemein nimmt die Vorstellung, Medikamente könnten Gutes bewirken, ungeheuer zu (und die Sorgen über Nebenwirkungen nehmen ab).

Betrachten wir das Beispiel der Antidepressiva. Unter den zehn meistverkauften Medikamenten im Jahr 2002 waren auch zwei aus der Wirkstoffgruppe der SSRIs – Zoloft und Paxil. Allgemein hat sich die Ansicht durchgesetzt, dass die SSRIs sehr wirksame Medikamente sind. Millionen Amerikaner nehmen sie, und viele Psychiater und Hausärzte schwören darauf. Eine neue Studie lässt jedoch Zweifel an dieser allgemeinen Begeisterung aufkommen. Auf der Grundlage des Freedom of Information Act (ein Gesetz, das es den Bürgern erlaubt, Dokumente bei Behörden anzufordern) verschafften sich die Autoren dieser Studie bei der FDA die Berichte über alle plazebokontrollierten klinischen Studien, die vor der Erstzulassung der sechs meistbenutzten, zwischen 1987 und 1999 zugelassenen Antidepressiva eingereicht worden waren: für Prozac, Paxil, Zoloft, Celexa, Serzone und Effexor (alle mit Ausnahme der beiden letzten sind SSRIs).[23] Wie so oft, dauerten auch hier die meisten der 42 klinischen Studien nur jeweils sechs Wochen.

Die Befunde waren ernüchternd. Im Durchschnitt hatten die Plazebopräparate zu 80 Prozent die gleiche Wirkung wie die Medikamente. Und der Unterschied zwischen Wirkstoff und Plazebo auf der 62-stufigen Hamilton-Depressionsskala (mit der die Schwere einer Depression gemessen wird) betrug nur zwei Punkte. Ein solcher Unterschied ist zwar statistisch signifikant, höchstwahrscheinlich hat er aber keine klinische

123

Bedeutung. Die Ergebnisse waren bei allen sechs Medikamenten im Wesentlichen die gleichen. Natürlich handelt es sich bei den Zahlen um Durchschnittswerte, und es wäre denkbar, dass manche Patientengruppen viel besser (oder auch schlechter) auf die Wirkstoffe ansprechen. Entscheidend ist aber etwas anderes: Legt man nicht nur die Veröffentlichungen der Pharmaunternehmen, sondern sämtliche Befunde zu Grunde, erscheinen die neuen Antidepressiva mit Sicherheit nicht als die Wunderarzneien, als die sie uns angepriesen werden. In jüngster Zeit gibt es massive Vorwürfe, die SSRI-Hersteller hätten Daten unterdrückt, die darauf hinweisen, dass die Medikamente bei Kindern nicht nur unwirksam, sondern manchmal sogar gefährlich sind.[24]

Aufschlussreich ist auch eine andere neue Studie der NIH. Schon seit Jahrzehnten unterziehen sich Frauen einer Hormonersatztherapie mit Östrogen und Progesteron, und zwar nicht nur, um Beschwerden der Wechseljahre zu bekämpfen, sondern auch weil sie glauben, sie würden damit Herzerkrankungen vorbeugen. Diese Überzeugung stützte sich vor allem auf industriefinanzierte Studien. Mittlerweile weist eine große klinische Studie der NIH jedoch darauf hin, dass eine kombinierte Hormonersatztherapie Herzerkrankungen nicht vorbeugt, sondern das Risiko sogar steigen lässt. Diese Studie unterstreicht wieder einmal, dass wir ernsthaft fragen müssen, wie zuverlässig Veröffentlichungen industriefinanzierter Forschungsergebnisse eigentlich sind.

Ich möchte hier nicht des Nihilismus oder der Fortschrittsfeindlichkeit bezichtigt werden. Natürlich weiß ich, dass uns heute viele ungeheuer wichtige Medikamente zur Verfügung stehen, weil an den Hochschulen und in der Industrie eine Menge innovative Forschung und Entwicklung stattfindet. Niemand würde beispielsweise auf Insulin gegen Diabetes verzichten wollen, auf Antibiotika zur Bekämpfung von Infektionen, Impfstoffe zur Vorbeugung gegen zahlreiche schwere Erkrankungen, Gerinnungshemmer zur Behandlung von Herzinfarkten, Chemotherapie gegen Krebs, eine Fülle wirksamer Schmerz- und Narkosemittel und viele andere. Gleevec war ein wichtiger Fortschritt, Epogen und Taxol ebenso. Auch Prilosec ist wichtig, und das Gleiche gilt für Statine, ACE-Hemmer und viele andere. Alle diese Präparate verlängern unser Leben und steigern unsere Lebensqualität. Ich hätte nicht mein Berufsleben beim *New England Journal of Medicine* zugebracht, wenn ich nicht zutiefst an den Wert medizinischer Forschung und innovativer Therapieverfahren glauben würde.

Ich möchte also nicht behaupten, verschreibungspflichtige Medikamente seien generell nutzlos oder gefährlich oder irgendein Schabernack. Mir geht es nur darum, dass es in vielen Fällen so sein *könnte*, insbesondere bei neuen Nachahmerpräparaten, die von Firmen oder Wissenschaftlern geprüft werden, die ein finanzielles Interesse am Ergebnis haben. Sind neue Präparate besser als ältere? Sind sie schlechter? Die beunruhigende Antwort lautet: Häufig wissen wir es nicht. Allzu oft haben wir es lediglich mit Einseitigkeit und Publicity zu tun.

7 Verkaufen auf die harte Tour: Köder, Bestechung und Provisionen

Im Jahr 2001 gaben die Pharmakonzerne an die Ärzte „unverkäufliche Muster" im Wert von fast 11 Milliarden Dollar ab. Fast immer handelte es sich dabei um die neuesten und teuersten Nachahmerpräparate. Eines wussten die Firmen ganz genau: Wenn die Musterpackungen zur Neige gingen, blieben Arzt und Patient bei dem Präparat. Natürlich waren die Medikamente in Wirklichkeit nicht umsonst. Die Kosten wurden einfach auf die Preise aufgeschlagen (solche Firmen sind keine Wohlfahrtseinrichtungen).

Im gleichen Jahr schickten die Pharmakonzerne etwa 88.000 Außendienstmitarbeiter in die Arztpraxen, damit sie kostenlose Muster und viele persönliche Geschenke verteilen sowie die Produkte ihrer Firmen anpriesen.[1] Für diese Aktivitäten gab die Branche nach eigenen Angaben nochmals 5,5 Milliarden Dollar aus, ein Betrag, der mir zu niedrig erscheint: Ich halte es für unwahrscheinlich, dass 62.500 Dollar – 5,5 Milliarden, dividiert durch 88.000 – für das Gehalt des Vertreters sowie für Prämien, Reisekosten und Geschenke ausreichen.[2] Aber ganz gleich, wie hoch die Summe war, wir alle haben dafür bezahlt. Und wir bezahlen weiterhin dafür.

Ebenso bezahlen wir für eine nahezu unbegrenzte Vielfalt von Werbemaßnahmen, die sich nicht an den Arzt, sondern an den Patienten richten. Dahinter steckt die Erwartung, dass die Patienten ihre Ärzte bitten, genau dieses Medikament zu verschreiben. So unterzeichneten beispielsweise die Werbepartner GlaxoSmithKline und Bayer einen Vertrag mit der National Football League über die Werbung für ihr Nachahmerpräparat Levitra, das auf dem riesigen Markt der „erektilen Dysfunktion" mit Viagra in Konkurrenz steht. Berichten zufolge bezahlen die Unternehmen im Rahmen des Abkommens insgesamt 20 Millionen Dollar. Neben dem exklusiven Sponsorenvertrag mit der Liga schlossen sie auch Abkommen mit einzelnen Mannschaften. Der Vertrag mit den New England Patriots sieht beispielsweise vor, dass das Levitra-Logo auf der Bandenwerbung im Gillette-Stadium auftaucht. Mike Ditka, der frühere Trainer der Chicago Bears, pries es 30 Sekunden lang auf Großleinwand an.[3] Wer 2004 im Fernsehen das Endspiel der National Football League, die Super Bowl, verfolgte, musste sich fragen, ob Football vielleicht die *Ursache* der erektilen Dysfunktion ist.

Um nicht ins Hintertreffen zu geraten, tauschte Pfizer, der Hersteller von Viagra, seinen früheren Werbeträger Bob Dole (zu alt, zu müde) gegen den Baseballstar Rafael Palmeiro aus. Außerdem sponsert Pfizer beim NASCAR-Rennen ein Viagra-Auto. Und eine Werbung für Cialis von Eli Lilly, das neueste Medikament gegen Impotenz, schmückte bei der America's-Cup-Regatta eine Jacht. Ein Sprecher von Pfizer dazu: „Sport ist ein großartiger Weg, wenn man Männer mit Erektionsproblemen erreichen will. Männer frönen ihrem Sport mit Leidenschaft, und man kann Menschen leichter erreichen, wenn sie sich wohl fühlen."[4] Auch dafür bezahlen wir, ob wir nun eines der Medikamente verwenden oder nicht.

Manche Formen der Werbung sind weniger auffällig und werden verdeckt platziert. Morley Safer, Moderator der renommierten CBS-Informationssendung *60 Minutes*, trat in mehreren hundert Videos auf, die wie Nachrichtenmeldungen aussahen, in Wirklichkeit aber Werbespots für Pharmaunternehmen waren. Sie wurden an lokale Fernsehstationen verteilt und liefen dort zwischen den regulären Sendungen. Unter Vertrag genommen wurde Safer von einer Marketingfirma namens WJMK, die im Namen ihrer Kunden aus der Pharmaindustrie tätig wurde. Den Berichten zufolge durften die Pharmakonzerne die Videos redigieren und genehmigen, und Safer erhielt für jeden Tag im Studio eine sechsstellige Summe. Als er zu der Erkenntnis kam, dass die „sensationellen Nachrichten" (wie WJMK sie nannte) nicht den Maßstäben für Nachrichten bei CBS entsprachen, stellte das Unternehmen den pensionierten CBS-Nachrichtensprecher Walter Cronkite und Aaron Brown von CNN ein, die ihn ablösten.[5] Cronkite stieg später aus dem Vertrag aus und wurde von WJMK verklagt. Sein Anwalt erklärte, man habe ihn getäuscht und so getan, als handele es sich bei der Werbung um Journalismus.

Eine andere Form der verdeckten Werbung besteht darin, dass Prominente im Rahmen eines ganz normalen Interviews in einer Nachrichten- oder Unterhaltungssendung scheinbar spontan über Arzneimittel sprechen.[6] Lauren Bacall erzählte beispielsweise in einem Gespräch mit Matt Lauer in der TV-Sendung *Today* von einer Bekannten, die durch eine Makuladegeneration blind geworden war. Dann drängte sie die Menschen im Publikum, sie sollten sich untersuchen lassen, und erwähnte in diesem Zusammenhang das Novartis-Medikament Visudyne. Was sie dabei nicht erwähnte: Sie wurde von Novartis dafür bezahlt. Das Ganze war Teil eines Prominenten-Interviews. Auch dafür haben wir bezahlt.

Wie wir in Kapitel 5 erfahren haben, wandte AstraZeneca 2001 insgesamt eine halbe Milliarde Dollar auf, um die Verbraucher von Prilosec auf Nexium umzustellen. Noch heute macht das Unternehmen massiv Werbung für seine lila Nachahmerpille – jetzt sieht man in den Anzeigen eine unglaubliche Masse verzweifelter Menschen, die auf nackten Klippen verstreut sind, und zwischen ihnen sind große Gruben mit irgendetwas, das wie siedende Lava aussieht. Die Erlösung kommt dann in Form einer riesigen lila Kapsel. Auch dafür bezahlen wir.

Noch eine Blackbox

Das sind nur ein paar Beispiele, wie sich das Marketing der Pharmaindustrie durch unser ganzes Leben zieht. Wie groß sein Umfang wirklich ist, weiß niemand: Bei den Marketingaufwendungen betreiben die Pharmakonzerne eine noch größere Geheimnistuerei als bei den Kosten für Forschung und Entwicklung. Dazu haben sie auch allen Grund. Die Ausgaben sind so gewaltig, dass man sie einfach nicht rechtfertigen kann. Stattdessen ist die Industrie bestrebt, sie zu vertuschen oder für die Bilanzierung so umzudefinieren, dass nur ein Teil des Gesamtbetrages auftaucht, von dem sie behauptet, dies sei die Gesamtsumme. Die wichtigste Vernebelungsmethode besteht darin, Marketing als Fortbildung und Gesundheitsaufklärung zu tarnen. Wie Walter Cronkites Anwalt beispielsweise der *New York Times* mitteilte, hatte man ihm versichert, die Videoaufnahmen seien keine Werbung, sondern dienten der Gesundheitsaufklärung. Wer eine derart dicke Kröte schluckt, muss entweder eine Menge Naivität mitbringen oder gewillt sein, die Täuschung mitzumachen. Für die lokalen Fernsehstationen, von denen die Aufnahmen ausgestrahlt wurden, erklärte ein Sprecher der KSMQ in Austin, Texas: „Wir haben sie umsonst bekommen, also habe ich nicht mehr viel nach anderen Informationen gegraben."[7]

Der US-Börsenaufsicht (Securities and Exchange Commission, SEC) und den Aktionärsberichten für 2001 zufolge wendeten die größten Pharmakonzerne durchschnittlich 35 Prozent ihrer Einnahmen für „Marketing und Verwaltung" auf (wobei die Bezeichnungen in den einzelnen Unternehmen sich geringfügig unterscheiden). Ungefähr der gleiche Prozentsatz dürfte auch ganz allgemein für die Mitglieder des Branchenverbandes Pharmaceutical Research and Manufacturers of America (PhRMA) gelten, und er hat sich in den letzten zehn Jahren auch nicht nennenswert verändert.[8] „Marketing und Verwaltung" bilden im Etat der Pharmakonzerne den größten Einzelposten, der größer ist als die Herstellungskosten und viel größer als die Kosten für Forschung und Entwicklung. Im Jahr 2002 ging dieser Prozentsatz bei den zehn größten US-Unternehmen geringfügig auf ungefähr 31 Prozent der Einnahmen zurück. Das ist immer noch ein Riesenbatzen an „Marketing und Verwaltung". Manche Staaten wären froh, sie hätten ein solch hohes Bruttoinlandsprodukt.

Wie viel von diesem Betrag entfällt auf „Marketing" und wie viel auf „Verwaltung"? Das lässt sich kaum feststellen, denn nahezu alle großen Pharmakonzerne geben in ihren Berichten an die Börsenaufsicht nur einen Gesamtposten für beide Bereiche an (was offensichtlich außer Verschleierung keinen weiteren Grund hat). Nur ein Unternehmen, nämlich Novartis, trennt das Marketing von der Verwaltung und gibt auf diese Weise einen Anhaltspunkt für die Beantwortung der Frage. Im Jahr 2001 ordnete der Konzern 36 Prozent seiner Gesamteinnahmen der Kategorie „Marketing und Vertrieb" zu, und fünf Prozent entfielen auf „Verwaltung und allgemeine Aufgaben"; man kann also davon ausgehen, dass fünf Prozent eine vernünftige Schätzung für den Anteil der „Verwaltung" in dem Etatposten „Marketing und Verwaltung" darstellen.[9] Eine andere Möglichkeit, an die Frage heranzugehen, besteht darin, sich anzusehen, was PhRMA über die Aufteilung der Mitarbeiter in der Branche berichtet. Im Jahr 2000 waren in den Pharmakonzernen 35 Prozent der Mitarbeiter im Bereich „Marketing" tätig, 12 Prozent arbeiteten in der „Verwaltung".[10] Wie sich die Anzahl der Mitarbeiter in den Ausgaben niederschlägt, wissen wir nicht genau. Einer vernünftigen Schätzung zufolge entfallen von den 35 Prozent, die 2001 für „Marketing und Verwaltung" ausgegeben wurden, nicht mehr als fünf Prozent auf die Verwaltung, und der Rest, nahezu 30 Prozent, floss ins Marketing. Nach Angaben von PhRMA lagen die Gesamteinnahmen der Mitgliedsunternehmen in dem genannten Jahr (ohne einige Umsätze aus Übersee) bei 179 Milliarden Dollar; demnach gaben die Unternehmen etwa neun Milliarden Dollar für Verwaltung und fast 54 Milliarden für Marketing aus.

Was gehört alles zu „Verwaltung"? Zunächst einmal natürlich die Entlohnungen, die die Manager sich selbst gewähren. Die Topmanager großer Pharmakonzerne verdienen jährlich zwischen wenigen Millionen und einigen Zigmillionen Dollar an Gehältern, Prämien und anderen Vergütungen; hinzu kommt mindestens noch einmal der gleiche Betrag an Aktienoptionen. Weiterhin fallen darunter die allgemeinen laufenden Kosten für ein Großunternehmen – Buchhaltung, Finanzwesen und Personalverwaltung. Und schließlich sind da die Anwaltskosten – und die müssen riesig sein.[11] Wie wir in Kapitel 10 noch genauer erfahren werden, befinden sich die Pharmaunternehmen permanent in juristischen Auseinandersetzungen (oder drohen sie an), um die Vermarktungsrechte für ihre Blockbuster-Präparate zu erweitern. Und es macht sich natürlich mehr als bezahlt, mit juristischen Kunstgriffen die Vermarktungsrechte auszuweiten. Es ist sogar eine der lukrativsten Tätigkeiten, mit denen ein Pharmaunternehmen sich beschäftigen kann. Aber Anwälte sind nicht billig, und die Branche gibt einer riesigen Zahl von ihnen Arbeit. Zunehmend werden sie auch gebraucht, um Anklageschriften wegen illegaler Tätigkeiten abzuwehren – wir werden darauf zurückkommen.

Sehen wir uns jetzt einmal das „Marketing" an. Hier streuen uns die Unternehmen Sand in die Augen, indem sie unterschiedliche Begriffe für das Gleiche verwenden. Manche sprechen von „Vertrieb", andere von „Marketing", und Pfizer setzt noch den Begriff „Aufwendungen für Informationen" hinzu – wovon offensichtlich neben vielen anderen auch der Anwalt von Walter Cronkite profitiert. Bristol-Myers Squibb unterscheidet sogar zwischen zwei Etatposten: einerseits „Marketing, Vertrieb und Verwaltung", andererseits „Werbung und Produktförderung". Zieht man die Verwaltung ab, bleibt aber immer in dieser oder jener Form das Marketing übrig. Ob es Vertrieb, Produktförderung oder Werbung heißt, spielt keine Rolle.

Marketingkosten: Jetzt sieht man sie – nein, man sieht sie nicht

Sehen wir uns einmal an, wie die Branche agiert. Im Jahr 2001 räumte sie zwar ein, sie habe 35 Prozent ihrer Einnahmen für Marketing und Verwaltung ausgegeben. Marketing war dabei aber so eng definiert, dass hierauf viel weniger entfiel. Die Branche behauptete, zum Marketing gehörten nur vier Elemente: erstens die direkte Verbraucherwerbung (vorwiegend durch Fernsehspots), zweitens die Verkaufsgespräche in den Arztpraxen, drittens die kostenlosen Ärztemuster, und viertens die Werbung in medizinischen Fachzeitschriften. Legt man diese Definition zu Grunde, gaben die PhRMA-Mitglieder dem Bericht der Organisation zufolge 2001 „nur" 19,1 Milliarden Dollar für Werbung aus – 2,7 Milliarden für direkte Verbraucherwerbung, 5,5 Milliarden für Besuche bei Ärzten, 10,5 Milliarden für die kostenlosen Ärztemuster (Einzelhandels-Verkaufspreis) und ungefähr 380 Millionen für Werbung in Fachzeitschriften.[12] Der Branchenverband erzählte jedem, der es hören wollte, dies seien viel weniger als die 30,3 Milliarden, die man im gleichen Jahr für Forschung und Entwicklung aufgewandt habe.

Leider beteten die Rechnungsprüfungsbehörde des US-Kongresses (U.S. General Accounting Office, GAO) und die Presse diese Behauptung nach, als sei sie wahr. In einem Bericht über die Verbraucherwerbung im Jahr 2002 erklärte das GAO: „Die Pharmaunternehmen haben für Forschung und Entwicklung mehr aufgewandt als für die gesamte Produktförderung einschließlich der direkten Verbraucherwerbung", und dann wurden die Zahlen aus dem PhRMA-Bericht zitiert.[13] Und die *New York Times* übernahm die Zahlen in ihrem Artikel über den GAO-Bericht ebenfalls unkritisch, wies allerdings darauf hin, dass die Daten von den Unternehmen selbst stammten.[14]

Angesichts der Erfahrungen mit dieser Branche finde ich es erstaunlich, dass man deren eigennützige Behauptung einfach hinnimmt, ohne sie zu überprüfen – insbesondere wo sie so widersprüchlich und unglaubwürdig ist. Dabei war die Tatsache, dass die Pharmaunternehmen im genannten Jahr mehr für Marketing als für Forschung und Entwicklung ausgaben, nur einer von vielen Aspekten. Die 19,1 Milliarden waren nur ein Teil davon. Das ging aus den eigenen Berichten der Unternehmen an die Börsenaufsicht SEC eindeutig hervor, und man konnte es auch daran ablesen, dass im Marketing wesentlich mehr Mitarbeiter beschäftigt waren als in Forschung und Entwicklung. Wie ich bereits erläutert habe, lagen die Marketingaufwendungen im Jahr 2001 einer vernünftigen Schätzung zufolge bei fast 54 Milliarden Dollar, das heißt bei 30 Prozent der 179 Milliarden, die der Jahresbericht von PhRMA als Gesamtsumme der Einnahmen nennt. Diese Zahl ist weit von 19,1 Milliarden entfernt. Es bleiben 35 Milliarden, die nirgends berücksichtigt werden – zu viel, als dass man geflissentlich darüber hinwegsehen könnte.

Was ist mit ihnen passiert? Einen Anhaltspunkt liefert eine winzige Fußnote im Bericht des GAO: „Nicht enthalten in diesen Zahlen sind Fortbildungsveranstaltungen, die von den Pharmaunternehmen für Ärzte organisiert werden und in der Regel nicht als Produktförderung gelten." Gelten sie nicht? Auf dieses wichtige Thema werde ich im nächsten Kapitel eingehen.

Direkte Verbraucherwerbung

Sehen wir uns zunächst einmal die Marketingtätigkeiten an, von denen die Industrie freiwillig redet: die direkte Verbraucherwerbung, die Vertreterbesuche bei Ärzten, die kostenlosen Musterpackungen und die Werbung in Fachzeitschriften. Da Letztere weniger als ein Prozent der Gesamtsumme ausmacht, werde ich sie nicht weiter erörtern; es sei nur gesagt, dass sie wie die Vertreterbesuche dazu dient, das Verschreibungsverhalten der Ärzte zu beeinflussen. Da die meisten medizinischen Fachzeitschriften nur durch den Anzeigenverkauf für Arzneimittelwerbung überleben können, hat diese vermutlich auch Einfluss auf den redaktionellen Teil.

Die direkte Verbraucherwerbung macht zwar, was die Aufwendungen angeht, ebenfalls nur einen relativ kleinen Teil aus, sie ist aber (soweit man es überhaupt sagen kann) der am schnellsten wachsende Posten im Werbebudget. Bis 1997 machten Pharmaunternehmen im Fernsehen kaum Werbung, weil die US-amerikanische Zulassungsbehörde (Food and Drug Administration, FDA), die die Aufsicht über die gesamte Medikamentenwerbung führt, in den Spots eine ausführliche Information über Nebenwirkungen verlangte. Das stellte für Werbespots von 30 Sekunden Länge ein großes Problem dar – und war sogar kontraproduktiv. Eine schnell heruntergebetete Liste von Nebenwirkungen ließ ein Medikament unter Umständen recht beängstigend aussehen. Im Jahr 1997 jedoch gab die FDA bekannt, sie werde die Regeln für die Fernsehwerbung ändern. Die Unternehmen brauchten jetzt nicht mehr alle Risiken vollständig aufzusagen, sondern sie mussten nur noch die wichtigsten Nebenwirkungen erwähnen und die Zuschauer auf weitere Informationsquellen (zum Beispiel eine kostenlose Telefonnummer) hinweisen. Nach dieser Änderung wurde das Fernsehen mit Werbung für die neuesten Medikamente geradezu überschwemmt. Von 1997 bis 2001 wuchsen die Aufwendungen für direkte Verbraucherwerbung fast auf das Dreifache, und der Anteil, den die Fernsehwerbung dabei ausmachte, stieg von 25 auf 64 Prozent. Zwar machen Print-Anzeigen zahlenmäßig immer noch den größten Teil aus, aber sie sind auch wesentlich preisgünstiger.[15]

In den Anzeigen, die sich direkt an die Verbraucher wenden, wird meist für sehr teure Nachahmerpräparate geworben: Diese brauchen viel Reklame, denn eigentlich besteht kein Grund zu der Annahme, sie seien besser als andere, bereits länger auf dem Markt befindliche Medikamente. Eine überwältigende Fülle von Belegen spricht dafür, dass die Anzeigen ihre Wirkung nicht verfehlen.[16] Die Menschen gehen zum Arzt, fragen nach den neuen Präparaten und erhalten sie sehr häufig auch. Außerdem steigt durch die Anzeigen nicht nur der Umsatz des jeweils beworbenen Produkts, sondern auch der Umsatz der gesamten Wirkstoffklasse. Mit anderen Worten: Eine Anzeige für das Antidepressivum Paxil hebt auch den Umsatz von Zoloft und Celexa.

Wenn ein Pharmakonzern eine neue Werbekampagne startet, muss er seine Anzeigen für die direkte Verbraucherwerbung der FDA vorlegen, und die Behörde soll dann prüfen, ob Risiken und Nutzen darin „ausgewogen" dargestellt werden. Über irreführende Anzeigen soll die FDA das Unternehmen in einem offiziellen Brief ermahnen, und dieses muss die Anzeige dann ändern oder aus dem Verkehr ziehen. Wenn man sich ansieht, mit welchen Anzeigen wir tatsächlich konfrontiert werden, versagt die Behörde ganz offensichtlich bei dieser Aufgabe. Zum einen hat sie nicht das Personal dafür. Nur 30 Prüfer mussten sich allein 2002 durch 34.000 eingereichte Verbraucheranzeigen arbeiten.[17] Außerdem kann die Behörde nicht kontrollieren, ob sie auch alle Anzeigen erhält, die ihr vorgelegt werden müssten.

Darüber hinaus hat die FDA unter der Bush-Regierung absichtlich eine Strategie der Verlangsamung begonnen. Sie verschickt wesentlich weniger Briefe über irreführende Anzeigen als früher, und wenn sie es tut, gehen die Schreiben manchmal so spät hinaus, dass die beanstandete Werbekampagne bereits größtenteils gelaufen ist. Bevor ein Brief abgeschickt wird, ist heute eine Überprüfung durch die Rechtsabteilung der FDA vorgeschrieben.[18] Und selbst wenn die Bescheide schnell erteilt werden, nimmt sie offensichtlich niemand ernst. Eine einzelne Werbekampagne wird vielleicht beendet, aber an ihre Stelle tritt eine andere, die ebenfalls nicht besser ist. Manche Unternehmen haben mehrere Briefe wegen aufeinander folgender Werbemaßnahmen für dasselbe Medikament erhalten. An Pfizer beispielsweise gingen in vier Jahren insgesamt vier Briefe wegen irreführender Werbung für Lipitor [in Deutschland unter dem Markennamen Sortis bekannt].[19]

Meiner Ansicht nach besteht kein Zweifel, dass Verbraucheranzeigen wesentlich stärker in die Irre führen, als dass sie informieren; außerdem wächst durch sie der Druck auf die Ärzte, neue, teure Medikamente mit häufig nur geringem Nutzen zu verschreiben, selbst wenn der konservativere Weg – unter Umständen ganz ohne Medikament – möglicherweise besser und sicherer wäre. Die Ärzte wollen ihre Patienten nicht enttäuschen, und in allzu vielen Fällen ist es schneller und einfacher, ein Rezept auszustellen, als zu erklären, warum das nicht notwendig ist. Das ist der Grund, warum Verbraucheranzeigen für verschreibungspflichtige Medikamente in allen anderen Industrieländern (mit Ausnahme Neuseelands) verboten sind.

Die Industrie behauptet, solche Anzeigen seien nützlich: Angeblich veranlassen sie die Menschen zum Arztbesuch wegen Symptomen, die sie vorher nicht erkannt hatten oder für nicht therapierbar hielten.[20] Ordnungsgemäß kontrollierte Studien über die gesundheitlichen Auswirkungen von Werbeanzeigen gibt es jedoch nicht. Fast jeder ist heute im Fernsehen einer Flut von Medikamentenwerbung ausgesetzt, und deshalb kann man das Verhalten solcher Menschen unmöglich mit anderen vergleichen, die keine Werbung zu sehen bekommen. Außerdem handeln die Anzeigen meist nicht von Medikamenten für seltene oder zuvor unheilbare Krankheiten, sondern von Präparaten für allgemein bekannte Gesundheitsstörungen, für die es bereits eine Fülle von Therapiemethoden gibt. Und ob es der Allgemeinheit nützt, wenn immer mehr Medikamente gegen immer allgemeiner definierte Krankheiten eingenommen werden, bleibt eine offene Frage. Man kann mit stichhaltigen Gründen die Ansicht vertreten, dass Amerikaner mit kleinen gesundheitlichen Störungen unter einem Übermaß an medikamentöser Therapie leiden, einschließlich aller Nebenwirkungen und Wechselwirkungen zwischen verschiedenen Medikamenten.

Ärzte: Die große Zielscheibe

Die direkte Verbraucherwerbung ist schon überwältigend, die wichtigste Zielscheibe für die Marketinganstrengungen der Branche ist aber nicht die Öffentlichkeit, sondern die Ärzteschaft. Die Ärzte sind schließlich diejenigen, die das Rezept ausstellen. Der unmittelbare Zugang zu den Ärzten ist für die Pharmakonzerne sogar noch besser, als sie indirekt über die Patienten zu beeinflussen. In ihrem Buch *The Big Fix* beschreibt Katharine Greider sehr anschaulich, wie das Pharmamarketing sich unter den Medizinern breit macht.[21] Wie ich bereits erwähnt habe, beschäftigte die Branche 2001 rund 88.000 Pharmareferenten, die in Arztpraxen und Kliniken ihre Produkte anpreisen. Das entspricht ungefähr einem Vertreter für fünf oder sechs Ärzte, je nachdem, ob man Assistenzärzte und Studenten im Praktikum mitrechnet.[22] Diese Pharmareferenten sind in der Welt der Medizin allgegenwärtig. Die meist jungen, attraktiven und äußerst liebenswürdigen Männer und Frauen treiben sich auf den Fluren nahezu aller größeren Krankenhäuser herum, suchen nach Gelegenheiten, mit dem medizinischen Personal zu sprechen, und ebnen den Weg mit Geschenken, beispielsweise mit Büchern, Golfbällen oder Eintrittskarten für Sportereignisse. In vielen Lehrkrankenhäusern laden die Pharmareferenten regelmäßig zu Geschäftsessen für die Assistenzärzte und Studenten im Praktikum ein, und dann stehen sie herum, um über ihre Medikamente zu sprechen. Diese Methode mit

135

„Schlemmen, Schmeicheln und Freundschaft", wie sie genannt wurde, schafft bei den jungen Ärzten, die noch ein langes Leben mit vielen Verschreibungen vor sich haben, ein gewisses Zusammengehörigkeitsgefühl. Sie fühlen sich den freundlichen Menschen, die ihnen ständig Geschenke machen, verpflichtet. Manche Lehrkrankenhäuser schreiten heute gegen solche Praktiken ein, aber das geschieht bei weitem nicht in ausreichendem Maß.

Pharmareferenten dürfen an medizinischen Tagungen teilnehmen, werden unter Umständen in Operationssäle und Behandlungszimmer eingeladen und sind manchmal sogar dabei, wenn Ärzte im Sprechzimmer oder am Krankenbett die Patienten untersuchen. Häufig wird zugelassen, dass Patienten den Pharmareferenten für einen Arzt halten – und diese Annahme wird noch verstärkt, wenn der Firmenvertreter Ratschläge für die Therapie erteilt. Der *Boston Globe* berichtete beispielsweise über den Fall der Patientin Azucena Sanchez-Scott.[23] Als sie nach einer Brustkrebserkrankung mit anschließender Chemotherapie zu ihrem Arzt kam, war ein fremder Mann mit im Untersuchungszimmer. Der Arzt erklärte, der Fremde „sehe ihm bei der Arbeit zu".

Erst später erfuhr sie, dass es sich um den Pharmareferenten einer Tochterfirma von Johnson & Johnson handelte. Sie klagte gegen das Unternehmen, und es kam zu einer außergerichtlichen Einigung. Aber was sie erlebt hat, ist nichts Ungewöhnliches. Die Pharmaunternehmen zahlen einem Arzt mehrere hundert Dollar pro Tag, wenn sie den Pharmareferenten erlauben, während der Patientengespräche zugegen zu sein. Eine Vertreterin von Schering-Plough erklärte: „Das ist ein weiterer Weg, um eine Beziehung zum Arzt und hoffentlich auch ein Geschäft aufzubauen." Das war eine offenherzige Aussage. Aber man sollte Patienten nicht für diesen Zweck benutzen.

Die Gespräche in den Arztpraxen sind für die Pharmaunternehmen äußerst wertvoll, und auch für die Ärzte sind sie von hohem Wert. Es ist eine symbiotische Beziehung. Wie sehr die Pharmareferenten inzwischen zum Alltag der Ärzte gehören, kann man sich fast gar nicht vorstellen. Ein durchschnittlicher Arzt erhält jede Woche mehrere derartige Besuche (was nicht verwunderlich ist, wenn man an das Verhältnis von einem Pharmareferenten auf fünf oder sechs Ärzte denkt), und bei Fachärzten, die besonders viele Medikamente verschreiben, sind es bis zu einem Dutzend am Tag. Die Pharmareferenten freunden sich nicht nur mit den Ärzten an, sondern auch mit dem gesamten Praxispersonal, und oftmals verteilen sie schon bei der Ankunft viele kleine Aufmerksamkeiten. Manchmal laden sie zum Essen ein. Die Ärzte erkundigen sich ihrerseits bei den Pharmareferenten nach den neuesten Medikamenten und nach der unvermeidlichen Tasche voller kostenloser Musterpackungen.

Häufig erhalten die Ärzte großzügige Geschenke. Sie können mehr oder weniger fest damit rechnen, dass sie auf Wunsch jederzeit in ein Feinschmeckerrestaurant zum Essen eingeladen werden, wo dann manchmal auch ein vom Unternehmen ausgewählter Experte einen Vortrag hält. Aber es gibt auch andere teure Geschenke. Die Zeitung *USA Today* zeichnete in einem Leitartikel ein eindringliches und ziemlich genau zutreffendes Bild: „Weihnachtsbäume. Kostenlose Eintrittskarten für ein Spiel der Washington Redskins einschließlich Sektempfang. Ein Familienurlaub auf Hawaii. Und jede Menge Bargeld. Solche Geschenke würden bei jedem Beamten oder Staatsbediensteten eine große rote Warnlampe mit der Aufschrift ‚Bestechung' aufleuchten lassen. Aber bei den Ärzten ist das offenbar nicht der Fall. Sie sacken seit jeher unglaubliche Geschenke von Pharmaunternehmen ein, die darum kämpfen, ihren Produkten in einem zunehmend von Konkurrenz geprägten Markt einen Vorsprung zu verschaffen."[24]

Im Jahr 2000 erließ die American Medical Association (AMA) – die größte Ärzteorganisation in den USA – neue Richtlinien, mit denen solche Praktiken eingeschränkt werden sollten, und 2002 tat die Pharmaindustrie es ihr nach (mehr darüber weiter unten). Im Jahr 2003 warnte das US-Gesundheitsministerium, übermäßig große Geschenke an Ärzte könnten auf Grund des gesetzlichen Bestechungsverbots bestraft werden. Diese Richtlinien und die Verwarnung durch das Ministerium haben vielleicht seither besonders extreme Fälle verhindert, aber die Richtlinien sind unverbindlich, und selbst die Verwarnung ist voller Schlupflöcher.[25]

Die wichtigsten Geschenke sind die kostenlosen Ärztemuster. Sie sind ein sehr wirksames Mittel, um Ärzte und Patienten mit einem teuren, neu zugelassenen Medikament vertraut zu machen, wenn ein älteres, preiswerteres Präparat ebenso gut wäre. Aus dem gleichen Grund

137

gewähren die Pharmaunternehmen den Krankenhäusern und Krankenversicherungen häufig hohe Rabatte auf neue Produkte. Wie man mir
beispielsweise berichtete, führen zwei Lehrkrankenhäuser der Harvard
University Nexium gegen Sodbrennen in ihren Positivlisten, weil Astra-
Zeneca ihnen ein gutes Angebot gemacht hat. Es ist eine Art Zuckerbrot
und Peitsche, wobei die Peitsche aber nicht das Produkt ist, sondern der
Preis. Werden die Patienten mit einem Nexium-Rezept aus der Klinik
entlassen, zahlen sie den ambulant üblichen hohen Marktpreis.

Nachdem die Ärzte unter dem Druck diverser Gesundheitsreformen
immer weniger Zeit haben, wird es auch für die Pharmareferenten
schwieriger, Gesprächstermine zu bekommen. Zunehmend werden
sie abgewiesen, oder das Gespräch wird auf ein oder zwei Minuten
beschränkt: „Lassen Sie einfach die Werbegeschenke hier." Die harte
Konkurrenz um Zeit und Aufmerksamkeit der Ärzte hat neue Firmen
entstehen lassen, die darauf spezialisiert sind, den Pharmareferenten
schnelle, effiziente Verkaufsgespräche zu vermitteln. Unternehmen, die
die Verschreibungspraxis erforschen, kaufen von großen Apotheken-
ketten Informationen über das Verschreibungsverhalten der Ärzte und
verkaufen diese an die Pharmaunternehmen. Aus solchen Arztprofilen
entnehmen die Pharmareferenten dann schon vor ihrem Besuch die Information, was der jeweilige Arzt verschreibt, sodass sie ihr Gespräch, in
dem jede Minute zählt, darauf abstimmen können. Wissen sie beispielsweise, dass der Arzt ein Konkurrenzprodukt verschreibt, können sie ihre
Zeit darauf verwenden, dieses Präparat schlecht zu machen, und dabei
müssen sie nicht einmal erwähnen, dass sie über die Verschreibungspraxis des Arztes Bescheid wissen. Und ob der Besuch sich gelohnt hat,
sehen sie daran, was der Arzt anschließend tut. Mit Hilfe solcher Über-
wachungsmethoden können die Pharmaunternehmen sich vor allem um
die erfolgversprechendsten Ärzte kümmern.

Unlautere Werbemethoden: Lektion erteilt

Viele Werbemethoden kann man nur als Bestechung oder Schmier-
geldzahlung bezeichnen. Es ist zwar gesetzlich verboten, Ärzten Geld für
die Verschreibung bestimmter Medikamente zu bezahlen, aber solche

Vergehen wurden nur in sehr wenigen Fällen strafrechtlich verfolgt. Einer davon betrifft die Firma TAP Pharmaceuticals und ihr Krebsmedikament Lupron. Die Geschichte lohnt, dass man sie etwas genauer betrachtet – nicht weil sie einzigartig wäre, sondern weil sie nur ein Extrembeispiel für ein allgemeines Phänomen darstellt.[27]

Lupron ist ein Hormonpräparat zur Behandlung von Prostatakrebs. Die meisten Patienten mit dieser Erkrankung sind über 65 Jahre alt, sodass eine Kostenerstattung durch Medicare – die staatliche Krankenversicherung für Rentner – in Betracht kommt. Medicare hat den versicherten Rentnern bisher keine Arzneimittelkosten erstattet. Da das Medikament aber in der Arztpraxis gespritzt werden muss – und zwar in der Regel ungefähr einmal im Monat –, werden die Kosten zu 80 Prozent von Medicare übernommen. Die Ärzte kaufen das Präparat direkt beim Hersteller und stellen Medicare die Behandlung in Rechnung, wobei der Großhandelslistenpreis des Herstellerunternehmens die Grundlage bildet (siehe Seite 24). Mitte der neunziger Jahre bekam Lupron Konkurrenz durch ein ähnliches, aber billigeres Medikament namens Zoladex. Damit die Ärzte an Lupron festhielten, gab TAP Pharmaceuticals den Berichten zufolge durchschnittlich einen Großhandelspreis von rund 500 Dollar je Dosis an, in Wirklichkeit wurde das Präparat aber für 350 Dollar an die Ärzte abgegeben. Die Erstattung durch Medicare orientierte sich an dem Preis von 500 Dollar, und die Differenz, „Aufschlag" genannt, durften die Ärzte behalten. Das war für sie natürlich ein echter Anreiz, bei Lupron zu bleiben. Nach Angaben der Strafverfolger benutzte das Unternehmen letztlich Steuergelder, um die Ärzte zu bestechen, damit sie das firmeneigene Medikament an Stelle eines billigeren Konkurrenzprodukts verschrieben.

Und TAP ging noch weiter. Im Jahr 1996 wollte das Unternehmen auch den Tufts Health Plan, eine große Managed-Care-Organisation (HMO) in Massachusetts, dazu bringen, dass sie an Lupron festhielt. Zu diesem Zweck bot sie dem Medical Director des Medikamentenprogramms, Joseph Gerstein, eine „Ausbildungsförderung" von 25.000 Dollar an, die er nach Belieben verwenden konnte. Aber das Unternehmen hätte sich keine schlechtere Zielscheibe aussuchen können: Joseph Gerstein wäre, wie ich ganz genau weiß, so ziemlich der Letzte, der sich bestechen ließe. Als er ablehnte, erhöhte der Konzern das Angebot auf

65.000 Dollar. Aber dieses Mal hatte Gerstein bereits mit Unterstützung des Tufts Health Plan die Behörden alarmiert: Das Gespräch wurde auf Tonband mitgeschnitten und führte dazu, dass die illegalen Machenschaften des Unternehmens enthüllt wurden.

Nach langer Zeit schließlich, und nachdem Gerstein sowie ein Informant aus dem Unternehmen dieses wegen Falschaussage unter dem Federal False Claims Act verklagten, bekannte sich TAP Pharmaceuticals des Versicherungsbetrugs für schuldig, und alle straf- und zivilrechtlichen Verfahren wurden gegen Zahlung der Rekordsumme von 875 Millionen Dollar beigelegt. Außerdem wurden elf Mitarbeiter von TAP und ein Arzt aus Massachusetts wegen ihrer Beteiligung an dem Betrug verurteilt. In dem Urteil wurde unter anderem festgestellt, die Pharmareferenten von TAP hätten Ärzte mit Reisen in Urlaubsanlagen, Schuldenerlass, Fernsehgeräten und Videorekordern, Geld in Form von „Fortbildungszuschüssen" sowie kostenlosen Medikamenten (die sie Medicare in Rechnung stellen konnten) bestochen. Es war ein teurer Vergleich in einem hochkarätigen Prozess, aber die Praktiken des Unternehmens TAP Pharmaceuticals und der Ärzte unterschieden sich nicht besonders stark von dem, was sich überall tagtäglich abspielt. Ironie des Schicksals: AstraZeneca, der Hersteller des Konkurrenzpräparats Zoladex, musste später 355 Millionen Dollar für Vergleiche bei ähnlichen Verfahren zahlen.

Ein Jahr, nachdem der Fall TAP an die Öffentlichkeit gelangt war, gab PhRMA freiwillige Richtlinien heraus, die denen der American Medical Association (AMA) ähnelten. Darin wurde der Wert von Geschenken auf 100 Dollar begrenzt, und die Geschenke sollten – wie beispielsweise Lehrbücher – mit der Patientenversorgung zu tun haben. Allerdings besagen die Richtlinien nichts darüber, wie häufig solche Geschenke gemacht werden dürfen. Einmal in der Woche? Einmal am Tag? Außerdem erfahren wir nicht, warum die Pharmaunternehmen den Ärzten überhaupt etwas schenken sollen, wo die Kosten doch nur auf die Medikamentenpreise aufgeschlagen werden. Und die Richtlinien erlauben größere Geschenke und die Erstattung von Reisekosten, wenn man sie mit Zwecken der Fortbildung oder Forschung begründen kann.

Die 30-Prozent-Handelsspanne

Die Pharmakonzerne rechtfertigen ihre Preise mit dem Hinweis auf die hohen Kosten für Forschung und Entwicklung; was sagen sie aber über die viel höheren Aufwendungen für das Marketing? Vertreten sie den Standpunkt, dass auch diese eine Rechtfertigung für den hohen Preis sind? Wahrscheinlich nicht. Stattdessen tun sie alles, um die Tatsache zu vertuschen, dass die Verbraucher im Jahr 2001 einen Preisaufschlag von ungefähr 30 Prozent für Verkaufsförderung zahlten (ungefähr so hoch ist der Anteil des Marketings an den rund 35 Prozent jährlicher Ausgaben für „Marketing und Verwaltung"). So sieht die Sache in Wirklichkeit aus, und sie ist noch schwerer zu rechtfertigen als die Geheimnistuerei der Branche um die Kosten von Forschung und Entwicklung. Dass Marketingkosten verschwiegen werden, lässt sich (im Gegensatz zu manchem Aufwand für Forschung und Entwicklung) nicht mit dem Schutz von Betriebsgeheimnissen begründen, es gibt dafür also nur eine Erklärung: Man will Proteste der Öffentlichkeit vermeiden. Aber die Industrie schuldet der Öffentlichkeit vollständige Rechenschaft darüber, wie sie ihre gewaltigen Einnahmen verwendet. Sie muss auch diese Blackbox öffnen.

Die riesigen Marketingkosten werfen noch eine andere Frage auf: Wenn verschreibungspflichtige Medikamente so gut sind, warum muss man dann überhaupt so viel Reklame dafür machen? Würde die Welt nicht jedem Unternehmen ohnehin zu Füßen liegen, das beispielsweise die Heilung von Krebs ermöglicht? Die Antwort lautet: Wirklich gute Medikamente brauchen nicht viel Werbung. Ein wichtiges, wirklich neues Präparat wie Gleevec verkauft sich von selbst. Ärzte, deren Patienten an dieser Form der Leukämie leiden und auf Gleevec ansprechen, haben das Medikament auf Fachtagungen und aus Artikeln in Fachzeitschriften kennen gelernt. Und sie wenden es an. Dazu brauchen sie keine Verkaufsgespräche. (Allerdings nutzt Novartis die Geschichte von Gleevec, um Werbung für sich selbst zu machen und damit unterschwellig zu vermitteln, alle Produkte des Unternehmens seien ebenso gut.) Wichtige neue Präparate brauchen kaum Marketing. Nachahmerpräparate dagegen müssen endlos angepriesen werden, weil der Hersteller die Ärzte und die Öffentlichkeit überzeugen muss, dass es irgendeinen Grund dafür gibt, das eine an Stelle eines anderen Mittels zu

141

verschreiben. Deshalb ist es nicht verwunderlich, dass es sich bei den am stärksten beworbenen Präparaten um Nachahmerprodukte wie Nexium, Lipitor oder Paxil handelt.

Damit haben wir die Verwendung der 19,1 Milliarden Dollar erklärt, die die Pharmaindustrie nach eigenen Angaben im Jahr 2001 für Marketing ausgegeben hat. Aber wo bleiben die rätselhaften 35 Milliarden, der dicke Batzen, der von der Industrie nicht angegeben wird? Ein Teil davon fließt wahrscheinlich in Geschenke und verschiedene andere Werbemaßnahmen, über die man sich bei den Unternehmen ausschweigt. Darüber hinaus aber findet ein gigantisches Maskenspiel statt. Irgendwie hat die Industrie sowohl bei Behörden als auch bei der Ärzteschaft den Eindruck vermittelt, als sei sie ganz groß in der Aus- und Fortbildung tätig. Fortbildung, so behauptet sie, sei etwas ganz anderes als Marketing, auch wenn sie aus dem Marketingetat bezahlt wird und zwangsläufig voreingenommen ist. Wie die Pharmaindustrie mit diesem Maskenspiel Erfolg hat, ist das Thema des nächsten Kapitels.

8 Marketing als Fortbildung und Aufklärung getarnt

Wenn es um die unvoreingenommene Beurteilung eines Produktes geht, sollte man sich niemals auf das Herstellerunternehmen verlassen. Aber die Pharmaindustrie behauptet, sie kläre Ärzte und Öffentlichkeit über Medikamente und die damit zu behandelnden Krankheiten auf, und viele Ärzte und medizinische Einrichtungen – alle, die von der Großzügigkeit der Branche profitieren – tun so, als würden sie es glauben. Gleiches gilt für die Behörden. Aber die Ausgaben für „Gesundheitsaufklärung" und „Fortbildung" werden aus dem Marketingetat der Unternehmen beglichen. Demnach sollte auch klar sein, wie die Sache in Wirklichkeit aussieht. Wie in allen Branchen besteht ein natürlicher Interessenkonflikt zwischen dem Verkauf der Produkte und ihrer Beurteilung. Pfizer wird beispielsweise kaum unvoreingenommen darüber informieren, wie das eigene Produkt Zoloft bei der Behandlung von Depressionen im Vergleich zu Paxil von GlaxoSmithKline abschneidet und ob eines der beiden Produkte überhaupt hilft. Ebenso können wir uns nicht darauf verlassen, dass das Unternehmen uns über Ursachen und Formen der Depression aufklärt.

Wie wir im vorangegangenen Kapitel erfahren haben, gab die Pharmaindustrie 2001 eigenen Angaben zufolge mehr als 19 Milliarden Dollar für Marketing aus (wobei ungefähr 35 Milliarden unberücksichtigt blieben). Wie alle Unternehmen, so behaupten auch die Pharmakonzerne, ihre Werbung diene der Gesundheitsaufklärung. So sollen die Menschen beispielsweise angeblich aus den Fernsehspots etwas über Krankheiten erfahren, von denen sie zuvor noch nicht einmal wussten, dass sie daran leiden. („Du liebe Güte, durch diese Reklame für Clarinex ist mir überhaupt erst klar geworden, dass ich Heuschnupfen habe!") Aber immerhin räumen die Pharmakonzerne ein, dass es sich bei den Anzeigen, die sich direkt an Verbraucher richten, vorwiegend um Werbung handelt. Davon möchte ich in diesem Kapitel gar nicht reden.

Das Thema dieses Kapitels ist vielmehr die vermutlich wesentlich größere Summe, die von den Pharmakonzernen angeblich für reine Fortbildungmaßnahmen ausgegeben wird. Zum größten Teil richten sich diese Aktivitäten an die Ärzte. Als Außenstehender kann man es zwar nicht mit Sicherheit sagen, aber vermutlich machen sie den Löwenanteil der fehlenden 35 Milliarden im Marketingetat aus. Für Pharmaunternehmen ist es lebensnotwendig, dass sie diese erfundene Geschichte, es handele sich bei diesen Ausgaben nicht um Werbung, sondern um Fortbildung, aufrechterhalten: Nur so können sie gesetzliche Beschränkungen ihrer Marketingtätigkeit umgehen. Außerdem ist das gute Öffentlichkeitsarbeit.

Sehen wir uns zunächst einmal zwei solche Beschränkungen an. Erstens ist es den Pharmaunternehmen nicht gestattet, Medikamente für nicht zugelassene Anwendungsgebiete zu vermarkten. Die US-Zulassungsbehörde (Food and Drug Administration, FDA) lässt jedes neue Medikament für ein ganz bestimmtes Anwendungsgebiet zu. Das ist auch sinnvoll. Wenn nachgewiesen wurde, dass ein Medikament sich zur Therapie einer bestimmten Infektion eignet, heißt das noch nicht, dass es auch gegen eine andere Infektion wirkt. Damit die Pharmakonzerne ihre Behauptungen nicht ohne wissenschaftlichen Nachweis verbreiten können, dürfen sie Medikamente nicht „off-label" vermarkten – das heißt für Anwendungsgebiete, die nicht von der FDA zugelassen sind. Die Ärzte jedoch unterliegen dieser gesetzlichen Beschränkung nicht. Sie dürfen Medikamente zu jedem Zweck verschreiben, der ihnen sinnvoll erscheint. Wenn die Pharmaunternehmen also die Ärzte veranlassen können, Präparate für nicht zugelassene Anwendungsgebiete zu verschreiben, steigt der Umsatz. Das Problem besteht darin, wie das gesetzliche Marketingverbot für solche Anwendungsgebiete zu umgehen ist.

An dieser Stelle kommt die „Fortbildung" ins Spiel. Wenn die Pharmakonzerne so tun können, als ob sie die Ärzte lediglich über andere potenzielle Anwendungsgebiete informieren würden, können sie das Gesetz umgehen. Und genau das tun sie. Sie finanzieren angeblich Fortbildung und stützen sich dabei häufig auf Hinweise aus dürftigen wissenschaftlichen Untersuchungen, die von ihnen finanziert wurden.

Zweitens dürfen Ärzte keine Provisionen (eigentlich handelt es sich um Bestechungsgelder) angeboten bekommen, damit sie bestimmte Medikamente verschreiben. Im vorangegangenen Kapitel haben wir erfahren, wie die Firma TAP Pharmaceuticals mit dieser Vorschrift in Konflikt geriet. Als Reaktion auf diesen Fall werden die großzügigen Geschenke der Pharmakonzerne an Ärzte und medizinische Einrichtungen zunehmend kritischer unter die Lupe genommen. Die American Medical Association (AMA) und der Branchenverband Pharmaceutical Research and Manufacturers of America (PhRMA) haben unverbindliche Richtlinien herausgegeben, in denen eine Beschränkung direkter Geschenke vorgeschlagen wird. Und das Gesundheitsministerium warnte, selbst wer diese Richtlinien befolge, sei nicht automatisch vor einer Strafverfolgung wegen Verletzung des Bestechungsverbots geschützt.

Eines aber haben die Richtlinien und Warnungen gemeinsam: Sie gelten nicht für Fortbildungs- und Forschungsaktivitäten. Wenn ein Pharmakonzern glaubhaft machen kann, dass seine Überredungskünste der Fortbildung oder Forschung dienen, kann es den Umsatz ungestraft mit nahezu unbegrenzten Geschenken fördern. Außerdem bleibt es den Unternehmen im Wesentlichen selbst überlassen, zu entscheiden, was Fortbildung oder Forschung und was Marketing ist. In der Warnung des Gesundheitsministeriums aus dem Jahr 2003 heißt es: „Der Hersteller sollte nach Treu und Glauben festlegen, ob die Finanzierung Fortbildungs- oder Forschungszwecken dient."[1] Je genauer bei direkten Geschenken hingesehen wird, desto eher sucht die Industrie Ersatz in der Finanzierung von Fortbildung und Forschung.

Ärztliche Fortbildung

Zum Glück für die Industrie besteht bei Ärzten ein ungeheurer Fortbildungsbedarf. In den meisten Bundesstaaten der USA behalten Ärzte ihre Zulassung nur dann, wenn sie sich während ihres gesamten Berufslebens regelmäßig fortbilden. Dabei werden hohe Maßstäbe angelegt, und die Fortbildung muss durch anerkannte Institutionen erfolgen. Die meisten Ärzte verschaffen sich die notwendigen Nachweise durch die Teilnahme an bis zu 100 Tagungen und Vorträgen pro Jahr. Fortbildungsveranstaltungen sind also ein unverzichtbarer Bestandteil im Leben eines Arztes. Jeden Tag finden im ganzen Land Hunderte oder Tausende sol-

cher Veranstaltungen statt. Die Ärzte strömen in Klinikhörsäle, Tagungs-
zentren und Urlaubsorte, um sich über die neuesten Fortschritte der
Medizin zu informieren. Für die Anerkennung der Institutionen, die solche Fortbildungsmaßnahmen organisieren, ist eine Einrichtung namens
Accreditation Council of Continuing Medical Education (ACCME)
zuständig. Zu den Fortbildungsinstitutionen gehören medizinische
Fakultäten, Krankenhäuser und verschiedene Berufsverbände.

Aber wer bezahlt diese Veranstaltungen? Man könnte annehmen, die
Ärzte würden ihre eigene Fortbildung – wie das bei anderen Berufs-
ständen auch der Fall ist – selbst finanzieren, aber das ist ein Irrtum. Im
Jahr 2001 trugen die Pharmaunternehmen mehr als 60 Prozent der Gesamtkosten für medizinische Fortbildung, und dieser Anteil ist seitdem
noch gestiegen.[2] Früher unterstützten sie direkt die anerkannten Berufs-
organisationen, aber heute schließen sie meist Verträge mit privaten
Firmen für medizinische Fortbildung und Kommunikation (medical
education and communication companies, MECCs), die solche Tagungen
planen, Informationsmaterial vorbereiten und Dozenten verpflichten.
Seltsamerweise hat die ACCME etwa 100 dieser neuen Firmen zugelassen, die Fortbildungsveranstaltungen anbieten – obwohl sie gewinn-
orientiert arbeiten und von den Pharmakonzernen bezahlt werden. Die
MECCs arbeiten also im Auftrag der Pharmakonzerne, sollen aber gleichzeitig unvoreingenommen über die Produkte ihrer Kunden aufklären. Und
man tut so, als würde man diesen offenkundigen Interessenkonflikt nicht
bemerken. Aufschlussreich ist die Art und Weise, wie die Fortbildungsfirmen bei den Pharmakonzernen für sich werben. Eine pries ihre Dienste
mit folgenden Worten an: „Medizinische Fortbildung ist ein nützliches
Werkzeug, mit dem Sie Ihre Botschaft an Ihre Hauptzielgruppen bringen können, und Sie können diese Zielgruppen veranlassen, sich so zu
verhalten, dass es Ihrem Produkt nützt."[3] Mit anderen Worten: Gebt uns
einen Vertrag, dann sorgen wir dafür, dass die Ärzte euer Medikament
verschreiben. Manche Fortbildungsfirmen befinden sich sogar im Besitz
großer Werbeagenturen, was die Verbindung zwischen medizinischer
Fortbildung und Arzneimittelmarketing noch deutlicher macht.

Warum erhalten private Fortbildungsunternehmen, die von den
Pharmakonzernen finanziert werden, die Zulassung der ACCME? Die
Antwort dürfte mit der Zusammensetzung der Arbeitsgruppe für die

Zusammenarbeit zwischen Industrie und Fortbildungsunternehmen (Task Force on Industry-Professional Collaboration in Continuing Medical Education) zu tun haben. Diese Arbeitsgruppe wurde gegründet, weil sie der ACCME helfen sollte, Richtlinien für Interessenkonflikte zu formulieren. Die Mitglieder der Arbeitsgruppe setzen sich ungefähr zur Hälfte aus Vertretern von Ausbildungsinstitutionen und Berufsverbänden und zur anderen Hälfte aus Vertretern der pharmazeutischen Industrie oder der Fortbildungsunternehmen zusammen. Aus diesem Grund ist es nicht verwunderlich, dass die ACCME nicht nur Fortbildungsunternehmen anerkannt hat, sondern mit Eli Lilly sogar einen der großen Pharmakonzerne selbst. Offenbar hat die Arbeitsgruppe nie den Gedanken in Erwägung gezogen, dass Pharmaunternehmen an der Vorbereitung oder Durchführung von Fortbildungsveranstaltungen nicht mitwirken sollten.

Mit einer Reihe obligatorischer Täuschungsmanöver versucht man den Anschein zu erwecken, als würde die medizinische Fortbildung nicht von den Geldgebern aus der Pharmaindustrie beeinflusst. Die Finanzmittel der Unternehmen werden beispielsweise fast immer als „nicht zweckgebundener Fortbildungsetat" deklariert, womit scheinbar gesagt wird, dass das Unternehmen keinen Einfluss auf den Inhalt der Veranstaltung nimmt. Die Dozenten, häufig bezahlte Berater der Unternehmen, müssen meist ihre finanziellen Verbindungen offen legen – und diese Offenlegung soll offensichtlich dazu führen, dass die Verbindungen akzeptiert werden. Aber die Pharmaunternehmen oder die von ihnen beauftragten Fortbildungsfirmen schlagen häufig die Themen und Referenten vor und stellen Schaubilder und andere Lehrmaterialien zusammen. Dass medizinische Fakultäten und Krankenhäuser das letzte Wort haben, ändert nichts an der Tatsache, dass sie sich den Geldgebern fügen müssen, wenn sie weiterhin Unterstützung bekommen wollen. Die Fortbildung ist für die Pharmakonzerne eine beispiellose Gelegenheit, das Verschreibungsverhalten der Ärzte zu beeinflussen, und offenbar funktioniert das auch. Es wurde nachgewiesen, dass Ärzte nach einer solchen Tagung die Produkte des Geldgebers häufiger verschreiben. Wäre es anders, würde die Industrie nicht derart riesige Beträge für solche Veranstaltungen aufwenden. Das alte Sprichwort stimmt: Wes' Brot ich ess', des' Lied ich sing', auch wenn noch so viele Anstrengungen unternommen werden, damit es anders aussieht.

Bestechung von Ärzten oder Berater-„Pflege"?

Die Pharmakonzerne zeigen sich gegenüber den Ärzten äußerst großzügig, wenn es um die „Fortbildung" geht. Häufig wird gesagt, die Fortbildung verlaufe in beide Richtungen. Die Unternehmen liefern den Ärzten Informationen, und die Konzerne erhalten Rückmeldung von den Ärzten. Aber das Geld fließt nur in eine Richtung: von den Unternehmen zu den Ärzten. Mediziner werden in teure Restaurants zum Essen oder auf Vergnügungsreisen in luxuriöse Umgebungen eingeladen, um als „Berater" oder „Referent" tätig zu werden. Die Ärzte hören Vorträge und geben ein paar Auskünfte darüber, wie gern sie die Medikamente des Unternehmens verschreiben oder was sie von einer neuen Werbekampagne halten. Auf diese Weise können die Unternehmen die Ärzte einfach dafür bezahlen, dass sie anwesend sind. Ein Mediziner sagte dem *Boston Globe*: „Früher haben die Firmen es als Geschäftsessen bezeichnet, heute heißt es Beratung."[4]

Teilnehmer werden auch selbst zu Vortragenden ausgebildet, sodass sie sich als Marktschreier der Unternehmen betätigen können.[5] Die Arbeit auf solchen Vergnügungsreisen ist nicht allzu beschwerlich. Meist finden die Vorträge nur am Vormittag statt, sodass nachmittags viel Zeit zum Golfspielen oder Skilaufen bleibt, und abends gibt es vorzügliches Essen und Unterhaltung. Wenn die Unternehmen so etwas als Fortbildung, Beratung oder Marktforschung – in beliebiger Kombination – bezeichnen, *nicht* aber als Marketing, brauchen sie sich wegen Verletzung des Bestechungsverbots keine Sorgen zu machen. Die Ärzte fühlen sich deshalb aber den Unternehmen, die ihnen solche Aufmerksamkeit zuteil werden lassen, nicht weniger verpflichtet, und sie können sich den Aktivitäten der Verkaufsförderung kaum entziehen. Schätzungen zufolge finanzierte die Branche im Jahr 2000 mehr als 300.000 Pseudo-Fortbildungsveranstaltungen, und ungefähr ein Viertel davon durfte den Ärzten auf die gesetzlich vorgeschriebene Fortbildung angerechnet werden.[6]

Besondere Aufmerksamkeit widmen die Pharmakonzerne den so genannten Multiplikatoren. Das sind bekannte Fachleute, die meist an medizinischen Fakultäten oder Lehrkrankenhäusern tätig sind, wissenschaftliche Fachartikel schreiben, an Lehrbüchern mitarbeiten und Vorträge bei medizinischen Tagungen halten – womit sie die Anwendung von Medikamenten in ihrem Fachbereich stark beeinflussen. Der Einfluss solcher Multiplikatoren ist weit größer, als ihre geringe Zahl vermuten lässt. Diesen Ärzten gegenüber zeigen sich die Unternehmen besonders großzügig: Man bietet ihnen Honorare als Berater und Dozenten, und häufig können sie kostenlos an Konferenzen in luxuriösen Urlaubsanlagen teilnehmen, angeblich weil man ihren Rat benötigt. In vielen arzneimittelintensiven Fachgebieten findet man praktisch keinen Experten mehr, der nicht Zahlungen von einem oder mehreren Pharmakonzernen bezieht. Wie ich in Kapitel 7 schon erwähnt habe, beeinflussen die Unternehmen die Ärzte mit der Masche „Schlemmen, Schmeicheln und Freundschaft".[7] Bei den Multiplikatoren ist vor allem Schmeichelei angesagt. Man erklärt ihnen, ihre Fachkenntnisse seien für die Entwicklung neuer Medikamente in den Unternehmen von unschätzbarem Wert. In Wirklichkeit handelt es sich bei den Multiplikatoren aber meist um Kliniker, die sich erst nach der Entwicklung mit einem Medikament befassen. Was sie den Konzernen wirklich zu bieten haben, ist ihre Möglichkeit, eine große Zahl weiterer Ärzte zu beeinflussen.

In Kapitel 6 war davon die Rede, dass der Leiter des psychiatrischen Instituts an der Brown University Berichten zufolge in einem Jahr über 500.000 Dollar an Beraterhonoraren von Pharmakonzernen erhielt, die Antidepressiva herstellen. Als das *New England Journal of Medicine*, bei dem ich damals als Chefredakteurin tätig war, eine Studie von ihm und seinen Kollegen über ein Antidepressivum veröffentlichte, reichte der Platz nicht aus, um alle Pflichtangaben über Interessenkonflikte abzudrucken. Die vollständige Liste mussten wir auf unsere Website stellen. In einer Fußnote schrieb ich: „Unsere Richtlinien verlangen, dass die Autoren von Originalarbeiten alle finanziellen Verbindungen zu Firmen offen legen, die die untersuchten Präparate oder Konkurrenzprodukte herstellen. In diesem Fall macht die große Zahl der Autoren mit ihren vielfältigen, weit reichenden Verbindungen zu einschlägigen Unternehmen eine ausführliche Aufstellung unmöglich. Die Leser sollen aber wissen, dass elf der zwölf Autoren finanzielle Verbindungen zu Bristol-Myers Squibb unterhalten – dem Unternehmen, dass auch die Studie finanzierte – und dass solche Beziehungen in den meisten Fällen auch zu zahlreichen anderen Unternehmen bestehen, die Psychopharmaka herstellen. Die Verbindungen umfassen Beraterverträge, Zuwendungen in Form von Forschungsmitteln und Honoraren sowie die Mitgliedschaft in wissenschaftlichen Beiräten." In derselben Ausgabe schrieb ich ein Editorial mit der Überschrift „Steht die akademische Medizin zum Verkauf?" über die Vermischung kommerzieller und wissenschaftlicher Interessen. Daraufhin schrieb ein Leser in seinem Leserbrief rhetorisch: „Steht die akademische Medizin zum Verkauf? Nein. Ihr derzeitiger Eigentümer ist damit sehr zufrieden."[8]

Medizinische Fachtagungen

Die Tagungen der Fachgesellschaften, beispielsweise des American College of Cardiology oder der American Society of Hematology, werden heute teilweise von den Pharmakonzernen finanziert. Diese Veranstaltungen spielen für die Fortbildung der Ärzte eine große Rolle. An den Jahrestagungen nehmen häufig Tausende von Medizinern teil, und die Pharmaunternehmen beteiligen sich mit eigenen Satellitensymposien – einschließlich kostenloser Mittag- und Abendessen. Vor einigen Jahren nahm ich einmal an einem solchen Symposium teil. Es fand im Rahmen eines viergängigen Menüs in einem Hotel nicht weit vom Ort der eigentlichen Tagung statt und wurde von etwa 200 Ärzten besucht. Das Thema war die Osteoporose – Knochenschwund. Zur Behandlung dieser Krankheit gibt es mehrere Gruppen von Arzneimitteln, und anfangs wusste ich nicht, welche davon der Geldgeber herstellte; ich konnte es aber schon bald erraten. Auf jedem Dia stand dieses Präparat ganz oben auf der Liste der Medikamente, die dafür infrage kamen, obwohl es vermutlich das am wenigsten wirksame war. Und in den meisten hypothetischen Krankheitsfällen, die zur Sprache kamen, gab es irgendeinen Grund, nicht eines der wirksameren Präparate zu verabreichen. So wurde beispielsweise berichtet, eine Patientin habe neben der Osteoporose auch an Magengeschwüren gelitten. Das wäre kein Grund gewesen, nicht die wirksamste Therapie anzuwenden, aber es war auch eine ungewöhnliche Situation. Kurz: Das ganze Symposium sollte nur dazu dienen, Reklame für ein drittklassiges Medikament zu machen. Der wichtigste Redner war ein angesehener Endokrinologe von einer großen medizinischen Fakultät. Wie er mir später erzählte, hatte das Unternehmen seinem Institut

10.000 Dollar an Forschungsmitteln zur Verfügung gestellt und ihm außerdem sowohl seine Reisekosten als auch ein Honorar gezahlt. Auch seine Dias hatte das Unternehmen hergestellt.

Viele große Fachtagungen ähneln heute einem Basar: Sie werden beherrscht von aufwändigen Ausstellungsständen der Pharmaunternehmen und freundlichen Verkäufern, die eifrig darauf bedacht sind, die Ärzte mit Geschenken zu versorgen und gleichzeitig die Medikamente ihrer Firmen anzupreisen. Die Ärzte wandern durch die riesigen Tagungsflure, tragen Leinenbeutel mit den Logos der Pharmaunternehmen, die mit netten Aufmerksamkeiten voll gestopft sind, verzehren das kostenlose Essen und bedienen sich aller möglichen Gratisangebote wie Cholesterinmessung oder Golf-Training. Statt einer nüchtern-professionellen Atmosphäre herrscht auf solchen Tagungen heute eine Stimmung wie auf einer Verkaufsmesse.

Eine Journalistin des *Boston Globe* beschrieb in einem eindringlichen Artikel über das Thema sehr lebhaft, wie sie auf der Jahrestagung der American Psychiatric Association (APA) mit einer Psychiaterin zusammentraf:

Ivonne Munez Velazquez, eine Psychiaterin aus Mexiko, wühlte in ihrer Geschenktasche wie ein Kind an Halloween. Als Belohnung für ihre Teilnahme an der APA-Jahrestagung hatte sie vom Hersteller des Antidepressivums Prozac eine kleine, eiförmige Uhr erhalten; eine schlanke Thermosflasche kam vom Hersteller von Paxil, einem anderen Antidepressivum; und ein gravierter silberner Visitenkartenhalter mit freundlicher Empfehlung von Depakote, einem Antikonvulsivum (das häufig auch außerhalb der eigentlichen Zulassung bei verschiedenen psychiatrischen Erkrankungen verschrieben wird). Ein hübsches kleines CD-Reiseetui hatte sie von Risperdol [sic!], einem Antipsychotikum; ein Etui für den Pass von dem Antipsychotikum Celexa (eigentlich ein Antidepressivum); einen hübschen grünen Briefbeschwerer von Remeron, ebenfalls einem Antidepressivum; und einen Brieföffner, von welchem Präparat, wusste sie nicht mehr. Aber das ganze Wochenende über hielt Velazquez dem Pfizer-Konzern die Treue, denn der hatte ihr (sowie 30 ihrer Kollegen und ihrem 18-jährigen Neffen) das Flugticket von Mexico City

151

bezahlt und sie alle in Hotels in der Nähe der APA-Tagung unterge-
bracht. Heute Abend würde sie ebenfalls auf Einladung von Pfizer
an einem Festbankett bei der Philadelphia Academy of Fine Arts teilnehmen.[9]

(Nach den neuen PhRMA-Richtlinien wäre so etwas verboten, aber die
sind freiwillig, und selbst wenn ein Unternehmen sie befolgt, würde es die
Regeln einfach umgehen, indem es die Ärztin als Beraterin bezeichnet.)

Die Mitgliedsbeiträge der APA sinken. Das können sie auch. Glaubt
man dem Bericht des *Boston Globe*, wenden die Pharmaunternehmen für
jedes der über 50 „von der Industrie gesponserten Symposien" zwischen
200.000 und 400.000 Dollar auf – plus direkte Zahlungen in Höhe von
60.000 Dollar an die Fachgesellschaften. Ohne das Geld der Pharmaindustrie würden nach Angaben der Veranstalter nicht nur die Annehmlichkeiten verloren gehen, sondern die Jahrestagung würde auch ihren
Nutzen für die Fortbildung verlieren. „Wie sollen wir das bezahlen, wenn
wir von den Pharmaunternehmen kein Geld nehmen?", fragte beispielsweise Anand Pandya, ein Mitarbeiter der APA. „Wären Sie bereit, 3.000
Dollar zu bezahlen?" (Der Mitgliedsbeitrag liegt heute bei 540 Dollar.)
Das ist eine ausgezeichnete Frage. Wie viel ist eine solche Tagung wirklich wert? Und wie viele „Annehmlichkeiten" sind wirklich notwendig?
Vielleicht sollten die Mitglieder genau das bezahlen, was die Tagung
ihnen wert ist. Dann würde auf solchen Veranstaltungen ein ernsthafte-
rer Ton einziehen, und die Dimensionen wären bescheidener. Indem die
Ärzte es den Unternehmen gestatten, die Rechnung für karnevalsartige
Veranstaltungen zu bezahlen, geben sie die Kosten in Wirklichkeit an
diejenigen weiter, die verschreibungspflichtige Medikamente kaufen
müssen.

So tun als ob: Pharmaunternehmen als Fortbildungsinstanzen

Warum tun die Ärzte so, als würden sie daran glauben, dass die Pharmaunternehmen an ihrer Fortbildung interessiert sind? (Manche von
ihnen glauben es wahrscheinlich tatsächlich.) Die Antwort: Es zahlt sich

aus. Die Mitgliedsbeiträge der Fachgesellschaften wären weitaus höher, wenn diese nicht von der Industrie unterstützt würden. Außerdem müssten die Ärzte ihre Fortbildung dann selbst bezahlen. Sie würden die Reisen, die Unterhaltung und andere Vorteile verlieren, die nur allzu viele von ihnen mittlerweile als natürlichen Bestandteil ihrer Berufstätigkeit ansehen. Viele Ärzte sind empört, wenn man die Vermutung äußert, sie würden durch die Großzügigkeit der Industrie in ihren Entscheidungen beeinflusst. Aber warum sollten die Pharmaunternehmen sonst so viel Geld in sie investieren? Stephen Goldfinger, bei der APA Chairman des Committee on Commercial Support, meint dazu: „Die Pharmaunternehmen sind ein unmoralisches Pack. Sie sind kein Wohltätigkeitsverein. Sie würden nämlich höchstwahrscheinlich nicht große Geldsummen stiften, wenn diese nicht an Bedingungen geknüpft wären. Wenn man erst einmal mit dem Teufel tanzt, kann man nicht mehr alle Tanzschritte selbst bestimmen."[10]

Die Pharmaunternehmen ihrerseits behaupten steif und fest, sie hätten einen Fortbildungsauftrag, der durchaus von ihren geschäftlichen Interessen getrennt werden könne. Der 2002 verabschiedete PhRMA-Kodex für die Beziehungen zu den im Gesundheitswesen Tätigen beginnt mit folgender Aussage: „Die Beziehungen zu denen, die im Gesundheitswesen tätig sind, ... sollten sich darauf konzentrieren, über Produkte aufzuklären, wissenschaftliche Informationen zur Fortbildung zu vermitteln und medizinische Forschung und Gesundheitsaufklärung zu unterstützen."[11] Mit anderen Worten: Die Pharmaunternehmen bestehen darauf, sich am Fortbildungsgeschäft zu beteiligen. Im weiteren Verlauf wird empfohlen, die Unternehmen sollten den Ärzten keine Zahlungen oder Geschenke gewähren, sofern diese nicht der Fortbildung oder Forschung dienen. (Wie Geschenke im Einzelnen solchen Zwecken dienen könnten, wird nirgendwo erklärt.) Für den Fall, dass irgendwo Unsicherheit besteht, nennt der Kodex eine Reihe hypothetischer Szenarien wie beispielsweise die folgenden:

Frage: Das Unternehmen A lädt 300 Ärzte/Berater für zwei Tage und eine Übernachtung in ein regionales Golfhotel zu einer Ausbildung als Vortragende ein. Alle Teilnehmer erhalten eine Vergütung für ihre Teilnahme, und ihre Auslagen werden erstattet. ... An beiden Tagen finden Schulungsveranstaltungen statt, und das Unternehmen bietet

153

einige Stunden Golfunterricht an und sorgt für Mahlzeiten. Entspricht dieses Programm dem Kodex? ...

Antwort: Diese Veranstaltung geht offensichtlich mit dem Kodex konform. ... (Wobei dann hinzugefügt wird, Ehepartner sollten ihre Kosten selbst tragen.)

Frage: Das Unternehmen A beschäftigt eine kleine Gruppe von 15 landesweit bekannten Ärzten eines Fachgebiets, das für die Produkte des Unternehmens A von Bedeutung ist; die Ärzte sollen das Unternehmen in allgemeinen medizinischen und geschäftlichen Fragen sowie bei dem Forschungs- und Entwicklungsprogramm seiner Produkte beraten. Diese Ärzte erhalten eine beträchtliche Vergütung, die in ihrer Höhe aber typisch für Multiplikatoren des betreffenden Fachgebiets ist. Sie treffen sich normalerweise ein- oder zweimal im Jahr in einer Urlaubsanlage, um die neuesten Produktdaten, Forschungsprogramme und Pläne des Unternehmens für das Produkt zu erörtern. Steht dies in Übereinstimmung mit dem Kodex? Und wenn ja: Ist es angemessen, wenn auch den Ehepartnern der Mediziner die Teilnahme an den Treffen finanziert wird?

Antwort: Eine solche Abmachung entspricht offensichtlich dem Kodex. ... Es wäre jedoch nicht angebracht, auch für die Kosten der Ehepartner der Berater aufzukommen.

An diesen Beispielen erkennt man deutlich, wie Pharmaunternehmen das Bestechungsverbot umgehen können, wenn sie ihr Marketing als „Fortbildung" und die Ärzte als „Berater" bezeichnen. Auf diese Weise können sie ihre Gefälligkeiten nach Belieben verteilen.

Auch der Staat schließt sich offensichtlich gern der Annahme an, Pharmaunternehmen seien Fortbildungsinstitutionen. Das Gesundheitsministerium warnt in seinen Richtlinien aus dem Jahr 2003 ausdrücklich vor Anreizen, mit denen Mediziner veranlasst werden sollen, bestimmte Medikamente oder medizinische Hilfsmittel zu verschreiben, zu empfehlen oder zu kaufen. Gleichzeitig heißt es aber auch: „Wenn keine außergewöhnlichen Umstände dagegen sprechen, bergen Stipendien oder die Unterstützung von Fortbildungsmaßnahmen, die von medizinischen

Fachgesellschaften finanziert und veranstaltet werden, nur ein geringes Risiko des Betruges oder Missbrauchs, vorausgesetzt, die Stipendien oder Finanzmittel werden ohne Einschränkungen oder Bedingungen im Hinblick auf Inhalte oder Personen vergeben."[12] Ein leitender Beamter des Ministeriums erklärte: „Unsere Bedenken im Zusammenhang mit solchen Finanzmitteln bestehen in erster Linie darin, sie nicht als Deckmantel zu verwenden, um Ärzten oder anderen, die auf Grund ihrer Position den Umsatz begünstigen könnten, unzulässige Vergütungen zu verschaffen."[13]

Um eine Barriere zwischen den illegalen Vergünstigungen und den Fortbildungsaktivitäten zu errichten, riet das Gesundheitsministerium den Pharmaunternehmen, „ihre Funktionsbereiche für Fortbildung von den Funktionsbereichen für Verkauf und Marketing zu trennen". Die zweifelhafte Behauptung, Pharmaunternehmen könnten sich sowohl in der Fortbildung als auch in der Werbung engagieren, wurde nicht hinterfragt. In Wirklichkeit ist es aber für die Unternehmen überhaupt nicht möglich, ihre Medikamente zu bewerben – was ja bedeutet, dass man nur die günstigen Wirkungen in den Vordergrund stellt – und gleichzeitig objektive Informationen zu liefern, von denen manche unter Umständen ungünstig sind. Noch weniger plausibel ist die Vorstellung, man könne diese Aktivitäten „trennen", indem man sie beispielsweise nicht im selben Büro ansiedelt, sondern auf verschiedenen Seiten eines Korridors, oder indem man zwei Abteilungen schafft, um auf diese Weise irgendwie die Tatsache vergessen zu machen, dass sie Teile desselben Unternehmens sind und dasselbe Ziel haben: Medikamente zu verkaufen.

Gesundheitsaufklärung für Verbraucher

Die Pharmaunternehmen behaupten, sie würden auch „Verbraucheraufklärung" betreiben. Im Jahr 2002 gründete der Konzern General Electric mit finanzieller Unterstützung der Pharmaunternehmen einen Fernsehkanal für Patienten (The Patient Channel), einen medizinisch ausgerichteten Fernsehkanal mit viel Medikamentenwerbung, der sich an die Patienten in Krankenhäusern und Wartezimmern des ganzen Landes richtet. Schon nach einem Jahr übertrugen ungefähr 800 Kliniken

155

rund um die Uhr die Sendungen des Kanals. Der Patient Channel wird ausschließlich durch Werbung finanziert und kostet die Krankenhäuser nichts. Die Patienten können zwischen halbstündigen Sendungen wie beispielsweise „Müdigkeit bei Krebserkrankungen" oder „Leichter atmen: Allergien und Asthma" wählen. Den Kliniken gefiel die Idee, denn man erklärte ihnen, sie würden auf diese Weise die Anforderung erfüllen, Patienten über ihre Krankheiten aufzuklären. Aber die zuständige Zulassungskommission (Joint Commission on Accreditation of Healthcare Organizations) war anderer Meinung. Der President der Kommission wies 2003 in einem Brief an General Electric darauf hin, die Krankenhäuser müssten Aufklärung entsprechend den Bedürfnissen des einzelnen Patienten betreiben und nicht über ein Fernsehprogramm.

Weiter heißt es in dem Brief: „Der Zuschauer wird nicht ausreichend darauf aufmerksam gemacht, wo der Übergang von Gesundheitsaufklärung zu Marketing stattfindet." Aber ebenso wie das Gesundheitsministerium, so schloss sich offenbar auch die Zulassungskommission der Vorstellung an, Pharmaunternehmen könnten durchaus beides, nämlich werben und Gesundheitsaufklärung betreiben, und das Problem bestehe nur darin, dass sie genauer sagen müssten, wann sie was tun – dass also eine Abgrenzung nötig ist. Eine solche Abgrenzung kann es aber nicht geben, denn die Pharmakonzerne sind nicht wirklich auf dem Gebiet der Aufklärung tätig. (Wäre das der Fall, würden sie ihre Programme verkaufen, statt sie umsonst abzugeben oder andere sogar dafür zu bezahlen, dass sie sie annehmen.) Bei einer Trennung von Programmen für Gesundheitsaufklärung und Programmen für Marketing würde das Problem auftreten, dass tatsächlich *alles* Marketing ist. Kelly Peterson, die Marketingdirektorin des Patient Channel, kam der Wahrheit viel näher: Sie erklärte, auf diese Weise werde für die Unternehmen die Möglichkeit geschaffen, „ihre Produkte im Umfeld des Krankenhauses unmittelbar mit einer bestimmten Krankheit in Verbindung zu bringen". Na klar. Das Programm holt verletzliche, wehrlose Verbraucher direkt vor die Haustür der Unternehmen – oder genauer gesagt, bringt es die Haustür zu ihnen.[14]

Eine andere Methode, um Marketing als Gesundheitsaufklärung zu tarnen, ist die finanzielle Unterstützung von Patientenorganisationen. Viele derartige Gruppen dienen schlicht und einfach als Strohmänner der

Pharmakonzerne. Patienten mit einer bestimmten Krankheit glauben, sie hätten Rückhalt in einer Gemeinschaft, die das Bewusstsein für ihre Krankheit stärken soll, aber in Wirklichkeit dient die Organisation nur dazu, den Umsatz mit Präparaten eines Unternehmens zu fördern. Manche Mitglieder wissen nicht einmal, dass ein Pharmakonzern hinter ihrer Selbsthilfegruppe steht; andere glauben, die Unternehmen wollten nur zur gesundheitlichen Aufklärung beitragen.

Ein gutes Beispiel sind die Vereinigungen für Hepatitis C. Sie wirken auf den ersten Blick wie Selbsthilfegruppen, die auf die Gefahr einer Hepatitis C aufmerksam machen wollen, einer Infektionskrankheit der Leber, von der allein in den Vereinigten Staaten ungefähr vier Millionen Menschen betroffen sind. Tatsächlich wurde die Bewegung aber einem Bericht der *Washington Post* zufolge von Schering-Plough ins Leben gerufen, dem Hersteller des wichtigsten Hepatitis-C-Medikaments, Rebetron. Der Jahresbedarf des Präparats kostet 18.000 Dollar. Durch die Patientengruppen steigt der Umsatz, weil sie die Krankheit allgemein bekannt machen und Druck auf die Versicherungen ausüben, damit diese die Behandlung bezahlen. Das mag etwas Gutes sein, aber das Unternehmen hielt die Tatsache, dass sie die Gruppen finanziell unterstützte, offensichtlich weitgehend geheim. Thomas Murray, der President des Hastings Center (ein Forschungszentrum für Bioethik), formulierte es so: „Ethisch ist es fragwürdig, wenn ein Unternehmen eine Patientenorganisation gründet und dann nichts gegen den Eindruck unternimmt, diese sei eine echte, spontan entstandene Selbsthilfegruppe. Was mich dabei beunruhigt, ist die absichtliche Täuschung."[15]

Zu den unappetitlichsten Marketingmaßnahmen gehört die Kampagne, mit der das Unternehmen Wyeth College-Studenten über Depressionen „aufklären" will. In Wirklichkeit wird dabei nämlich die Krankheit verkauft. Wenn man die Studenten davon überzeugen kann, dass sie an einer behandlungsbedürftigen Depression leiden, wird es sehr einfach, das firmeneigene Präparat Effexor zu vertreiben. Zu diesem Zweck finanziert Wyeth in den Colleges eine 90-minütige Diskussionsveranstaltung mit dem Titel „Depression im College: die wirkliche Welt, das wirkliche Leben, ein wirkliches Thema". Dabei tritt neben Ärzten und Psychologen auch Cara Kahn aus der MTV-Reality-Show *Real World Chicago* auf, die Effexor nimmt. Als der Konzern im Jahr 2002 mit der

157

Kampagne begann, erklärte das Unternehmen gegenüber Alex Beam vom *Boston Globe*, vier Colleges hätten sich bereit erklärt, die Diskussion in ihren Räumen zu veranstalten. Harvard lehnte jedoch ab. Der Leiter des dortigen College, ein Psychiater, der früher das National Institute of Mental Health geleitet hatte, sagte zu Beam: „Wenn Prominente auftreten, die in Wirklichkeit von den Unternehmen bezahlt werden, besteht die Gefahr, dass Schleichwerbung betrieben wird." Das ist noch vorsichtig ausgedrückt. Beam selbst formulierte es drastischer: „Millionen College-Studenten fühlen sich mies, und das kann ganz verschiedene Gründe haben: Sie sind weit weg von zu Hause; das College ist eine unbekannte, manchmal beängstigende Umgebung; oder das Subjekt ihrer Zuneigung achtet nicht auf sie. Du liebe Güte, das haben wir doch alle erlebt. Brauchen die deshalb Effexor für 120 Dollar im Monat, damit sie diese Jahre überstehen? Vermutlich nicht. Aber wer wäre leichter zu beeinflussen und verletzlicher als ein Junge oder ein Mädchen auf der Schwelle zum Erwachsensein?"[16] Nun ja, vielleicht ein Patient, der in seinem Krankenhausbett liegt und sich den Patient Channel ansieht.

Es braucht immer zwei

Damit man so tun kann, als sei pharmazeutisches Marketing in Wirklichkeit gesundheitliche Aufklärung, müssen immer mindestens zwei Parteien mitwirken: die Industrie und die Ärzteschaft. Warum die Pharmabranche diese Illusionen fördert, wissen wir: Es hilft beim Entscheidenden. Es lässt den Umsatz steigen und kurbelt die medikamentöse Therapie in der medizinischen Praxis an. Wenn es der Bilanz nicht nützen würde, wenn es sich wirklich nur um „gesundheitliche Aufklärung" handeln würde und keine Auswirkungen auf den Umsatz hätte, würden in den Chefetagen der Pharmaunternehmen die Köpfe rollen. Die Konzerne befinden sich im Besitz ihrer Investoren, und ihre Aufgabe besteht nicht darin, Milliarden auszugeben, sondern sie müssen den Gewinn maximieren.

Viel schwieriger ist es, eine Entschuldigung für die Ärzteschaft und ihre Fachgesellschaften zu finden. Medizinische Aufklärung, die diesen Namen verdient, erfordert eine objektive Analyse aller verfügbaren

Befunde, und diese muss von Experten durchgeführt werden, die selbst kein finanzielles Interesse an den untersuchten Medikamenten haben. Ärzte entsprechend auszubilden, ist die Aufgabe der medizinischen Fakultäten und ihrer Dozenten sowie der Standesorganisationen. Diese Verantwortung von sich zu schieben, ist falsch, und doppelt falsch ist es, wenn man sie einer Industrie überlässt, die an der ganzen Sache ein offenkundiges finanzielles Interesse hat und dann so tut, als wäre es anders. Dass ein angesehener Berufsstand zu so etwas bereit war, ist ein Beleg für die Macht von „Schlemmen, Schmeicheln und Freundschaft" – und die Macht von viel Geld.

Außerhalb der Branche hat nie jemand die Kosten für „gesundheitliche Aufklärung und Fortbildung" zusammengezählt, die in diesem Kapitel beschrieben wurde; solche Zahlen werden nicht öffentlich genannt. Aber diese und ähnliche Aktivitäten wären eine einfache Erklärung für den größten Teil der nicht ausgewiesenen Ausgaben im Marketingetat der Pharmakonzerne. Die Summen sind viel zu groß, als dass man sich vorstellen könnte, sie stellten eine Art Beitrag zur Aufklärung im Sinne des Allgemeinwohls dar. Dieses Maskenspiel führt zu endlosen Problemen; zu Korruption unter den Ärzten, zu Missbrauch und übermäßiger Verwendung teurer, verschreibungspflichtiger Medikamente; und – wie wir in Kapitel 12 noch genauer erfahren werden – zu einer Lawine staatlicher Untersuchungen und Prozesse wegen der trügerischen Vorstellung, die Pharmaindustrie sorge für echte medizinische Aufklärung, und man könne deshalb die Aufwendungen für solche Aktivitäten von illegalem Marketing trennen. Würden wir uns den Gedanken zu Eigen machen, dass die Pharmaindustrie unmöglich unvoreingenommene Aufklärung über ihre eigenen Produkte betreiben kann, müsste man sich nicht der aussichtslosen Aufgabe unterziehen, „Mittel für die Fortbildung" von Bestechungsgeldern zu unterscheiden, wie es der Hauptinspekteur des Gesundheitsministeriums immer wieder versucht. Dann wäre nämlich nichts davon noch erlaubt.

9 Marketing
als Forschung getarnt

Versetzen wir uns einmal in die Lage eines großen Pharmakonzerns. Er stellt ein Medikament her, das für einen sehr begrenzten Anwendungsbereich zugelassen wurde – vielleicht zur Behandlung einer Krankheit, an der nur 250.000 Menschen leiden. Wie kann man daraus einen Blockbuster machen? Da gibt es im Wesentlichen zwei Wege. Erstens könnte man das Präparat in klinischen Studien zur Behandlung anderer Krankheiten prüfen. Stellt sich dabei heraus, dass es sicher und wirksam ist, kann das Unternehmen bei der amerikanischen Zulassungsbehörde (Food and Drug Administration, FDA) die Zulassung für ein weiteres Anwendungsgebiet beantragen. Genau das tat Bristol-Myers Squibb beispielsweise mit Taxol. Nach der ursprünglichen Zulassung diente das Präparat nur zur Behandlung von Eierstockkrebs, aber das Unternehmen begann sofort damit, in weiteren klinischen Prüfungen seine Anwendbarkeit bei Brust- und Lungenkrebs nachzuweisen – was auch gelang. Damit konnte der Markt stark erweitert werden.

Alternativ kann man das Medikament aber auch für nicht zugelassene Anwendungsbereiche („off-label"; außerhalb des Anwendungsgebietes) vermarkten – obwohl so etwas eigentlich gesetzwidrig ist. Dazu braucht man nur entsprechende „Forschung" betreiben, deren Standard sich weit unterhalb dessen bewegt, was für eine FDA-Zulassung notwendig ist, und dann unterrichtet man die Ärzte im Rahmen der „Fortbildung" über die positiven Ergebnisse. Auf diese Weise kann man die Gesetze umgehen. Man erklärt einfach, man betreibe kein Marketing für nicht zugelassene Anwendungsgebiete, sondern man informiere die Ärzte – die ein Medikament ganz legal zu jedem beliebigen Zweck verschreiben können – lediglich über Forschungsergebnisse. Pseudo-Fortbildung über Pseudo-Forschungsergebnisse. In Wirklichkeit dient alles dem Marketing.

Der Fall Neurontin

Den zweiten Weg beschritt offensichtlich das Unternehmen Parke-Davis mit seinem Produkt Neurontin, einem Medikament gegen Epilepsie. Parke-Davis war ein Tochterunternehmen von Warner-Lambert, das seinerseits im Jahr 2000 von dem Pharmariesen Pfizer geschluckt wurde. Im Jahr 1996 verklagte David P. Franklin, Pharmareferent bei Parke-Davis (der eine zusätzliche Ausbildung besaß und sich deshalb „ärztlicher Verbindungsmann" nennen durfte) das Unternehmen wegen Betrugs an Medicaid und anderen staatlichen Krankenversicherungen. (Als Informant hatte er Anspruch auf einen gewissen Anteil an eventuellen Strafgeldern.) Franklin besaß mehrere tausend Seiten an firmeninternen Unterlagen. Er erhob den Vorwurf, das Unternehmen habe in großem Umfang gesetzwidrige Aktivitäten entfaltet, um Werbung für nicht zugelassene Anwendungsgebiete von Neurontin zu machen; insbesondere habe man Fachleute von Hochschulen dafür bezahlt, dass sie ihre Namen auf dürftige Forschungsberichte setzten, in denen angeblich eine Wirksamkeit des Medikaments gegen diese anderen Krankheiten nachgewiesen wurde.[1]

Schließlich nahm die Staatsanwaltschaft sich der Sache an und begann mit eigenen straf- und zivilrechtlichen Ermittlungen. Die Untersuchungen wurden parallel in 47 U.S.-Bundesstaaten und in Washington DC durchgeführt. Die Gerichtsunterlagen wurden ursprünglich auf Antrag des Unternehmens unter Verschluss gehalten, aber 2002 mussten viele davon nach Anfragen der Presse freigegeben werden. Sie dokumentierten einen gut koordinierten Plan von erstaunlichen Ausmaßen. Die folgende Darstellung der Angelegenheit stützt sich auf Zeitungsberichte über Franklins Klage und auf die firmeninternen Unterlagen, die vom Gericht freigegeben wurden.

Die FDA hatte Neurontin 1994 für ein eng begrenztes Anwendungsgebiet zugelassen: als ergänzendes Präparat zur Behandlung von Epilepsie, wenn die Anfälle mit anderen Medikamenten nicht unter Kontrolle zu bringen waren. (Später wurde es auch zur Therapie der Gürtelrose zugelassen.) Damit war nicht viel Geld zu verdienen, und das Unternehmen wollte den Markt für das Präparat erweitern. Für ord-

161

nungsgemäße klinische Studien, auf deren Grundlage man eine FDA-Zulassung für andere Anwendungsgebiete beantragen konnte, blieb keine Zeit mehr, weil das Patent 1998 auslaufen sollte (später wurde es bis 2000 verlängert). Also entwickelte der Konzern offensichtlich einen anderen Plan, damit die Ärzte Neurontin für nicht zugelassene Zwecke verschrieben, insbesondere bei unklar definierten Störungen wie Schmerzen und Angst unterschiedlichster Formen, aber auch zur Monotherapie von Epilepsie. Falls die Kampagne Erfolg hätte, würde sich ein gewaltiger Markt eröffnen.

Den Berichten zufolge bezeichnete Parke-Davis selbst den Plan als „Publikationsstrategie". Das Unternehmen finanzierte wenig aufwändige Forschungsarbeiten, ließ auf ihrer Grundlage Fachveröffentlichungen schreiben und bezahlte Wissenschaftler aus den Hochschulen dafür, dass sie ihre Namen für diese Artikel zur Verfügung stellten. Die Studien selbst waren so klein oder so schlecht geplant, dass man daraus kaum begründete Schlussfolgerungen ziehen konnte. Manche Veröffentlichungen enthielten überhaupt keine neuen Daten, sondern nur freundliche Äußerungen über Neurontin. Private Firmen für medizinische Fortbildung und Kommunikation (medical education and communication companies, MECCs) wurden beauftragt, die Artikel zu schreiben und Autoren zu finden. Ein derartiges Unternehmen erhielt beispielsweise für zwölf Fachartikel, die es zur Veröffentlichung vorbereitete, jeweils 12.000 Dollar.[2] Diese Firma wiederum bezahlte an „Autoren" aus Hochschulen jeweils 1.000 Dollar, wenn sie ihre Namen zur Verfügung stellten. Das war anscheinend nicht immer einfach. In einem Zwischenbericht an Parke-Davis klagte das Kommunikationsunternehmen: „Autor interessiert; spielt am Telefon noch Katz und Maus." Und dann in Großbuchstaben: „[UNSERE FIRMA] HAT DEN ENTWURF FERTIG, WIR BRAUCHEN NUR NOCH EINEN AUTOR."[3]

Der zweite Teil der Veröffentlichungsstrategie bestand darin, die Artikel und die darin enthaltenen Informationen unter den niedergelassenen Ärzten möglichst breit zu streuen und sie auf diese Weise dazu zu bringen, dass sie Neurontin auch für nicht zugelassene Zwecke verschrieben. Positive Artikel in Auftrag zu geben, nützt nichts, wenn sie niemand zur Kenntnis nimmt. Die „ärztlichen Verbindungsleute" von Parke-Davis, die angeblich einen größeren Fortbildungsauftrag hatten als gewöhnliche Pharmareferenten, suchten die Ärzte in ihren Praxen auf und beantworteten Fragen im Zusammenhang mit den Forschungsergebnissen. Angeblich soll Franklin gehört haben, wie ein Manager des Unternehmens die Verbindungsleute auf ihre Aufgabe einstimmte wie der Trainer seine Mannschaft vor einem Spiel: „Wenn wir jetzt rausgehen, wollen wir den Leuten in den Hintern treten. Wir wollen Neurontin gegen Schmerzen verkaufen. Alles klar?"[4]

Parke-Davis finanzierte außerdem im ganzen Land Fortbildungsveranstaltungen und Konferenzen. Bei diesen Gelegenheiten berichteten die „Autoren" der Artikel und andere Fachleute über Erfolge bei der Verwendung des Medikaments für nicht zugelassene Anwendungsgebiete. Dutzende von Ärzten erhielten den Berichten zufolge jeweils Zehntausende von Dollars dafür, dass sie vor anderen Ärzten Vorträge über die Verwendung von Neurontin für mehr als ein Dutzend nicht zugelassener Anwendungsgebiete hielten. Und nicht nur die Redner wurden für ihre Dienste bezahlt, sondern auch die Ärzte im Publikum erhielten in vielen Fällen Geld. Man bezeichnete sie als „Berater" und umging damit das gesetzliche Bestechungsverbot. Beratertagungen waren manchmal kaum etwas anderes als Urlaubsreisen für Ärzte, die möglicherweise viel Neurontin verschreiben würden. Das Unternehmen verfolgte das Verschreibungsverhalten der Ärzte und konnte auf diese Weise feststellen, ob sie Neurontin nach den Tagungen oder nachdem sie gegen ein Honorar über das Präparat gesprochen hatten, häufiger verschrieben. Glaubt man einem Bericht der *New York Times*, registrierte das Unternehmen dabei nach den Tagungen eine Zunahme der Verschreibungen um 70 Prozent.[5]

Typisch für diese Doppelstrategie von Forschung und Fortbildung ist unter anderem, dass Referenten und Publikum mehr oder weniger austauschbar sind. Im Wesentlichen sollen alle dazu veranlasst werden, ein Medikament für Anwendungsgebiete außerhalb der Zulassung zu verschreiben. Wer den Vortrag hält und wer zuhört, spielt dabei kaum eine Rolle. Wie wir im vorangegangenen Kapitel erfahren haben, geht es einfach darum, eine Botschaft an Multiplikatoren und Ärzte mit hohem Verschreibungsaufkommen zu übermitteln, während man gleichzeitig das Bestechungs- und Werbeverbot für nicht zugelassene Anwendungsgebiete umgeht.

Durch solche Aktivitäten wurde Neurontin zu einem Blockbuster, der 2003 einen Jahresumsatz von 2,7 Milliarden Dollar erzielte. In diesem Jahr bezogen sich 80 Prozent der Verschreibungen auf nicht zugelassene Anwendungsgebiete – auf Krankheiten wie bipolare Störung, posttraumatisches Stresssyndrom, Schlaflosigkeit, Restless-leg-Syndrom, Hitzewallungen, Migräne und Spannungskopfschmerz.[6] Auf diese Weise wurde Neurontin zu einer Art Allzweckmedikament gegen chronische Beschwerden fast jeglicher Art – obwohl fast keine stichhaltigen Belege veröffentlicht wurden, dass es bei dem größten Teil dieser Gesundheitsstörungen wirkt. Im Mai 2004, acht Jahre nach den ersten Anschuldigungen, bekannte sich Pfizer des illegalen Marketings für schuldig und stimmte der Zahlung von 430 Millionen Dollar für die Beilegung aller zivil- und strafrechtlichen Ansprüche zu. Davon erhält Franklin, der Informant, knapp 27 Millionen. Das hört sich nach einer Riesensumme an, aber es sind „Peanuts" im Vergleich zu dem Neurontin-Umsatz von 2,7 Milliarden.[7]

Klinische Prüfungen, Phase IV: Dichtung und Wahrheit

Der Fall Neurontin war vielleicht ungewöhnlich, sowohl wegen seines Ausmaßes als auch weil ein Einzelner den Stein ins Rollen brachte, aber nach meiner Vermutung sind solche Geschäftspraktiken allgemein üblich. Der gemeinsame Nenner sind wenig aufwändige klinische Prüfungen der Phase IV, die eigentlich nur Marketingzwecken dienen. Wie ich in Kapitel 2 erwähnt habe, sind die klinischen Prüfungen der Phasen I bis III darauf ausgerichtet, die Erstzulassung durch die FDA zu erhalten, und deshalb müssen sie sich an den Standards der Behörde orientieren. Die Studien der Phase IV dagegen betreffen Präparate, die sich bereits auf dem Markt befinden, und sie müssen vielfach überhaupt keine Maßstäbe erfüllen. Im Jahr 2002 machten Studien der Phase IV, die manchmal auch als Postmarketing-Studien bezeichnet werden, nach Schätzungen mindestens 25 Prozent aller klinischen Prüfungen aus, und ihre Zahl wächst viel schneller als die der Studien der Phasen I bis III.[8]

Für Studien der Phase IV gibt es zwei berechtigte Gründe. Erstens kann man so herausfinden, ob ein Medikament sich für weitere Anwendungsgebiete eignet, und wenn das der Fall ist, kann man damit die Zulassung der FDA für diese Anwendungen beantragen – das geschah beispielsweise im Fall des Krebspräparats Taxol. Das Verfahren entspricht dann dem der Erstzulassung, das heißt, die Forschungsarbeiten müssen die gleichen wissenschaftlichen Standards erfüllen wie die ursprünglichen Studien der Phase III. Wenn ein Unternehmen von der FDA die Zulassung für zusätzliche Anwendungsgebiete erhält, erweitert es damit nicht nur den Markt für sein Medikament, sondern es erhält auch nochmals für drei Jahre die ausschließlichen Vermarktungsrechte.

Der zweite berechtigte Grund für Studien der Phase IV ist die Erfassung von Nebenwirkungen oder die Suche nach anderen Eigenschaften des Medikaments, die in früheren klinischen Prüfungen noch nicht aufgefallen waren. Auch in großen, gut angelegten Prüfungen der Phase III zeigen sich Nebenwirkungen unter Umständen nicht, wenn sie nur sehr selten auftreten oder wenn niemand auf die Idee gekommen ist, darauf zu achten. Manchmal übersieht man dabei auch andere Wirkungen, wenn diese sich nur bei Patienten zeigen, die nicht zu der ursprünglich untersuchten Gruppe gehören. Nachdem das Medikament auf dem Markt ist und eine breite Anwendung gefunden hat, können diese Eigenschaften im Rahmen großer Phase-IV-Studien entdeckt werden.

Solche Untersuchungen sind heute wichtiger als früher, denn bis vor ungefähr zehn Jahren wurden die meisten Medikamente zuerst in Europa zugelassen. Das heißt, dass schwer wiegende Nebenwirkungen dort bereits aufgefallen wären, bevor ein Präparat in den Vereinigten Staaten auf den Markt kam. Heute dagegen werden die meisten Arzneimittel zuerst in den Vereinigten Staaten zugelassen. Außerdem fallen immer mehr Produkte unter das beschleunigte Begutachtungsverfahren der FDA, und das hat zur Folge, dass sie auf der Grundlage einer geringeren Datenmenge auf den Markt kommen. Ein Präparat wird also unter Umständen bereits allgemein angewandt, obwohl die Anwendung nur durch wenige Forschungsergebnisse untermauert ist, und auch aus anderen Ländern gibt es noch keine Erfahrungen.

Als Voraussetzung für das beschleunigte Verfahren und manchmal auch für die reguläre Zulassung verlangt die FDA von den Unternehmen weitere Studien der Phase IV, mit denen bestätigt werden soll, dass das

165

neue Medikament sicher ist. Zwei Drittel aller neuen molekularen Wirk-substanzen, die im Jahr 2000 zugelassen wurden, sollten solche Unter-suchungen durchlaufen.[9] Man bezeichnet sie als „Pflichtstudien", weil die Unternehmen verpflichtet sind, sie durchzuführen. Dazu haben sie aber keine Lust. Sie können damit nichts gewinnen, aber alles verlieren, wenn sich schwer wiegende Nebenwirkungen zeigen. Also ziehen sie den Kopf ein. Bis 2003 war nur die Hälfte aller Präparate, die eine beschleunigte Zulassung erhalten hatten, in Pflichtstudien umfassend erforscht worden. Der Biostatistiker Thomas Fleming von der University of Washington, der für die FDA als Berater tätig ist, meint dazu: „Spon-soren, insbesondere solche aus der Industrie, haben es immer sehr eilig, einen Wirkstoff zügig zu entwickeln, aber sobald er zugelassen ist, wird der Rückwärtsgang eingelegt – man will das Produkt vermarkten, bis nachgewiesen ist, dass es nicht wirkt."[10] Theoretisch ist die FDA befugt, ein Präparat vom Markt zu nehmen, wenn der Hersteller seinen Ver-pflichtungen nicht nachkommt, aber das ist noch nie geschehen.[11]

In ihrer Mehrzahl fallen Studien der Phase IV ohnehin in keine der beiden genannten Kategorien. Sie verfolgen nicht das Ziel, von der FDA die Zulassung für ein neues Anwendungsgebiet zu erhalten, und man will damit auch keine Verpflichtung erfüllen. Sie sind nur ein Trick, um wie im Fall des Neurontins den Umsatz zu steigern.[12] Am häufigsten handelt es sich bei Arzneimittelprüfungen der Phase IV um so genannte Anwen-dungsbeobachtungen. Ein Geldgeber bezahlt Ärzte dafür, dass sie Patienten mit bestimmten Medikamenten behandeln und dann einige einfache Fragen über deren Befinden beantworten. Da es weder eine Randomisierung (Auswahl der Patienten nach dem Zufallsprinzip) noch eine Vergleichsgruppe gibt, kann man aus den Ergebnissen in der Regel keinerlei zuverlässige Schlussfolgerungen ziehen. Das Unternehmen CenterWatch, ein Dienstleistungsunternehmen für Informationen über klinische Forschung, veröffentlichte kürzlich einen Artikel mit der Überschrift „Markt für Phase IV: Volldampf voraus". Darin wurde ein-deutig formuliert, wozu Anwendungsbeobachtungen dienen: „Diese Form der Postmarketing-Forschung hat vor allem das Ziel, Ärzte und Patienten mit neuen Medikamenten vertraut zu machen." In dem Arti-kel wird darauf hingewiesen, dass solche Forschungsarbeiten tatsächlich die Medikamentenwahl der Ärzte sowie ihre Empfehlungen zur Auf-nahme in die Positivliste der Krankenversicherer beeinflussen.[13] Wie viele Studien der Phase IV aus dem Forschungs- und Entwicklungsetat der Konzerne finanziert werden, und wie viele aus dem Marketingetat, lässt sich unmöglich feststellen. Wahrscheinlich tragen beide dazu bei.

Vor einigen Jahren schickte mir ein Arzt eine Einladung, die er erhalten hatte: Er sollte an einer Studie mitarbeiten, die von dem Unternehmen Salix Pharmaceuticals finanziert wurde. Die Firma bat ihn, fünf Patienten mit akuter Colitis ulcerosa (Dickdarmentzündung) mit dem konzerneigenen Produkt Colazal zu behandeln. Nach acht Wochen sollte er dann ein Formular ausfüllen und an Salix schicken, wofür man ihm ein „Honorar" von 500 Dollar bezahlen würde. Außerdem stellte das Unternehmen kostenlose Musterpackungen für die Patienten sowie Rabattcoupons für einen Teil der späteren Medikamentenkosten zur Verfügung. Der zusammenfassende klinische Bericht, den der Arzt am Ende anfertigen sollte, war kurz und einfach. Er war sogar so kurz und einfach, dass er keinen echten wissenschaftlichen Wert haben konnte. Die erste Frage lautete beispielsweise: „Welche Erfahrungen haben Sie insgesamt mit Colazal gemacht?", und dann gab es drei Kästchen zum Ankreuzen: „sehr gute", „gute" und „keine guten". Es ist kaum davon auszugehen, dass dies etwas anderes sein soll als eine Masche, um Ärzte zum Verschreiben von Colazal zu veranlassen. Aber CenterWatch meinte dazu: „Sponsoren müssen die Vorgehensweise in ihren Studien manchmal vereinfachen, um ihre Marketinganforderungen zu erfüllen, womit sie den wissenschaftlichen Wert der Studien einschränken." Also wird alles versucht, nur damit der Arzt das Medikament verschreibt.

Klinische Prüfungen: ein Wachstumsmarkt

Wie ich in Kapitel 2 erwähnt habe, wächst eine große Branche heran, die klinische Prüfungen im Auftrag von Pharmakonzernen durchführt. Sie besteht vorwiegend aus privaten Vertragsunternehmen (contract research organizations, CRO), die mithilfe eines Netzwerks aus niedergelassenen Ärzten die Studien durchführen. Dabei konzentriert man sich insbesondere auf Studien der Phase IV; diese sind „das am schnellsten wachsende Segment der klinischen Aufwendungen", wie CenterWatch ausführt. „Dieser Wachstumsmarkt wird insbesondere von Vertragsunternehmen aktiv bearbeitet und bietet erfahrenen, teamorientierten klinischen Forschern einzigartige Chancen."[14] Ein Wachstumsmarkt ist es auch für die Ärzte. Wenn sie für die Vertragsunternehmen arbeiten, verdienen sie in der Regel mehr, als wenn sie die gleiche Zeit für die Patientenbetreuung verwenden. Zehntausende von niedergelassenen Ärzten sind mittlerweile in diesem Bereich tätig – und viele von ihnen werden hauptsächlich dafür bezahlt, dass sie Medikamente eines bestimmten Herstellers verschreiben.

Da die Studien der Phase IV in ihrer Mehrzahl nie der FDA vorgelegt werden, unterliegen sie meist auch keinerlei Regeln. Nur in den wenigsten Fällen werden sie veröffentlicht. Wie alle industriefinanzierten Studien gelangen sie nur dann an die Öffentlichkeit, wenn sich aus ihnen eine günstige Aussage über das Produkt des Geldgebers ableiten lässt. Findet eine Veröffentlichung statt, dann häufig in unbekannten Fachzeitschriften, weil die Forschungsarbeiten von schlechter Qualität sind. CenterWatch beschreibt die Studien der Phase IV so: „Während die Unternehmen es in der Regel bevorzugen, Studien der Phasen I bis III von erfahrenen Wissenschaftlern durchführen zu lassen, bieten die Untersuchungen der Phase IV den Sponsoren die Gelegenheit, strategische Beziehungen zu knüpfen und auszubauen, insbesondere zu Ärzten mit hohem Verschreibungsvolumen."[15] Mit anderen Worten: Eigentlich ist es keine Forschung, also braucht man sich auch um den wissenschaftlichen Wert nicht zu kümmern.

Einige der weltweit größten Werbeagenturen sind auf Veranlassung ihrer Kunden aus der Pharmaindustrie in das Geschäft der pharmazeutischen Forschung und Fortbildung eingestiegen. Dies gilt unter anderem für die drei Riesenkonzerne in New York Citys Toplage: Omnicom, WPP und Interpublic. Um ihren Kunden umfassende Dienstleistungen bieten zu können, haben sie CROs sowie private Unternehmen für die medizinische Fortbildung und Kommunikation (medical education and communication companies, MECCs) gekauft oder in solche Firmen investiert. Omnicom ist dafür ein gutes Beispiel. Der Konzern ist Anteilseigner an SCIREX, einer CRO. Aufgrund dieser Geschäftsbeziehungen können Marketingfachleute die Forschungsarbeiten in Richtung der Medikamente lenken, die nach ihrer Auffassung zu Bestsellern werden könnten. Ein Marketingmanager meinte dazu: „Wir kommen dem Reagenzglas näher." Eine andere Tochterfirma von Omnicom ist Proworx, eine MECC, der vorgeworfen wurde, sie habe im Fall Neurontin Artikel unter fremdem Namen veröffentlicht.[16]

Die Anzeigenagentur WPP ist Besitzer von Intramed, einer anderen MECC, die offenbar ebenfalls im Ghostwriter-Geschäft tätig ist. Der *New York Times* wurde die Mitschrift einer Telefonkonferenz zugespielt, in der ein Vizepräsident von Intramed mehreren Ärzten gesagt haben soll: „Wir helfen gerne, das Manuskript zu entwerfen, und dann legen wir es Ihnen vor, damit Sie es überarbeiten und genehmigen." Dem Bericht zufolge war auch ein Vertreter des WPP-Kunden Novartis mit am Telefon. Er fügte hinzu, das Unternehmen wünsche sich einen „schnellen und schlappen" Artikel. Woraufhin einer der Ärzte erwiderte: „Ich glaube, wir wissen ganz genau, wie Sie sich das nächste Manuskript vorstellen."[17] Die Tatsache, dass diese riesigen Werbeagenturen eigene Tochterunternehmen für Forschung und Entwicklung besitzen oder beschäftigen, zeigt ganz deutlich, wer in dieser Branche wem die Befehle erteilt. „Klinische Forschung" und „Fortbildung" sind nichts anderes als Mittel zur Verkaufsförderung.

Ein komplizierteres Beispiel dafür, wie Forschung zumindest zum Teil dem Marketing dient, ist die Geschichte des Präparats Xigris von Eli Lilly.[18] Es wurde 2001 zur Behandlung der schweren Sepsis zugelassen, einer Blutvergiftung also, die auf Intensivstationen eine häufige Todesursache darstellt. Anfangs war die Zulassung nicht gesichert. In der entscheidenden klinischen Studie, die bei der FDA eingereicht wurde, waren 25 Prozent der Patienten nach Einnahme von Xigris gestorben, im Vergleich zu 31 Prozent bei der Standardbehandlung. Das ist kein allzu großer Unterschied, er war allerdings statistisch signifikant. In der Frage, ob man die Zulassung empfehlen solle oder nicht, war das Gutachtergremium der FDA geteilter Meinung, und einige Mitglieder forderten eine weitere klinische Prüfung. Lilly setzte den Preis für Xigris mit 6.800 Dollar für einen Behandlungszyklus an; man rechnete damit, dass es ein Blockbuster werden würde und den Umsatzverlust ausgleichen konnte, der dem Unternehmen bevorstand, weil das Patent für Prozac im gleichen Jahr auslief. Aber wegen der hohen Kosten gelangte man in vielen Krankenhäusern zu der Ansicht, das Medikament sei seinen Preis nicht wert. Man glaubte, man könne das Geld sinnvoller verwenden, wenn man es für andere Zwecke ausgab. Im Frühjahr 2002 war klar, dass der Umsatz mit Xigris die Erwartungen nicht erfüllte.

Daraufhin beauftragte Lilly eine neue Werbeagentur namens Belsito & Co mit der Verkaufsförderung für Xigris. Die Firma startete eine Werbekampagne mit der Überschrift „Ethik, Dringlichkeit und Potenzial". Dahinter steckte nicht die Idee, die Wirkung des Medikaments genauer zu erforschen, sondern die Forschung sollte sich mit der Frage befassen, ob den Patienten auf Intensivstationen allgemein eine Behandlung aus Kostengründen vorenthalten wurde. Auf diese Weise konnte man die Menschen davon überzeugen, dass es ethisch verwerflich sei, Xigris *nicht* anzuwenden, weil das einer Rationierung lebensrettender Therapiemaßnahmen gleichkam. Lilly bewilligte 1,8 Millionen Dollar für eine umfassende Untersuchung der Rationierung auf Intensivstationen. Dr. Mitchell Levy, Leiter der Intensivstation am Rhode Island Hospital, der die Befunde zu Xigris „verdammt gut" genannt hatte, wurde zum Leiter des zwanzigköpfigen Gremiums namens Values, Ethics & Rationing in Critical Care Task Force ernannt, das sogar eine eigene Website (www.vericc.org) betreibt. Unter den Mitgliedern befanden sich angesehene Ethikfachleute, Krankenhausdirektoren und Spezialisten für Intensivmedizin aus dem ganzen Land.

Es gelang Lilly auch, für die schwere Sepsis einen neuen, landesweit gültigen Diagnose-Code zu erhalten, sodass man das Vorkommen dieses Zustands landesweit erfassen konnte. Auf diese Weise erhielt das Unternehmen eine bessere Vorstellung von der Größe des potenziellen Marktes und wie Xigris besser beworben werden könnte. Und was noch wichtiger war: Das Unternehmen erhielt von den Centers for Medicare & Medicaid Services (der US-Bundesbehörde innerhalb des Gesundheitsministeriums, die für die staatlichen Gesundheitsprogramme zuständig ist) die Zusage, dass sie die Hälfte der Kosten für Xigris, pro Behandlung also bis zu 3.400 Dollar, erstatten würden. Dieses Abkommen war eine Sensation. Üblicherweise richten sich die Erstattungen von Medicare nach der Diagnose – für einen Herzinfarkt wird ein bestimmter Betrag bezahlt, für einen Schlaganfall ein anderer, für eine Lungenentzündung wieder ein anderer, und so weiter. Die Krankenhausvergütung orientiert sich nicht an den spezifisch eingesetzten Medikamenten oder Therapien. Lilly erreichte also für Xigris etwas ganz und gar Ungewöhnliches. Und bevor nun falsche Vermutungen aufkommen: Dem *Wall Street Journal* gegenüber erklärte das Unternehmen, es habe nicht die Absicht, den Preis für das Medikament zu senken. Und die Gewinnspanne? Darüber schweigt der Konzern sich aus.

Die Geschichte von Xigris zeigt, wie man Wissenschaftlern Geld bezahlt und damit erreicht, dass sich der Fokus der Diskussion verschiebt: Auf einmal ging es nicht mehr um den überzogenen Preis für ein Medikament mit unsicherer Wirkung, sondern um die ethische Frage der Rationierung. In der Regel reicht eine klinische Prüfung nicht aus, um den Nutzen eines Medikaments schlüssig nachzuweisen. Die FDA forderte Lilly auf, Nutzen und Risiken des Präparats in Pflichtstudien der Phase IV weiter zu untersuchen. Man würde hoffen, dass der Konzern auf solche Studien ebenso erpicht ist wie auf den Nachweis, dass die Therapie auf Intensivstationen rationiert wird, aber irgendwie habe ich daran meine Zweifel.

Die Folgen vorgetäuschter Forschung

In diesem und dem vorangegangenen Kapitel war davon die Rede, wie Marketing sich als Fortbildung und klinische Forschung tarnt, wobei beides häufig gekoppelt ist. Erstens liefert vorgetäuschte Forschung eine fehlerhafte Antwort auf eine klinische Frage. Dann sorgt eine einseitige Fortbildung dafür, dass die Ärzte überall davon hören, so dass sie aufgrund der falschen Informationen Millionen von Rezepten ausstellen. Geölt wird das ganze Getriebe manchmal noch mit Schmiergeldern und durch Bestechung.

Nun könnte man fragen: Was ist daran eigentlich so schlimm? Zugegeben, das Ganze beruht auf Täuschung, aber wenn das dazu führt, dass mehr Menschen verschreibungspflichtige Medikamente erhalten, ist das dann nicht hilfreich? Immerhin sind die Medikamente unter dem Strich wahrscheinlich nützlich, sonst hätte die FDA sie nicht zugelassen, und die Ärzte würden sie nicht verschreiben. Sollten wir unsere Aufmerksamkeit nicht weniger auf das Verfahren als vielmehr auf das Ergebnis richten?

171

Für mich ist es nur schwer vorstellbar, dass ein derart korruptes System etwas Gutes sein kann oder dass es die riesigen Geldbeträge wert ist, die dafür aufgewendet werden. Außerdem müssen wir fragen, ob es insgesamt für die Allgemeinheit wirklich von Nutzen ist, wenn derart viele Medikamente eingenommen werden. Nach meiner Überzeugung sind wir in den USA zu einer übermedikalisierten Gesellschaft geworden. Die Ärzte sind von der pharmazeutischen Industrie nur allzu gut geschult, und was man ihnen vor allem beigebracht hat, ist der Griff nach dem Rezeptblock. Stellt man dann noch in Rechnung, dass die meisten Ärzte durch die Anforderungen der Krankenversicherungen unter großem Zeitdruck stehen, dann erfolgt dieser Griff noch schneller. Auch die Patienten sind durch die Werbung der pharmazeutischen Industrie gut geschult. Ihnen hat man beigebracht, dass ein Arzt seine Arbeit nicht gut erledigt, wenn sie die Praxis ohne ein Rezept verlassen. Das alles hat zur Folge, dass schließlich zu viele Menschen Medikamente einnehmen, obwohl es bessere Wege geben mag, um ihre Probleme in den Griff zu bekommen.

Diese Erkenntnis wird durch eine große Studie gestützt, die von den National Institutes of Health (NIH) finanziert wurde. Es ging um die Frage, wie man den Diabetes mellitus des Erwachsenenalters bei Personen, die hierfür eine besondere Veranlagung haben, verhüten kann.[19] In der Studie erhielt eine Gruppe ein Plazebopräparat, und 29 Prozent dieser Patienten entwickelten im Laufe von drei Jahren einen Diabetes mellitus. Der zweiten Gruppe wurde ein Medikament namens Metformin (die generische Form des Blockbusters Glucophage von Bristol-Myers Squibb) verabreicht; hier sah das Ergebnis etwas besser aus: Nur 22 Prozent der Patienten erkrankten an Diabetes. Aber besser als diesen beiden Gruppen erging es der dritten: Hier mussten die Patienten eine maßvolle Diät einhalten und sich körperlich betätigen – und nur 14 Prozent von ihnen entwickelten einen Diabetes. Mit anderen Worten: Ernährung und Sport waren wichtiger als die Medikamente. Aber dass man es mit Diät und Bewegung an Stelle eines Medikaments versucht, kommt in der Realität nicht allzu oft vor. Solange wir alle in der Medikamentenwerbung ersticken, werden Ärzte und Patienten mit viel größerer Wahrscheinlichkeit nach Glucophage greifen. Nebenbei bemerkt: Auch die US-amerikanischen Krankenversicherungen finanzieren in der Regel keine Ernährungs- und Bewegungstherapie.

Noch schlimmer ist, dass viele Menschen mehrere Medikamente nebeneinander einnehmen – häufig fünf, manchmal zehn oder noch mehr. Eine solche Multimedikation birgt ernste Risiken. Das liegt vor allem daran, dass die wenigsten Medikamente nur eine einzige Wirkung haben. Neben dem gewünschten Effekt haben sie häufig noch andere. Über manche Nebenwirkungen wissen die Ärzte Bescheid, aber es gibt auch solche, die uns noch nicht bekannt sind. Werden mehrere Medikamente gleichzeitig eingenommen, können sich solche Nebenwirkungen addieren. Es kommt zu Wechselwirkungen, wobei ein Medikament die Wirkung eines anderen blockiert oder seinen Abbau im Stoffwechsel verzögert, sodass Wirkung und Nebenwirkungen sich verstärken. Ist dann eine Organfunktion, beispielsweise von Leber oder Niere, auch nur geringfügig beeinträchtigt, wächst die Gefahr von Komplikationen. Und je mehr Medikamente eingenommen werden, desto größer ist die Wahrscheinlichkeit, dass eines davon die normale Funktion eines Organs in Mitleidenschaft zieht.

Im *Boston Glob*e erschien vor kurzem ein Bericht über die Polymedikation.[20] Darin war von einer fünfzigjährigen Frau die Rede, die 18 verschiedene, verschreibungspflichtige Medikamente einnahm, nahezu ausschließlich teure Markenpräparate; die Kosten lagen bei fast 16.000 Dollar im Jahr. Die Medikamente richteten sich gegen verschiedene Krankheiten, darunter Diabetes mellitus, Depression, Angstzustände, Allergien, Migräne und Schmerzen (gegen die sie das allgegenwärtige Neurontin nahm). Allein vier Präparate dienten der Behandlung psychiatrischer Probleme: Clonazepam gegen Angstzustände, Lexapro gegen Depression, Trileptal gegen Depression (eine Indikation, für die dieses Medikament nicht zugelassen ist) und Elavil gegen Depression und Schlaflosigkeit. Den Berichten zufolge konnte sie kaum noch gehen, und ihre Zimmergenossin erzählte, sie sei manchmal benommen, falle um oder könne nicht mehr aufstehen. Kein Wunder! Die meisten Psychopharmaka, auch Neurontin, verursachen ein gewisses Maß an Benommenheit. Ich kann mir lebhaft vorstellen, was alle gemeinsam bewirken. Welche Beschwerden durch die Krankheiten und welche durch die Medikamente hervorgerufen werden, lässt sich auf diese Weise unmöglich feststellen. Wahrscheinlich hätte die Frau weniger Medikamente und mehr ärztliche Aufmerksamkeit gebraucht. Erfahrene Spezialisten kennen dieses Phänomen der medikamentösen Überversorgung nur allzu gut, und wenn es einem Patienten unter dem Einfluss mehrerer Präparate schlecht geht, beginnen sie die Behandlung häufig damit, dass sie die meisten oder alle Präparate absetzen. In vielen Fällen bessert sich dann bereits der Zustand des Patienten.

Damit soll nicht geleugnet werden, dass gute verschreibungspflichtige Medikamente in der medizinischen Versorgung unentbehrlich sind. Ihnen ist es zweifellos zu verdanken, dass viele Menschen länger und besser leben. Wie ich bereits in Kapitel 6 erläutert habe, brauchen wir sie. Aber sie sollten vorsichtig und nur bei echtem Bedarf verschrieben werden, und der Arzt sollte sich bei seinen Entscheidungen nur von echter Forschung und Fortbildung leiten lassen, aber nicht von einem Marketing, das an deren Stelle tritt.

10 Patentspielereien: Wie man Monopole ausweitet

Keine andere Strategie der Pharmakonzerne ist so ertragreich wie die Ausweitung von Monopolrechten auf ihre Kassenschlager-Präparate. Bei allem Gerede um freies Unternehmertum sind die vom Staat eingeräumten Monopole der Lebenssaft der Pharmaindustrie: Patente werden vom US-Patentamt (U.S. Patent and Trademark Office, USPTO) erteilt, die Arzneimittelbehörde (Food and Drug Administration, FDA) räumt exklusive Vermarktungsrechte ein. Beide Formen der Ausschließlichkeit laufen, wie ich in Kapitel 1 dargelegt habe, bis zu einem gewissen Grad unabhängig und parallel nebeneinander. Beide verbieten es den Konkurrenten gesetzlich, während eines festgelegten Zeitraums das gleiche Medikament zu verkaufen.[1] Diesen bevorrechtigten Zeitraum mit verschiedenen Strategien auszuweiten, ist eine Aktivität, bei der die großen Pharmakonzerne am innovativsten sind. Und wenn es um Blockbuster-Präparate geht, ist dies auch die lukrativste Beschäftigung.

Wenn die Exklusivrechte eines Unternehmens an einem Präparat ausgelaufen sind, gestattet die FDA, dass Generika auf den Markt kommen. Dies hat zur Folge, dass der Umsatz mit dem Markenpräparat abstürzt – unter anderem weil die Markenpräparate trotz der Konkurrenz fast nie billiger werden. Ist nur ein einziges Generikum auf dem Markt, liegt sein Preis kaum niedriger als der des Markenpräparats, denn die Generikahersteller legen so genannte „Schattenpreise" fest, die nur knapp unter dem Preis des Originals liegen. Gibt es aber mehrere Generika, sinkt der Preis manchmal bis auf 20 Prozent dessen, was zuvor für das Markenpräparat verlangt wurde.[2] Da Apotheker ein Generikum an Stelle des Originals abgeben dürfen, wenn der Arzt in seinem Rezept nicht ausdrücklich etwas anderes festgelegt hat, bedeutet dieser Wettbewerb in der Regel das Ende der hohen Gewinne mit dem Markenpräparat. Für die Hersteller von Blockbustern (Medikamente mit einem Jahresumsatz von mehr als einer Milliarde Dollar) ist dies mit einem Verlust von mehreren hundert Millionen Dollar pro Jahr verbunden.

175

Wie man also leicht erkennt, ist es viel wert, wenn man Generika auch nur für ein halbes Jahr vom Markt fernhalten kann, und entsprechend kreativ sind die Anwälte der Pharmakonzerne, wenn es um dieses Ziel geht. „[Die Pharmakonzerne] benutzen ungefähr zehn bis zwanzig verschiedene Taktiken, um ihre Produkte zu schützen", erklärt Roger L. Williams, FDA-Direktor für den Bereich pharmazeutische Wissenschaft. Und der Aktienanalyst Hemant K. Shah ergänzt: „Die Anti-Generikastrategie der Pharmakonzerne bringt wahrscheinlich von allen ihren derzeitigen Geschäftstätigkeiten die höchste Rendite."[3] (Forschung und Entwicklung oder Innovationen erwähnt er in diesem Zusammenhang interessanterweise nicht.) Kurz gesagt, sind die Heerscharen von Anwälten, die in den Unternehmen zu diesem Zweck beschäftigt werden, ihr Geld mehr als wert.

Wie man ein Monopol bekommt ...

Sehen wir uns zuerst einmal die Patente an. Ich habe nicht vor und wäre auch gar nicht in der Lage, hier einen ausführlichen Lehrgang in Patentrecht zu bieten, aber ein kurzer Überblick kann zeigen, wie die Pharmaunternehmen es missbrauchen. Die Rechtsgrundlage für Patente steht in Artikel I, Abschnitt 8 der US-Verfassung. Dort heißt es: „Der Kongress hat das Recht ... den Fortschritt der Wissenschaft und der angewandten Künste dadurch zu fördern, dass den Autoren und Erfindern für beschränkte Zeit das ausschließliche Recht an ihren Schriftwerken und Entdeckungen gesichert wird ..." Ursprünglich bestand der Sinn dieser Vorschrift also darin, einen Anreiz für nützliche Entdeckungen und Erfindungen zu schaffen und die Erfinder zu belohnen. Im Laufe der Zeit wurden Patente aber immer stärker ausschließlich zu Belohnungen, und zwar selbst dann, wenn sie den „Fortschritt der Wissenschaft und nützlichen Künste" in Wirklichkeit behindern. Insbesondere die Patente der Pharmakonzerne sind ein ungeheuer wertvolles Eigentum. Sie können zwar die Firmen dazu veranlassen, Medikamente auf den Markt zu bringen, mit der Stimulierung von Innovationen haben sie aber relativ wenig zu tun; dies geschieht, wie wir in Kapitel 4 erfahren haben, in der Regel außerhalb der Branche. Später erhalten die Konzerne dann unter Umständen

Patente für neue Anwendungsgebiete der von ihnen eingekauften innovativen Präparate.

Es gibt verschiedene Arten von Patenten; diejenigen, die für verschreibungspflichtige Medikamente gelten, haben eine Laufzeit von 20 Jahren, gerechnet von dem Datum, an dem der Antrag bei der USPTO eingereicht wird. Ein Patent kann sich auf eine von vier Eigenschaften eines Medikaments beziehen: auf den Wirkstoff selbst, auf das Anwendungsgebiet, auf die Darreichungsform oder auf das Herstellungsverfahren. Patente für Wirkstoffe schützen einfach die chemische Zusammensetzung der Substanz. Patente für das Anwendungsgebiet erstrecken sich auf die Indikation eines Medikaments zur Behandlung einer bestimmten Krankheit, beispielsweise der Herzmuskelschwäche oder der Depression. Patente für die Darreichungsform werden für die physische Eigenschaft eines Medikaments – beispielsweise Flüssigkeit oder Kapsel – sowie für die Art der Verabreichung – beispielsweise oral oder durch Injektion – gewährt. Und Patente für Herstellungsverfahren schützen Produktionsmethoden. Damit eine „Erfindung" patentiert werden kann, muss sie „neu sein, auf einer erfinderischen Tätigkeit beruhen und gewerblich anwendbar sein" sein. „Gewerblich anwendbar sein" bedeutete ursprünglich: Die Erfindung musste einen praktischen Vorteil mit sich bringen. „Neu" bedeutete, dass sie sich nennenswert von früheren Erfindungen unterscheiden musste. Und „auf einer erfinderischen Tätigkeit beruhen" besagte, dass es sich nicht einfach um den nächsten gedanklichen Schritt handeln durfte, den jeder Mensch mit Fachkenntnissen auf dem betreffenden Gebiet ohne weiteres vollziehen konnte, sondern dass es sich um einen größeren Gedankensprung handeln musste.[4]

Im ersten Kapitel habe ich 1980 als entscheidendes Jahr für die Geschäfte der Pharmaindustrie bezeichnet: Aus einem sehr guten Geschäft wurde ein hervorragendes. Eine der Veränderungen bestand darin, dass die Maßstäbe für eine „neue, erfinderische und gewerblich anwendbare" patentierbare Erfindung stark gelockert wurden.[5] Der Oberste Gerichtshof der USA senkte 1980 den Maßstab für die gewerbliche Anwendbarkeit mit der Erklärung, dass Erfindungen keine praktischen Folgen haben müssen, sondern nur einen Nutzen für die weitere Forschung (was beispielsweise die Patentierung von Genen ermöglichte). Und 1982 wurde ein neues Berufungsgericht (der Court of

177

Appeals for the Federal Circuit) geschaffen, vor dem Einsprüche gegen Patentverweigerung verhandelt wurden. Er war im Allgemeinen sehr großzügig, insbesondere im Zusammenhang mit den Maßstäben für „erfinderische" Entdeckungen. Heute werden viele Patente für sehr nahe liegende Anwendungsgebiete von Medikamenten erteilt: Lilly erhielt beispielsweise ein Patent für die Verwendung von Prozac bei Depressionen, und ein zweites Patent für die Anwendung bei Fettsucht – was wohl kaum einen Gedankensprung erfordert. Darüber hinaus besteht beim US-Patentamt sogar ein Anreiz dafür, Patente zu erteilen und nicht zu verweigern: Die Patentprüfer der Behörde erhalten Prämien, die zum Teil von der Zahl der bearbeiteten Patente abhängen. Da es viel schneller geht, ein Patent zu erteilen, statt es abzulehnen und eine gerichtliche Anfechtung zu riskieren, sind die Prüfer in der Regel sehr großzügig. Dies hat zur Folge, dass heute fast alles – neue Anwendungsgebiete, neue Dosierungen, Kombinationen mehrerer bereits etablierter Wirkstoffe, ja sogar die Beschichtung und die Farbe der Pillen – patentiert werden können.

Von den Patenten zu unterscheiden sind die Exklusivrechte, die von der FDA erteilt werden.[6] Die Rechte werden gewährt, wenn das Medikament für die Vermarktung zugelassen wird, das heißt in der Regel wesentlich später als das ursprüngliche Patent. Damit erklärt die Behörde quasi dem Unternehmen gegenüber: „Gut, ihr habt gezeigt, dass euer Präparat in der klinischen Prüfung sicher und wirksam ist, also dürft ihr es für einen bestimmten Zeitraum vermarkten, und in dieser Zeit werden wir dem gleichen Medikament, das von einem anderen Hersteller stammt, die Zulassung verweigern." (Genau genommen, werden die Daten der klinischen Prüfung geschützt, aber in der Praxis läuft das auf das Gleiche hinaus wie ein Exklusivschutz für das Medikament selbst.) In dieser Zeit ist selbst dann, wenn kein Patent gilt, keine Konkurrenz durch Generika erlaubt. An die Gewährung eines solchen Exklusivrechts legt die FDA strengere Maßstäbe an als das Patentamt an die Gewährung von Patenten, denn hier gelten die Standards für eine erfolgreiche klinische Prüfung. Außerdem ist das Exklusivrecht über einen kürzeren Zeitraum gültig: Er beträgt für neue molekulare Wirksubstanzen in der Regel fünf Jahre, für Orphan-Arzneimittel (für einen voraussichtlichen Markt mit weniger als 200.000 Patienten) sieben Jahre und für Veränderungen bei bereits zugelassenen Medikamenten drei Jahre.

Aber auch nach dieser Zeit darf die Behörde kein Generikum zulassen, wenn noch ein einschlägiges Patent gilt (wobei das entscheidende Wort „einschlägig" ist, wie wir in Kürze noch genauer erfahren werden). Deshalb sollen die Unternehmen alle Patente, die für ihre Produkte von Bedeutung sind, im so genannten „Orange Book" der FDA (das auf der Website der Behörde zur Verfügung steht) eintragen. Dabei handelt es sich aber nicht um *alle* Patente für ein Präparat – deren Zahl kann sehr groß sein. Es handelt sich vielmehr nur um die Patente für den von der FDA zugelassenen Wirkstoff, seine Darreichungsform und die zugelassenen Anwendungsgebiete. Die Konkurrenz der Generika kann man sich also durch ein einschlägiges Patent und/oder ein von der FDA verliehenes Exklusivrecht vom Leib halten.

... und wie man es ausdehnt

Nachdem in den letzten 20 Jahren eine ganze Reihe industriefreundlicher Gesetze und Vorschriften erlassen wurde, haben sich die Zeiträume für die exklusiven Vermarktungsrechte auf ein absurdes Maß verlängert. Im Jahr 1980 lag die Exklusivität für die übliche Patentlaufzeit bei 17 Jahren gerechnet vom Datum der Erteilung (die seither auf 20 Jahre verlängert wurde und deren Laufzeit mit dem Datum der Antragseinreichung beginnt), wobei aber die Zeit für die klinische Prüfung abgeht. Durch den Einfallsreichtum der Patentanwälte aus der Industrie ist sie heute in vielen Fällen wesentlich länger. Sehen wir uns zunächst einmal die wichtigsten neuen Gesetze an, bevor wir uns dann mit der Frage beschäftigen, wie sie von den Pharmakonzernen ausgenutzt werden.

Im Jahr 1984 verabschiedete der Kongress den Drug Price Competition and Patent Term Restoration Act, ein Gesetz, das nach seinen Initiatoren, dem republikanischen Senator Orrin Hatch aus Utah und dem demokratischen Abgeordneten Henry Waxman aus Kalifornien, benannt wurde – allgemein bekannt als Hatch-Waxman-Gesetz. Es hatte ursprünglich das Ziel, neue Anreize für die Generikabranche zu schaffen und gleichzeitig eine zusätzliche Exklusivität für Markenpräparate sicherzustellen – als Ausgleich für die langen Zeiträume, die Produktenwick-

179

lung und FDA-Zulassung in Anspruch nehmen. Ziel des Gesetzes war es, ein Gleichgewicht zwischen der Generikaindustrie, die damals in Schieflage geraten war (was vermutlich den Hauptbeweggrund des Abgeordneten Waxman darstellte), und den großen Pharmakonzernen (die zweifellos vor allem Senator Hatch am Herzen lagen) herzustellen.

Entsprechend wurde das FDA-Zulassungsverfahren für Generikahersteller stark vereinfacht. Generikahersteller mussten ihre Präparate nun nicht mehr in klinischen Studien testen, sondern der Zulassungsbehörde gegenüber nur noch nachweisen, dass ihre Produkte die gleichen Wirkstoffe enthielten wie die kopierten Markenpräparate (die als „Pioniermedikamente" bezeichnet wurden) und im Organismus auf die gleiche Weise wirken – das heißt, sie mussten „bioäquivalent" sein. Das war durchaus sinnvoll. Schließlich waren die Markenpräparate bereits in klinischen Studien getestet worden, warum also sollte man das Gleiche noch einmal tun? Dieser Teil des Hatch-Waxman-Gesetzes hat sich seither bewährt. Generika machten 1984 noch weniger als 20 Prozent aller verschriebenen Medikamente aus, heute liegt ihr Anteil bei fast 50 Prozent (wobei sie allerdings wegen ihres wesentlich geringeren Preises nur einen Anteil von zehn Prozent am Gesamtumsatz ausmachen).[7]

Aber das Hatch-Waxman-Gesetz hatte noch andere Auswirkungen.[8] Es stattete Medikamente, die wegen umfangreicher klinischer Prüfungen und längerer Bearbeitungszeit durch die FDA erst mit großer Verzögerung auf den Markt kommen, für bis zu fünf Jahre mit zusätzlicher Patentlaufzeit aus. Außerdem enthielt es zwei weitere Bestimmungen, die Anlass für endlosen Missbrauch geben. Wenn ein Markenhersteller einen Generikaproduzenten wegen Patentverletzung verklagt, wird die FDA-Zulassung des Generikums automatisch um 30 Monate zurückgestellt (es sei denn, der Fall wird vorher entschieden, was aber in der Regel nicht geschieht) – und zwar unabhängig von den Erfolgsaussichten des Verfahrens. Damit verlängert die FDA letztlich die Exklusivrechte des Markenpräparats noch einmal um 30 Monate.

Das Ganze funktioniert folgendermaßen: Wie ich erwähnt habe, sollen die Pharmaunternehmen alle Patente, die für ihre Präparate von Bedeutung sind, im Orange Book der FDA eintragen. Hält ein Generikahersteller, der sich um die FDA-Zulassung bemüht, ein noch gültiges

Patent *nicht* für bedeutsam (das heißt für unrechtmäßig aufgeführt), soll er den Markenproduzenten davon in Kenntnis setzen. Dann hat dieses Unternehmen die Möglichkeit, innerhalb von 45 Tagen Klage einzureichen und damit eine 30-monatige Zulassungsverzögerung für den Generikahersteller in Kraft treten zu lassen. Dahinter stand die Vorstellung, dass in einem Zeitraum von 30 Monaten die juristischen Fragen geklärt werden könnten. Außerdem sieht das Hatch-Waxman-Gesetz vor, dass der erste Generikahersteller, der ein Patent auf diese Weise anficht, ein Exklusivrecht von sechs Monaten erhält, in denen ein Wettbewerb durch andere Generikahersteller nicht gestattet ist. Das sollte die Belohnung dafür sein, dass er sich mit einem großen Pharmakonzern angelegt hat.

Das Hatch-Waxman-Gesetz war für die großen Pharmakonzerne eine Goldgrube. Es sollte zwar die Konkurrenz durch Generika anregen, hatte aber oft genau die entgegengesetzte Wirkung. Seither ist es bei den Markenherstellern Routine, für ihre Kassenschlager nicht nur jeweils ein Patent anzumelden, sondern eine ganze Reihe, durch die sich die Lebensdauer des ersten verlängert. Solche Patente betreffen alle nur vorstellbaren Eigenschaften des Medikaments – von Neuheit, erfinderischer Tätigkeit oder gewerblicher Anwendbarkeit ist dabei ebenso wenig die Rede wie von der Frage, wie weit sie von dem ursprünglich zugelassenen Präparat und seinen Anwendungsgebieten entfernt sind. Und wie gesagt: Ein Patent zu erhalten, ist sehr einfach. Dies hat zur Folge, dass die Generikahersteller routinemäßig wegen Verletzung eines dieser sekundären Patente verklagt werden, womit automatisch eine zusätzliche Exklusivität von 30 Monaten gesichert ist. Manchmal versuchen die Konzerne, die Frist noch weiter zu verlängern; zu diesem Zweck reichen sie so genannte Bürgerpetitionen ein, in denen sie im Zusammenhang mit dem Generikum angebliche Sicherheitsbedenken geltend machen. Und manchmal bezahlen sie einem Generikahersteller sogar Geld, wenn dieser die Markteinführung seines Produkts verschiebt. Wegen der sechsmonatigen Exklusivitätsrechte, die dem ersten Generikaproduzenten zustehen, werden andere Generikahersteller durch dieses Scheingeschäft blockiert. Mit solchen Kunstgriffen lässt sich die Zeit, in der ein Produkt exklusiv vermarktet werden kann, um Jahre verlängern.[9]

Das System auf diese Weise auszunutzen, sollte eigentlich nicht möglich sein. Dem Gesetz zufolge lösen nur Anfechtungen von Patenten, die im Orange Book der FDA aufgeführt sind, die 30-monatige Verlängerung aus. Und im Orange Book dürfen Patente nur dann erscheinen, wenn sie das Medikament selbst, seine Darreichungsform und die zugelassenen Anwendungsgebiete betreffen. Andere Patente, die mit dem Produkt zusammenhängen – beispielsweise solche für nicht zugelassene Anwendungsgebiete oder Herstellungsverfahren – dürfen eigentlich nicht aufgeführt werden. Aber die FDA versucht nicht einmal, die Pharmakonzerne zur Einhaltung dieser Beschränkung zu veranlassen. Die Firmen führen Patente nach eigenem Gutdünken auf. So findet sich im Orange Book beispielsweise ein Patent für die Verwendung von Neurontin bei neurodegenerativen Erkrankungen, obwohl es für dieses Anwendungsgebiet nicht zugelassen ist. Manchmal führen die Konzerne praktisch das gleiche Patent zeitlich versetzt zweimal auf. Außerdem können die Patente zu jedem beliebigen Zeitpunkt im Orange Book eingetragen werden, selbst wenn seit der ursprünglichen Zulassung schon Jahre vergangen sind. Deshalb gibt es fast immer irgendein zweifelhaftes Patent, das man als Ausrede verwenden kann, um Klage gegen Generikahersteller einzureichen und somit die zusätzliche Exklusivitätsfrist von 30 Monaten zu erhalten. Wenn die Unternehmen nach dem ersten Gerichtsverfahren neue Patente anmelden, wegen deren Verletzung sie dann wiederum klagen, können sie die 30 Monate sogar mehrfach herausschlagen. Das Hatch-Waxman-Gesetz löste zwar tatsächlich einen Aufschwung der Generikabranche aus, einen viel größeren Nutzen brachte es jedoch den großen Pharmakonzernen.

Durch nachfolgende Beschlüsse des Kongresses wurde die Frist der Exklusivität noch weiter verlängert.[10] In Übereinstimmung mit internationalen Handelsabkommen, die 1994 geschlossen wurden, verlängerte der Kongress die Haupt-Patentlaufzeit von 17 Jahren nach der Erteilung auf 20 Jahre nach der Anmeldung – und diese Frist ist in der Regel länger. Und schließlich kam durch den Food and Drug Administration Modernization Act 1997 nochmals eine Schutzfrist von einem halben Jahr dazu, wenn die Pharmaunternehmen ihre Präparate an Kindern prüfen. Nun könnte man meinen, Medikamente, die bei Kindern eingesetzt werden, sollten ohnehin bei dieser Altersgruppe getestet werden, wenn sie die FDA-Zulassung erhalten sollen. Die Behörde kann solche Prüfungen zwar fordern, sie tut es aber nur in seltenen Fällen. Stattdessen bot der Kongress der Branche ein schönes Bonbon an. Dies hat zur Folge, dass die Pharmaunternehmen ihre Kassenschlager – und zwar auch Medikamente, die vorwiegend bei Krankheiten des Erwachsenenalters wie dem Bluthochdruck eingesetzt werden – an Kindern prüfen, weil die zusätzliche Schutzfrist so hohe Gewinne bringt. Weniger gewinnträchtige Medikamente werden unter Umständen nicht an Kindern geprüft, obwohl sie bei dieser Altersgruppe viel häufiger eingesetzt werden würden.

Das Spiel mitspielen

Bisher habe ich beschrieben, auf welchen Wegen die Pharmakonzerne ihre exklusiven Vermarktungsrechte für Blockbuster-Präparate ausweiten können. Sie wählen aber nicht nur eine dieser Möglichkeiten, sondern setzen alle nur denkbaren Strategien gleichzeitig ein – führt also eine davon nicht zum Ziel, gelingt es vielleicht mit einer anderen. Erstens verändern die Unternehmen ihre meistverkauften Medikamente so, dass die Exklusivrechte nach dem Hatch-Waxman-Gesetz um drei Jahre verlängert werden. Zweitens melden sie über Monate oder Jahre gestaffelt mehrere Patente an und schaffen so die Voraussetzungen für juristische Auseinandersetzungen, die zu einer Verlängerung der Frist um 30 Monate führen. Drittens wird fast jeder Blockbuster an Kindern getestet, was Exklusivrechte von weiteren sechs Monaten sichert, ganz gleich, ob die Präparate später bei Kindern eingesetzt werden oder nicht. Viertens machen die Markenhersteller unter Umständen mit Generikaproduzenten gemeinsame Sache, um deren Markteintritt zu verzögern oder die Preise hochzuhalten. Und fünftens verschaffen sie sich möglicherweise ein neues Patent und eine neue FDA-Zulassung für eine geringfügige Abwandlung ihres Kassenschlagers, die sie dann als „verbesserte" Version des Originals anpreisen.

In Kapitel 5 habe ich beschrieben, wie die Hersteller von drei Medikamenten-Bestsellern – Prilosec gegen Sodbrennen, Claritin gegen Allergien und Prozac gegen Depressionen– praktisch identische Präparate gerade zu dem Zeitpunkt auf den Markt brachten, als auch Generika herauskommen sollten. Dahinter stand der Gedanke, die Anwender auf die neuen Produkte umzustellen. AstraZeneca ließ Nexium patentieren, eine Form von Prilosec, und erhielt dafür von der FDA ein dreijähriges exklusives Vermarktungsrecht. Schering-Plough meldete Clarinex zum Patent an, den Wirkstoff, der im Körper beim Abbau von Claritin entsteht, und durfte das Präparat fünf Jahre exklusiv vermarkten. Eli Lilly schließlich brachte Sarafem auf den Markt, das nichts anderes ist als Prozac angewandt bei prämenstruellen Beschwerden, und bekam dafür ebenfalls ein dreijähriges Exklusivrecht. (Außerdem ließ Lilly sein Weekly Prozac patentieren [wöchentliche statt tägliche Einnahme].) Ich habe aber noch nicht beschrieben, wie dieselben Unternehmen zur gleichen Zeit mithilfe des Hatch-Waxman-Gesetzes und seiner Ausweitung auf die pädiatrische Anwendung die Generikakonkurrenz auf Distanz hielten. Diese Strategie wollen wir uns jetzt genauer ansehen.

Prilosec

Prilosec, ein Medikament gegen Sodbrennen, war früher mit einem Jahresumsatz von 6 Milliarden Dollar das bestverkaufte Medikament der Welt.[11] Das Patent erhielt ein schwedisches Unternehmen, das später von dem britischen Pharmariesen AstraZeneca übernommen wurde; die Zulassung durch die FDA erfolgte 1989. Das ursprüngliche Patent wäre nach einer sechsmonatigen Verlängerung wegen der Prüfung an Kindern schließlich im Oktober 2001 erloschen. Aber das Unternehmen meldete weiterhin neue Patente an; am Ende waren elf Patente im Orange Book eingetragen, und der Schutz hätte sich bis 2019 erstreckt (wobei man realistischerweise allerdings nicht damit rechnen konnte, dass diese späteren Patente einer Anfechtung standgehalten hätten). Und für jedes Patent beanspruchte das Unternehmen weitere sechs Monate wegen der Prüfung des Medikaments an Kindern, obwohl Kinderärzte mit Sodbrennen als Gesundheitsproblem eher selten konfrontiert werden.

Als das Ende der Exklusivrechte für Prilosec näher rückte, ging AstraZeneca in die Offensive. Das Unternehmen verklagte alle möglichen Generikaproduzenten wegen Verletzung der vielen sekundären Patente. Man hatte sich beispielsweise die Idee patentieren lassen, Prilosec mit Antibiotika zu kombinieren, und nun argumentierte der Konzern, ein Generikum könne dieses Patent verletzen, weil die Ärzte es möglicherweise zusammen mit einem Antibiotikum verschreiben. Ein weiteres Patent betraf eine Verbindung, die im Organismus nach der Einnahme von Prilosec entsteht (also ein Stoffwechselprodukt), und das Unternehmen behauptete, die Menschen würden gegen diesen Patentschutz verstoßen, wenn sie ein Generikum schluckten. (Das Interessante dabei: Der Schuldige wäre in diesem Fall der unglückselige Verbraucher, aber der Generikahersteller würde sich der Beihilfe schuldig machen.) Drei Generikaproduzenten wurden ausgebremst, weil ein Gericht entschied, sie hätten das Prilosec-Patent für die Beschichtung der Kapsel verletzt. Dies hatte zur Folge, dass selbst nach Erlöschen der exklusiven Vermarktungsrechte für Prilosec kein einziges Generikum auf den Markt kam. Tom McKillop, der Chief Executive Officer von Astra-Zeneca, war darüber offensichtlich sehr erfreut, und dazu hatte er auch allen Grund. Der Londoner *Financial Times* sagte er: „Unsere Abwehrstrategie hat uns in den letzten Monaten bereits eine längere Exklusivvermarktung ermöglicht. Jetzt wird sie uns wahrscheinlich einige weitere Monate verschaffen, vielleicht auch einen noch längeren Zeitraum."[12]

Solchen Unsinn gibt es nicht nur bei AstraZeneca, sondern er ist eigentlich sehr typisch. Nichts scheint zu lächerlich, um damit nicht ein Gerichtsverfahren anzustrengen und die Exklusivrechte zu verlängern. Leider kann man über diese billige Komödie nicht so recht lachen, denn derartige Machenschaften erhöhen die Medikamentenrechnung der Vereinigten Staaten um viele Milliarden Dollar. Erst Ende 2002 brachte AstraZeneca ein Prilosec-Generikum auf den Markt, und da es ein Exklusivrecht von sechs Monaten genoss, war sein Preis fast ebenso hoch wie der seines eigenen Markenprodukts. Offensichtlich hatte AstraZeneca nicht ausschließlich auf Nexium gesetzt.

Der Konzern hatte noch einen weiteren Trick auf Lager. Als schließlich alles nichts mehr half, bat er die FDA in einer Petition, die Rezeptpflicht für Prilosec aufzuheben und es zu einem frei verkäuflichen Produkt zu machen. Es war ein schlaues Manöver. Nach dem Hatch-Waxman-Gesetz verschafft der Wechsel vom verschreibungspflichtigen zum frei verkäuflichen Medikament noch einmal ein Exklusivrecht von drei Jahren, wenn er mit einigen kleinen klinischen Prüfungen verbunden ist, in denen vor allem nachgewiesen werden soll, dass der Verbraucher die Anweisungen für die Anwendung des Medikaments versteht. Auf dieser Grundlage kam (in Zusammenarbeit mit Procter & Gamble) eine geringfügig abgewandelte, frei verkäufliche Form von Prilosec auf den Markt. Andere Darreichungsformen standen weiterhin auf Rezept zur Verfügung. (Die FDA lässt nicht zu, dass die gleiche Darreichungsform sowohl auf Rezept als auch im freien Verkauf erhältlich ist.) Dies hatte zur Folge, dass AstraZeneca mit Nexium sein Monopol auf dem Markt für verschreibungspflichtige Medikamente behielt, und mit Prilosec erreichte der Konzern das Gleiche bei den frei verkäuflichen Präparaten.

Claritin

Als nächstes wollen wir uns ansehen, wie Schering-Plough ein ganz ähnliches Spiel mit seinem Kassenschlager Claritin spielte, einem Antihistaminikum gegen Allergien, das angeblich weniger müde macht als preiswertere, frei verkäufliche Präparate wie Benadryl.[13] Bevor die Exklusivrechte für Claritin ausliefen, kostete ein Monatsbedarf 80 bis 100 Dollar, der Preis für Benadryl lag nur bei einem Zehntel dieses Betrages. Der Jahresumsatz erreichte in Spitzenzeiten 2,7 Milliarden Dollar. Schering-Plough erhielt 1981 das Patent für Claritin, aber erst 1993 wurde das Präparat von der FDA zugelassen; zuvor hatte es wissenschaftliche Meinungsverschiedenheiten darüber gegeben, ob es bei den niedrigen Dosierungen, die zur Vermeidung der Müdigkeit notwendig sind, überhaupt besser ist als ein Plazebo. Die siebzehnjährige Patentlaufzeit wäre 1998 zu Ende gewesen, aber nach dem Hatch-Waxman-Gesetz kamen zum Ausgleich für die lange Zeit, bevor die Zulassung erteilt wurde, zwei weitere Jahre hinzu. Durch das internationale Abkommen zur Verlängerung von Patenten für Medikamente verlängerte sie sich noch einmal um 22 Monate, und die Prüfung an Kindern verschaffte dem Konzern weitere sechs Monate. Diese drei Verlängerungen addierten sich zu weiteren vier Jahren und vier Monaten für exklusive Vermarktungsrechte, ein Zeitraum, der viele Milliarden Dollar Umsatz wert war. Seit 1998 verklagte Schering-Plough acht Generikahersteller wegen Verletzung eines oder mehrerer Claritin-Patente, von denen vier im Orange Book eingetragen waren. Die juristischen Auseinandersetzungen kosteten das Unternehmen den Berichten zufolge je Fall ungefähr fünf Millionen Dollar – ein Trinkgeld im Vergleich zu dem, was dabei auf dem Spiel stand.

Kurz bevor die exklusiven Vermarktungsrechte für Claritin Ende 2002 endgültig ausliefen, ließ Schering-Plough das aktive Stoffwechselprodukt des Wirkstoffes patentieren und brachte ihn unter dem Namen Clarinex auf den Markt. Damit blieb aber die Frage offen, was man mit Claritin anfangen sollte. Wie AstraZeneca, so war auch Schering-Plough nicht bereit, seinen einstigen Blockbuster in der Konkurrenz mit Generika untergehen zu lassen. Außerdem hätten Generika auch den Umsatz mit Clarinex vermindern können (schon deshalb, weil die Namen sich so stark ähnelten), dem neuen Präparat, auf das Schering-Plough seine Hoffnungen setzte. Also tat der Konzern 2002 etwas ganz Ähnliches wie AstraZeneca: Er richtete eine Petition an die FDA, um Claritin von der Rezeptpflicht zu befreien und zu einem frei verkäuflichen Präparat zu machen. Aber im Gegensatz zu AstraZeneca machte er alle Darreichungsformen seines Kassenschlagers rezeptfrei zugänglich, sodass keine davon mehr als verschreibungspflichtiges Medikament verkauft wurde. Da gleichartige Wirkstoffe nicht sowohl als rezeptpflichtige als auch freiverkäufliche Medikamente auf den Markt gebracht werden dürfen, hinderte der Konzern mit diesem Schachzug alle Generikahersteller daran, in den Markt für verschreibungspflichtige Medikamente einzudringen. Allerdings erhielt Schering-Plough für seine freiverkäuflichen Produkte nicht die dreijährige Exklusivitätsfrist, so dass sie der Konkurrenz ausgesetzt waren. Außerdem war das Unternehmen mit Clarinex viel weniger erfolgreich als AstraZeneca mit Nexium.

Prozac

Als die Exklusiv-Vermarktungsphase von Prozac zu Ende ging, führte auch Eli Lilly Prozesse gegen Generikahersteller, die auf diesem Markt Fuß fassen wollten.[14] Eines dieser Unternehmen, Barr Pharmaceuticals, erhob den Vorwurf, Lilly habe eigentlich Patente im Orange Book doppelt eingetragen. Im Jahr 2000 schloss sich das Berufungsgericht, der Court of Appeals for the Federal Circuit, dieser Ansicht an. Er entschied, Lilly habe Prozac „doppelt patentiert" und legte den Februar 2001 an Stelle des Dezember 2003 als Termin für das Ende der Exklusivrechte fest. Der Oberste Gerichtshof der Vereinigten Staaten nahm die Berufung nicht an, aber Lilly testete das Präparat an Kindern und verlängerte damit die Exklusivrechte bis zum August 2001. Heute sind Prozac-Generika zu wesentlich geringeren Preisen auf dem Markt. Seine Anwendung ist ebenfalls zurückgegangen, denn die Menschen sprechen auf die Werbung für ähnliche (und wesentlich teurere) selektive Serotonin-Wiederaufnahmehemmer mit Markennamen wie Paxil und Zoloft an. Im Juni 1999 jedoch erhielt Lilly ein Patent für Weekly Prozac, eine neue Darreichungsform, die nur einmal in der Woche eingenommen werden muss (und nicht täglich wie die frühere Version). Sie wurde ein halbes Jahr vor Erlöschen des Prozac-Patents von der FDA zugelassen und erhielt das exklusive Vermarktungsrecht bis zum Februar 2004.

Der klügste Schachzug zur Verlängerung der Lebensdauer von Prozac jedoch war die Schaffung von Sarafem: Dieses Produkt ist der gleiche Wirkstoff in gleicher Dosierung, aber es ist nicht mehr grün, sondern rosa-lila gefärbt und wird für eine andere Indikation verabreicht. Schon 1990 erhielten Dr. Richard Wurtman, der Direktor des klinischen Forschungszentrums am Massachusetts Institute of Technology (MIT), und seine Frau Dr. Judith Wurtman ein anwendungsbezogenes Patent für selektive Serotonin-Wiederaufnahmehemmer bei der Behandlung des prämenstruellen Syndroms. Nach einem Bericht des Fernsehsenders CNN bemühten sie sich darum, eine Lizenz für dieses Anwendungsgebiet an Eli Lilly zu verkaufen, aber das Unternehmen war – damals – nicht daran interessiert.[15] Also vergaben sie die Lizenz an Interneuron Pharmaceuticals, ein kleines Biotechnologieunternehmen, zu dessen Gründern Richard Wurtman gehörte und das heute den Namen Indevus Pharmaceuticals trägt. Als Lilly sich 1997 mit dem bevorstehenden Verlust der Exklusivitätsrechte für Prozac auseinander setzen musste, überlegte man es sich bei dem Unternehmen anders. Man entschloss sich, von Interneuron die Lizenz für die Verwendung beim prämenstruellen Syndrom zu kaufen – nach Berichten für zwei Millionen Dollar zuzüglich Gewinnbeteiligung.

Lilly taufte Prozac nun auf den neuen Namen Sarafem und erhielt von der FDA die Zulassung für die Vermarktung gegen die „prämenstruell dysphorische Störung" (premenstrual dysphoric disorder, PMDD). Das Ganze ist ein Musterbeispiel für die neue Strategie der Pharmakonzerne, Reklame für Krankheiten statt für Medikamente zu machen. Das Ehepaar Wurtman und das MIT erhalten einen Teil der Lizenzgebühren von Indevus. Die Exklusivitätsrechte für Sarafem sollten ursprünglich im Juli 2003 auslaufen, aber Lilly erwirkte wiederum eine sechsmonatige Verlängerung, weil man das Präparat an Kindern prüfte. Ich kann mir nicht vorstellen, dass diese Erprobung wissenschaftlich besonders aufschlussreich war, denn die „Kinder" müssen fast erwachsen gewesen sein, wenn sie an der prämenstruell dysphorischen Störung litten. Der Preis von Sarafem wurde geringfügig höher angesetzt als der für das identische, damals Prozac genannte Präparat. Heute, da generisches Prozac auf dem Markt ist, kostet Sarafem fast das Dreifache: Im Jahr 2004 verlangte meine örtliche Apotheke dafür 5,70 Dollar je Pille, das Generikum kostet nur zwei Dollar. Lilly verlässt sich offensichtlich darauf, dass die Marketingabteilung die Ärzte überredet, das Markenpräparat an Stelle des Generikums zu verschreiben.

Paxil

Aber der eindeutige Champion im Hatch-Waxman-Rennen ist der Konzern GlaxoSmithKline mit seinem Blockbuster Paxil.[16] Das Medikament ist ein Nachahmerpräparat („Me-too"-Arzneimittel). Wie Prozac von Lilly, so wird auch dieser selektive Serotonin-Wiederaufnahmehemmer zur Behandlung von Depressionen eingesetzt – inzwischen ist er außerdem für verschiedene andere Beschwerden zugelassen, beispielsweise für die „soziale Angststörung". Die Erstzulassung durch die FDA erfolgte 1992. Im Jahr 1998 gab der Generikahersteller Apotex bekannt, er habe die Absicht, eine generische Version herzustellen. Daraufhin verklagte GlaxoSmithKline das Unternehmen wegen Verletzung des einzigen Patents, das im Orange Book eingetragen war, und die Klage löste für Apotex die erste 30-monatige Verzögerung für den Markteintritt aus. Anschließend trug GlaxoSmithKline neun weitere Patente ins Orange Book ein. Nachdem von den ersten 30 Monaten bereits 17 verstrichen waren, verklagte der Konzern Apotex nacheinander wegen Verletzung von vier neu aufgeführten Patenten. Die Prozesse führten zu vier weiteren 30-monatigen Verzögerungen, die zeitlich versetzt waren, so dass GlaxoSmithKline seine Exklusivrechte insgesamt um mehr als fünf Jahre verlängern konnte: von 1998 bis Mitte 2003. Für den Konzern bedeutete das einen Gewinn von vielen Milliarden Dollar. Dabei ist es sehr fraglich, ob die zusätzlich eingetragenen Patente den Kriterien des Orange Book entsprachen.

Reaktionen

Die weit verbreiteten, auf Ausschaltung der Konkurrenz ausgerichteten Unternehmungen der Pharmabranche dokumentierte ein vernichtender Bericht, den die Federal Trade Commission (FTC) im Juli 2002 herausbrachte.[17] Darin wurde die FDA unausgesprochen dafür verantwortlich gemacht, dass sie es versäumt habe, die gesetzlichen Beschränkungen für die Eintragung von Patenten in das Orange Book durch-zusetzen. Die FDA behauptete, sie habe weder die Mittel noch die Fachkenntnisse (ein unfassbares Beispiel von Bescheidenheit), um die Eintragungen in das Orange Book zu überprüfen, und deshalb müsse sie sich auf die Aussagen der Pharmakonzerne verlassen. Die FTC stand diesem auf „Ehrlichkeit" gegründeten System offensichtlich skeptisch gegenüber, wie man es von jedem erwartet, der auch nur die geringsten Kenntnisse über die Branche besitzt. Insgesamt gelangte die FTC zu dem Schluss, dass das Hatch-Waxman-Gesetz regelmäßig dazu genutzt wird, die Generikakonkurrenz auszuschalten, und sie setzte mehrere Kartellverfahren gegen Marken- und Generikahersteller in Gang, die zusammengearbeitet und Generika vom Markt ferngehalten hatten. Außerdem kritisierte sie, wie vorgetäuschte „Bürgerpetitionen" dazu verwendet wurden, die Zulassung von Generika zu verzögern. Schließlich schlug sie Änderungen am Hatch-Waxman-Gesetz vor, die den Missbrauch eindämmen sollten – unter anderem sollten die Pharmakonzerne für jedes Medikament nur noch einmal die 30-monatige Schonfrist in Anspruch nehmen können, und Abkommen zwischen Marken- und Generikaherstellern zur Verzögerung der Markteinführung von Generika sollten verboten werden.

Der FTC-Bericht führte kurzzeitig zu öffentlichen Protesten, und im Jahr 2002 legten die Senatoren Charles Schumer (Demokrat aus New York) und John McCain (Republikaner aus Arizona) einen Gesetzentwurf vor, mit dem sie die FTC-Empfehlungen für eine Reform des Hatch-Waxman-Gesetzes aufnahmen. Er wurde im Senat verabschiedet, blieb aber im Repräsentantenhaus hängen und wurde seitdem nicht wieder belebt. Unter dem Druck der Öffentlichkeit kündigte die Bush-Regierung eigene Vorschriften an, die eine Begrenzung auf eine einzige 30-Monats-Frist für Prozesse gegen Generikahersteller vorsahen. Aber diese Vorschriften bleiben vage bei der Frage, ob eine solche Frist pro Medikament, pro Generikahersteller oder pro Patent gemeint ist. Außerdem enthalten sie ein großes Schlupfloch, weil sie den Zeitpunkt, zu dem die Klage eingereicht werden kann, nicht begrenzen. Man kann sich leicht vorstellen, dass ein Pharmakonzern wartet, bis ein Generikum zugelassen ist und zur Auslieferung bereitsteht, um erst dann eine Klage einzureichen. Darüber hinaus erweitern die neuen Vorschriften das Spektrum der Patente, die im Orange Book aufgeführt werden können, und im Gegensatz zum Entwurf des Senats gestatten sie den Generikaherstellern nicht, eine solche Eintragung anzufechten.[18] Tatsächlich sehen viele Beobachter in dieser Maßnahme der Regierung eine Methode, um einer wirksameren Reform im Kongress zuvorzukommen. Aber das ist ein Thema für das nächste Kapitel: Dort werde ich die Frage stellen, wie freundlich unsere Regierung gegenüber der Pharmaindustrie eingestellt ist.

11 Einfluss kaufen: Wie die Branche ihre Schäfchen ins Trockene bringt

Der lange Arm der Pharmaindustrie ist auch in der Regierung auf allen Ebenen zu spüren. Nirgendwo wird dieser Einfluss so deutlich wie bei der Arzneimittelerstattung, die Ende 2003 bei Medicare – die staatliche Krankenversicherung für Rentner – eingeführt wurde.[1] Medicare kam ursprünglich nicht für Medikamente auf, die im ambulanten Bereich verschrieben wurden, denn 1965, als Medicare ins Leben gerufen wurde, bestand für eine solche Kostenerstattung kaum ein Bedarf. Damals nahmen die Menschen nicht annähernd so viele Medikamente ein wie heute, und die Präparate, die sie schluckten, waren viel billiger. Heute dagegen nehmen ältere Mitbürger häufig jeden Tag fünf oder sechs verschiedene Medikamente ein und bezahlen dafür jährlich mehrere tausend Dollar aus der eigenen Tasche. Da die Senioren eine große Wählergruppe darstellen, waren beide politischen Parteien vor den Präsidentschaftswahlen im Jahr 2004 bestrebt, Hilfen bei den Medikamentenkosten zu gewähren.

Aber was tat der Kongress? Er verabschiedete ein Gesetz, das es Medicare ausdrücklich verbietet, seine gewaltige Einkaufsmacht einzusetzen, um auch für den ambulanten Bereich niedrigere Preise auszuhandeln. Die staatliche Organisation hat in der Frage, wie viel Geld die Pharmakonzerne erhalten, nichts zu sagen; sie muss teure Nachahmerpräparate ebenso bezahlen wie kostengünstige Produkte. Sie darf nicht einmal einen Abschlag auf den durchschnittlichen Großhandelspreis verlangen, wie sie es heute tut, wenn sie Kosten für die in Krankenhäusern und Arztpraxen verabreichten Medikamente erstattet. Damit Medicare keinen Einfluss auf die Medikamentenpreise nehmen kann, wird die Erstattung nicht von der Versicherung selbst vorgenommen, sondern von zahlreichen Privatunternehmen, die eine viel geringere Einkaufsmacht darstellen. Medicare subventioniert diese Firmen, wirkt aber ansonsten an dem ganzen Vorgang nicht mit.

Welche Goldgrube für die Pharmakonzerne! Alle anderen Großkunden, vom Versorgungswerk der Veteranen bis zu General Motors, verhandeln um günstige Preise. Nur Medicare – möglicherweise der größte Einkäufer von allen – nicht. Das Verbot bedeutet nicht nur, dass der Markt sich ausweitet, sondern es wird auch bei den Preisen kaum Zurückhaltung geben. Sobald das Gesetz verabschiedet war, schossen die Aktienkurse der großen Pharmakonzerne nach einer langen Phase des Niedergangs in die Höhe. Die Investoren wussten sofort, dass dies eine gute Nachricht war.

Aber was bedeutet das Gesetz für die älteren Mitbürger und für die übrige Allgemeinheit? Für sie sieht die Sache bei weitem nicht so gut aus. Ursprünglich waren für die folgenden zehn Jahre Ausgaben von 400 Milliarden Dollar vorgesehen – 40 Milliarden im Jahr. Ungefähr ein Viertel davon sollte ausdrücklich Zwecken dienen, die man nur als Bestechung bezeichnen kann – viele Milliarden, damit Arbeitgeber die Sozialleistungen für ihre Ruheständler nicht kürzten, Milliarden, damit private Versicherungen auch Senioren aufnahmen, Milliarden, um die Arzthonorare und die Zahlungen an Krankenhäuser in ländlichen Gebieten zu erhöhen, um die American Medical Association (AMA) und die American Hospital Association (AHA) mit ins Boot zu holen, und so weiter. Damit blieben rund 30 Milliarden im Jahr für Medikamente. Wie lange würde dieser Betrag reichen? Er reicht nicht lange. Bei der derzeitigen Steigerungsrate werden die wachsenden Aufwendungen für Medikamente ihn in wenigen Jahren völlig auffressen. Außerdem sind die Regeln für die Erstattung so kompliziert und die Auszahlung über verschiedene private Institutionen so entmutigend, dass ein großer Teil der verbliebenen Summe für Verwaltungskosten verbraucht wird.

Schon wenige Wochen nach Verabschiedung des Gesetzes korrigierte das Weiße Haus die Kostenschätzung nach oben – auf 530 Milliarden. Später wurde berichtet, der Leiter der versicherungsstatistischen Abteilung bei den Centers for Medicare & Medicaid Services (der US-Bundesbehörde innerhalb des Gesundheitsministeriums, die für die staatlichen Gesundheitsprogramme zuständig ist) habe die Kosten bereits fünf Monate vor Verabschiedung des Gesetzes mit 550 Milliarden angegeben – also durchaus so rechtzeitig, dass der Kongress noch einmal darüber hätte nachdenken können. Aber den Berichten zufolge enthielt die Regierung dem Kongress diese realistische Schätzung vor, bis das Gesetz in trockenen Tüchern war.[2]

In Wirklichkeit ist diese Unterstützung für ältere Mitbürger kaum eine Erleichterung. Zunächst einmal zahlen viele Senioren an monatlichen Prämien und Selbstbehalten mehr ein, als sie zurückbekommen. Wenn die Kosten steigen (was mit Sicherheit geschehen wird), wird der defizitgeplagte Kongress versuchen, die Erstattung durch Einsparungen in den anderen Zweigen des Medicare-Programms auszugleichen. Selbstbehalte und weitere Zahlungen werden ebenfalls steigen. Und es ist sogar möglich, dass andere Medicare-Leistungen gekürzt werden müssen, um die Kosten für Medikamente zu finanzieren. Aber man darf auch nicht vergessen, dass der Kongress sich einverstanden erklärt hat, die Umsetzung der Erstattungsregelung bis 2006 zu verschieben, die Bush-Regierung also vermutlich für die Konsequenzen nicht mehr zur Verantwortung gezogen werden kann. Nach uns die Sintflut.

Damit will ich nicht sagen, dass wir die Erstattung von Medikamentenkosten durch Medicare nicht brauchen. Notwendig ist sie. Aber sie sollte über die Medicare-Organisation selbst erfolgen, und Medicare sollte das Recht haben, wie jeder andere Großkunde bessere Preise auszuhandeln. Kostengünstige Medikamente sollten allen älteren Mitbürgern vollständig erstattet werden. Medicare sollte genau wie große Privatversicherungen eine Positivliste der kostengünstigsten Produkte führen. So gehandhabt, würde eine Kostenerstattung durch Medicare wahrscheinlich finanziell günstiger als die derzeitige Regelung, und gleichzeitig wäre der Versicherungsschutz wesentlich besser und effizienter. Fast das gesamte Geld würde in den Kauf von Medikamenten fließen und nicht in die Gewinne der Pharmakonzerne, Versicherungsunternehmen und „pharmacy benefit management companies" (Firmen, die Einkauf und Abgabe verschreibungspflichtiger Medikamente an Arbeitgeber, Krankenversicherungen und staatliche Behörden organisieren; mehr hierzu im folgenden Kapitel).

Warum hat der Kongress es nicht so gemacht, wo es doch so einfach ist? Die Antwort: Die Pharmabranche ist so mächtig, dass ihre Interessen schwerer wiegen als unsere. Letztlich hat sie die Regierung gekauft, damit sie in ihrem Sinne handelt. Der demokratische Senator Richard J. Durbin aus Illinois sagte: „PhRMA [Pharmaceutical Research and Manufacturers of America], diese Lobby, hat den Kongress fest im Griff."[3] Das ist eine schwer wiegende Anschuldigung, aber sie wird durch die Fakten bestätigt. Die großen Pharmakonzerne hätten einfach nicht zugelassen, dass Medicare die Medikamentenkosten erstattet und gleichzeitig über die Preise verhandelt. Der Kongress war bereit, viele Milliarden Dollar unnütz von den Steuerzahlern an die Pharmakonzerne und Apotheken weiterzugeben, statt der Branche einen Strich durch die Rechnung zu machen.

Die Industrie ist gleichermaßen nett zu Republikanern und zu Demokraten und geht im Weißen Haus ebenso ein und aus wie im Kongress. Den Republikanern schenkt sie allerdings eine größere Aufmerksamkeit, und diese Aufmerksamkeit existiert auch in umgekehrter Richtung. Nach einem Bericht der *New York Times* aus dem Jahr 1999 schrieb Jim Nicholson, damals Vorsitzender des Republican National Committee, an Charles A. Heimbold, den damaligen Chief Executive Officer von Bristol-Myers Squibb: „Wenn wir weiterhin Gesetze verabschieden wollen, die Ihrer Branche nützen, müssen wir die Kommunikationskanäle offen halten."[4] Damit wissen wir, welchen Stellenwert die Öffentlichkeit hat. Heimbold ist heute US-Botschafter in Schweden. Warum auch nicht? Berichten zufolge spendete er den Republikanern im Wahlkampf des Jahres 2000 insgesamt 200.000 Dollar, und er forderte andere Manager seines Konzerns sowie ihre Ehepartner auf, pro Person 1.000 Dollar für George W. Bush zu spenden. Insgesamt erhielten die Republikaner von dem Unternehmen zwei Millionen Dollar. Die „Kommunikationskanäle" sind offensichtlich in ausgezeichnetem Zustand.

Die Pharmakonzerne üben ihren Einfluss mit Hilfe von verschiedenen bewährten und einigen neuen Methoden aus. Lobbyarbeit gibt es seit eh und je, aber die Pharmabranche beschreibt ganz neue Dimensionen. Außerdem pumpt sie Geld in nahezu jede politische Kampagne, die sich auf ihr weiteres Glück auswirken kann. Und in jüngster Zeit investiert sie zunehmend Mittel in die Gründung und Unterstützung angeblicher „Basisorganisationen", die ihre Interessen in den Medien vertreten. Sehen wir uns diese Methoden einmal etwas genauer an.

Spezialisierte Lobbyisten

Die Pharmaindustrie hat in Washington mit Abstand die größte Lobby – und das will etwas heißen. Im Jahr 2002 beschäftigte sie 675 Lobbyisten (mehr als einen je Kongressmitglied); 138 davon stammten aus Washingtoner Firmen für Lobbyarbeit, und alle zusammen kosteten mehr als 91 Millionen Dollar.[5] Diese Lobbyisten haben die Aufgabe, sich in den Zentren der Macht herumzutreiben und sich für die Interessen der Pharmakonzerne einzusetzen. Auch der Branchenverband PhRMA hat seine Zentrale in Washington; dort arbeiteten 2002 nicht weniger als 120 Vollzeitkräfte, und PhRMA gab für 112 Lobbyisten 14 Millionen Dollar aus dem Etat für Lobbyarbeit aus. Nach Angaben der Verbraucher-schutzorganisation „Public Citizen" wandte die Branche von 1997 bis 2002 insgesamt fast 478 Millionen Dollar für Lobbyarbeit auf.

Die Lobbyisten der Pharmakonzerne haben hervorragende Bezie-hungen. Unter ihnen waren 2002 insgesamt 26 frühere Kongressabge-ordnete, und weitere 342 hatten früher zum Personal des Kongresses gehört oder verfügten über andere Verbindungen zu Regierungsstellen. Zwanzig von ihnen waren Stabschefs im Kongress gewesen und hatten bei einflussreichen Abgeordneten wie dem Republikaner Bill Thomas aus Kalifornien (Vorsitzender des House Ways and Means Committee) oder dem Republikaner Orrin Hatch aus Utah (Vorsitzender des Senate Judiciary Committee) gearbeitet. Der Lobbyist Nick Littlefield war Chef-berater des demokratischen Senators Edward Kennedy beim Health, Education, Labor and Pensions Committee gewesen. Manche Lobbyisten waren sogar Verwandte von Kongressangehörigen, so beispielsweise Scott Hatch, der Sohn des Senators Orrin Hatch, oder der frühere Senator Birch Bayh, der Vater des demokratischen Senators Evan Bayh aus Indiana und zugleich Vater des Bayh-Dole-Gesetzes. Auch zwei frühere Vorsitzende des republikanischen National Committee, von denen einer heute Gouverneur von Mississippi ist, reihten sich unter die Lobbyisten der Pharmaindustrie ein. Das Bild ist eindeutig. Selbst ohne die politische Mitwirkung (von denen in Kürze noch die Rede sein wird), sorgt die Drehtür zwischen Regierung und Lobbyisten dafür, dass die Branche in Washington stets auf aufmerksame, wohlwollende Ohren trifft.

Die offensichtlichen Interessenkonflikte beunruhigen offenbar niemanden. Ein gutes Beispiel ist Senator Hatch. Er war von 1991 bis 2000 der größte Spendenempfänger der pharmazeutischen Industrie und vertrat im Senat hartnäckig deren Interessen. Sein Sohn Scott war viele Jahre lang bei dem Lobbyunternehmen Parry, Romani tätig, zu dessen Kunden auch Pharmaunternehmen gehörten. Im Jahr 2002 gründete er seine eigene Firma, Walker Martin & Hatch, die bereits im ersten Jahr bemerkenswert erfolgreich war. Nach Angaben der *Los Angeles Times* macht sie ihren Umsatz zum größten Teil mit Unternehmen, die sich auf die Unterstützung von Orrin Hatch verlassen.[6] Unter ihren Kunden sind PhRMA und GlaxoSmithKline. Aber sehen wir uns einmal an, was Vater und Sohn Hatch dazu zu sagen haben. Nach Angaben der *Times* erklärte der Sohn: „Ich glaube nicht, dass ich bei den Stellen [von Kongress und Regierung] eine Sonderbehandlung genieße. Ich habe nicht das Gefühl, dass sie sagen: ‚Oh, das ist ja der Sohn von Senator Hatch.‘ Ich glaube, sie sehen da drei ehrenwerte Männer, die hart arbeiten, und das respektieren sie." Wirklich? Der Vater dagegen scheint in der wirklichen Welt zu leben. Er sagte der *Times*: „Scott ist mein Sohn, und deshalb rechne ich natürlich damit, dass er Kunden hat, die sich für meine Tätigkeit interessieren."

Großzügige Spenden

Die Branche stellt auch großzügig Finanzmittel für politische Kampagnen zur Verfügung. Im Vorfeld des Wahlzyklus 1999/2000 steuerten Pharmaunternehmen 20 Millionen Dollar als direkte Wahlkampfspenden bei, und weitere 65 Millionen waren nicht zweckgebunden. Während die Branche früher beiden Parteien ungefähr den gleichen Betrag zukommen ließ, gehen heute etwa 80 Prozent der Spenden an die Republikaner. Aber auch für wichtige Demokraten bleibt noch genug übrig. Die Bürgerorganisation „Common Cause" fand heraus, wer in den neunziger Jahren die größten Spenden von Pharmakonzernen einstrich. Wie nicht anders zu erwarten, stand Senator Hatch im Senat an erster Stelle, gefolgt von dem republikanischen Senator Bill Frist aus Tennessee, der im Senat zum Mehrheitsführer wurde. Im Repräsentantenhaus war der Abgeordnete Bill Thomas die Nummer eins, gefolgt von der republikanischen Abgeordneten Nancy Johnson aus Connecticut.[7]

Der großen Gunst der Industrie erfreuen sich zudem mächtige Demokraten aus Bundesstaaten, in denen wichtige Pharmakonzerne ihren Sitz haben, wie beispielsweise der frühere Senator Robert Torricelli aus New Jersey und der Senator Joseph Lieberman aus Connecticut. Ich möchte nur ein Beispiel nennen: Torricelli legte 1999 einen Gesetzentwurf vor, der die Verlängerung der Patente für den Blockbuster Claritin von Schering-Plough und einige weitere Präparate erleichtern sollte. Nach Angaben von Common Cause wurde der Entwurf vorgelegt, nachdem Schering-Plough einen Tag zuvor eine Spende von 50.000 Dollar an das Wahlkampfkomitee der demokratischen Senatoren geleistet hatte, dessen Vorsitzender Torricelli war. Senator Hatch hielt Anhörungen zu dem Gesetzentwurf ab. Er war damals Kandidat für die Nominierung des republikanischen Präsidentschaftskandidaten und flog den Berichten zufolge mit dem Firmenjet des Schering-Plough-Managements zu seinen Wahlkampfterminen. Derselbe Konzern erteilte der Lobbyfirma, bei der Scott Hatch beschäftigt war, einen Auftrag. Wie sich aber herausstellte, war der Gesetzentwurf offensichtlich sogar für den US-Kongress zu blamabel, und so wurde er nicht weiterverfolgt.

Die Pharmaindustrie finanziert verschiedene Interessengruppen, die sich als Verbraucherorganisationen tarnen. Eine davon, Citizens for Better Medicare genannt, ist angeblich ein Zusammenschluss von Seniorengruppen. Der Name klingt nach einer Zweckgemeinschaft von alten Menschen, die sich zusammengetan haben, um die staatliche Gesundheitsorganisation Medicare zu verbessern, aber in Wirklichkeit ist die Organisation alles andere als das.[8] Die 1999 gegründete Gruppe kämpfte im Wahlkampf 1999/2000 mit einem Aufwand von schätzungsweise 65 Millionen Dollar gegen jede Form der Regulierung von Medikamentenpreisen. Tim Ryan, ihr leitender Direktor, war zuvor Werbechef von PhRMA gewesen. Auch die Mitglieder des „Zusammenschlusses" hatten Verbindungen zu den Pharmakonzernen. Die United Seniors Association (USA – wie sinnträchtig!) wandte beispielsweise vor den Kongresswahlen im Jahr 2002 etwa 18 Millionen Dollar für „Themenwerbung" auf, in der ausschließlich Positionen von PhRMA vertreten wurden. Zusammengestellt wurden die Anzeigen den Berichten zufolge von keinem Geringeren als Tim Ryan.[9] Während also in der Bevölkerung die Skepsis gegenüber der Branche wächst, verstecken sich die Pharmakonzerne zunehmend hinter solchen „Interessengruppen". Die politischen Gruppen sind das Gegenstück zu den Patientenorganisationen, die ich in Kapitel 8 beschrieben habe. Sie haben gerade deshalb eine so große Wirkung, weil sie nicht das sind, was sie zu sein scheinen.

Der Einfluss der Pharmaindustrie reicht offensichtlich auch bis in die Bush-Regierung hinein. Der Verteidigungsminister Donald Rumsfeld war früher Chief Executive Officer, President und Chairman von G. D. Searle, einem größeren Pharmaunternehmen, das mit Pharmacia fusionierte, bevor dieser Konzern seinerseits von Pfizer übernommen wurde. Mitchell E. Daniels, Jr., der frühere Etatdirektor des Weißen Hauses, war Senior Vice President von Eli Lilly. Der erste Präsident Bush gehörte dem Direktorium von Eli Lilly an, bevor er Präsident wurde. Die Verbindungen sind so eng, dass die Jahrestagungen der PhRMA einem Gipfeltreffen der Mächtigen von Washington gleichkommen. Zu den Teilnehmern der Tagung von 2003 gehörten beispielsweise der erste Präsident Bush, Gesundheitsminister (unter Bush Jr.) Tommy Thompson, der frühere Leiter der US-Arzneimittelzulassungsbehörde Food and Drug Administration (FDA), Mark McClellan, und der Vorsitzende des republikanischen Wahlkampfkomitees für die Senatorenwahlen, der Senator George Allen aus Virginia.[10]

Was man alles kaufen kann

In vorangegangenen Kapiteln habe ich einen Teil der vielen Gesetze beschrieben, die vom Kongress verabschiedet wurden und der pharmazeutischen Industrie nützen. Es begann 1980 mit dem Bayh-Dole- und dem Stevenson-Wydler-Gesetz. Wie ich bereits erwähnt habe, schufen diese beiden Gesetze für die Pharmakonzerne die Möglichkeit, Lizenzen für Forschungsergebnisse zu erwerben und damit von Forschungsarbeiten zu profitieren, die von den National Institutes of Health (NIH) finanziert wurden. Das Bayh-Dole-Gesetz sollte ursprünglich die Umsetzung von Ergebnissen der Grundlagenforschung in praktische Anwendungen fördern – ob es in dieser Hinsicht ein Erfolg war, ist umstritten. Die Zahl der Patente im biomedizinischen Bereich stieg nach seiner Verabschiedung tatsächlich stark an. Viele Kritiker vertreten allerdings die Ansicht, die Wirkung sei der ursprünglichen Absicht häufig genau entgegengesetzt gewesen. Da das Gesetz zu einem Dickicht an Lizenzen für alle möglichen Aspekte neuer Technologien führte und eine Kultur der Betriebsgeheimnisse förderte, könnte es letztlich sogar die Verbreitung wissenschaftlicher Informationen und die Erforschung neuer wissenschaftlicher Richtungen behindert haben.[11] Und mit Sicherheit hat es nicht dazu beigetragen, dass Medikamente, die in Lizenz von staatlichen Forschungseinrichtungen erworben wurden, „zu vernünftigen Bedingungen zur Verfügung stehen", wie das Gesetz es fordert. Diese Bestimmung wurde von der Pharmaindustrie, von den medizinischen Forschungszentren der Hochschulen, von den NIH und vom Kongress völlig ignoriert.

Ich möchte hier nicht alle Begünstigungen aufzählen, die ein gefügiger Kongress den großen Pharmakonzernen gewährt hat. Aber einige lohnen es, ein wenig genauer angesehen zu werden. Wie wir im letzten Kapitel erfahren haben, hatten mehrere besonders Gewinn bringende neue Gesetze mit der Ausweitung von Monopolen für Arzneimittel zu tun. Andere ermöglichten große Steuernachlässe, so dass gerade die profitabelsten Unternehmen der Welt heute nur einen Bruchteil ihrer gewaltigen Gewinne in Form von Steuern abführen. Eine weitere Begünstigung ist derzeit in den Medien präsent. Im Jahr 1987 verabschiedete der Kongress unter dem Druck der Industrie ein Gesetz, wonach niemand außer dem Hersteller selbst verschreibungspflichtige Medikamente aus anderen Ländern importieren darf – und zwar selbst dann, wenn die Medikamente in den Vereinigten Staaten hergestellt wurden. Dieses Gesetz führt dazu, dass die Menschen heute nicht in Kanada billigere Medikamente kaufen dürfen. Ich werde im folgenden Kapitel genauer auf dieses Thema eingehen.

Der Kongress beschäftigte sich auch mit den Möglichkeiten der FDA, der Industrie Vorschriften zu machen. Der 1997 verabschiedete Food and Drug Administration Modernization Act zum Beispiel war ein riesiges Geschenk an die Pharmaindustrie. Er sah unter anderem vor, dass die Behörde ihre Maßstäbe für die Zulassung von Medikamenten niedriger ansetzte und beispielsweise manchmal nur noch eine statt zwei klinische Prüfungen forderte. Noch wichtiger ist aber vielleicht, was der Kongress *nicht* tat. Er gestattete der FDA nicht, einen Vergleich mit bereits auf dem Markt etablierten Präparaten als Bedingung für die

Zulassung eines neuen Medikaments zu fordern. Da die Pharmakonzerne auf diese Weise damit davonkommen, ihre Medikamente ausschließlich mit Plazebos zu vergleichen, können sie von Nachahmerpräparaten leben. Wäre es anders, hätten sie keine andere Wahl, als an wirklich innovativen Präparaten zu arbeiten.

Eines der am wenigsten bekannten, aber größten Geschenke des Kongresses an die Pharmaindustrie war die Genehmigung, dass ein von der Industrie finanziertes Privatunternehmen darüber entscheiden kann, ob Medicaid – die staatliche Krankenversicherung für Arme – für verschreibungspflichtige Medikamente aufkommen muss, die außerhalb ihrer zugelassenen Anwendungsgebiete eingesetzt werden.[12] Zwar dürfen die Pharmakonzerne ihre Medikamente nicht für Anwendungsgebiete vermarkten, die nicht von der FDA zugelassen sind, die Ärzte können sie aber zu jedem beliebigen Zweck verschreiben. Damit bleibt die Frage, ob die Versicherungen in einem solchen Fall die Kosten übernehmen – und das ist nicht unerheblich, denn bis zur Hälfte aller Rezepte werden für Anwendungsgebiete außerhalb der eigentlichen Zulassung ausgestellt. Besonders wichtig ist diese Frage für die Krankenversicherung Medicaid, das größte staatliche Programm, das auch die Kosten für ambulant verschriebene Medikamente übernimmt. Im Jahr 1997 benannte der Kongress den Drugdex Information Service als eine von drei Organisationen, die darüber entscheiden sollte, für welche Anwendungsgebiete außerhalb der Zulassung Medicaid aufkommen würde. Drugdex führt Medikamente und ihre Verwendung in einem großen Handbuch auf, und dieses wird an Apotheken und alle anderen verkauft, die sich die jährlichen Abonnementsgebühren von 3.823 Dollar leisten können. Ist eine Anwendung dort aufgeführt, muss Medicaid die Kosten für das Medikament erstatten, wenn es zu diesem Zweck verschrieben wird.

Drugdex ist ein Tochterunternehmen des milliardenschweren Konzerns Thomson Corporation, dem im Übrigen auch Unternehmen für medizinische Fortbildung und Kommunikation (medical education and communication companies, MECCs) gehören. Damit entsteht eine inzestuöse Beziehung: Thomson verdient daran, dass man im Auftrag der Pharmakonzerne Fortbildungsveranstaltungen organisiert, und gleichzeitig verdienen die Pharmakonzerne daran, dass ihre Medikamente in den Listen des Thomson-Tochterunternehmens Drugdex aufgeführt sind. Außerdem sorgen die anderen Konzerntöchter dafür, dass die Ärzte sich über die Verschreibung von Medikamenten für nicht zugelassene Anwendungsgebiete „fortbilden". Angesichts derart enger Verflechtungen mit der Industrie ist es nicht verwunderlich, dass Drugdex etwa doppelt so viele nicht zugelassene Anwendungsgebiete aufführt wie die beiden anderen gesetzlich anerkannten Organisationen, die beide gemeinnützigen Charakter haben. Nach Angaben des *Wall Street Journal* benannte Drugdex 2003 für die zwölf umsatzstärksten Medikamente der Vereinigten Staaten 203 Anwendungsgebiete außerhalb der Zulassung. Darunter waren beispielsweise nicht weniger als 48 Einsatzgebiete für das Epilepsiemedikament Neurontin.[13] Nach Ansicht des Unternehmens eignet sich dieses Medikament für die Behandlung von Schluckauf, Nikotin-Entzugserscheinungen, Migräne und fast alles andere, was man sich ausdenken kann – und immer muss Medicaid die Kosten übernehmen.

Da Drugdex eine viel größere Zahl nicht zugelassener Anwendungsgebiete aufführt als die anderen Listen, setzt es letztlich die Maßstäbe. Als Unterstützung für die Entscheidungen werden Fachartikel angeführt, die aber keinerlei wissenschaftlichen Kriterien genügen müssen. Bis vor kurzem gab es bei Drugdex sogar ein Beratergremium mit Vertretern aus der Pharmaindustrie, das die Listen begutachtete. Der Journalist David Armstrong schrieb im *Wall Street Journal*, man habe das Gremium plötzlich aufgelöst, als er für einen Artikel über Drugdex recherchierte.[14] Hier bestimmt also ein Unternehmen mit engen Verbindungen zur Pharmaindustrie eigenmächtig über die Kostenerstattung für fast die Hälfte aller Rezepte, die für Medicaid-Empfänger ausgestellt werden. Alles auf Kosten der Steuerzahler. Wahrlich ein großzügiges Geschenk. Und da mit dieser Regelung die FDA-Zulassung umgangen wird, verdammt sie die wissenschaftliche Sorgfalt dieser Behörde fast zur Bedeutungslosigkeit. Es scheint offensichtlich alles in Ordnung zu sein, wenn die Industrie dafür sorgen kann, dass Drugdex ein Medikament in die Liste aufnimmt.

Eine internationale Peinlichkeit

Sowohl die Clinton- als auch die Bush-Regierung machten sich zu Helfershelfern der Pharmaindustrie, als sich Dritte-Welt-Länder darüber beklagten, die Preise der Konzerne für Medikamente gegen HIV/Aids seien unbezahlbar. Als 1995 die Welthandelsorganisation (World Trade Organization, WTO) gegründet wurde, mussten ihre Mitglieder die zwanzigjährige Patentlaufzeit für Medikamente anerkennen. Damals galten Medikamente in vielen Ländern überhaupt nicht als patentfähig. Ausnahmen sollten nur im Fall allgemeiner gesundheitlicher Notstände gelten. (In diesem Fall können die Regierungen „Zwangslizenzen" vergeben, damit dringend benötigte Medikamente auch von anderen Herstellern produziert werden.) Den armen Ländern ließ man bis 2005 Zeit für ihre Zustimmung. In diesem Zusammenhang drohte Südafrika – wo man sich verzweifelt bemühte, die HIV/Aids-Epidemie unter Kontrolle zu bringen –, man werde zu ihrer Bekämpfung eigene Generika produzieren oder importieren. Die Pharmaindustrie leistete unerbittlich Widerstand gegen ein solches Ansinnen, und die Clinton-Regierung, in deren Verhalten sich zweifellos der Einfluss der Branche in Washington widerspiegelte, drohte mit Handelssanktionen. In der Folgezeit fühlte sich die Regierung durch die öffentliche Empörung jedoch so blamiert, dass sie einen Rückzieher machte. Schließlich war dies auch einigen Pharmakonzernen so peinlich, dass sie bekannt gaben, sie würden die Preise in manchen Teilen Afrikas senken, aber die Realität bleibt offensichtlich weit hinter den Versprechungen zurück. Selbst die verbilligten Medikamente sind noch teurer als Generika, die in Indien hergestellt werden, und außerdem sind sie nur schwer zu beschaffen.

Später stand die Bush-Regierung unter den 143 Mitgliedsstaaten der Welthandelsorganisation ganz allein mit ihrem Widerstand gegen die Lockerung des Patentschutzes für die Dritte Welt. Die Vereinigten Staaten wollten sich nur bereit erklären, armen Ländern die Herstellung ihrer eigenen Generika für eine begrenzte Anzahl von Krankheiten zu gestatten, nicht aber deren Import. Da die ärmsten Länder, in denen solche Medikamente am dringendsten gebraucht werden, am allerwenigsten zum Aufbau eigener Produktionsstätten in der Lage sind, war dies ein inhaltsleeres Zugeständnis. Weiter entwickelte Staaten wie Indien oder Brasilien, die am ehesten Generika herstellen können, fürchteten wirtschaftliche Sanktionen und wollten die Vereinigten Staaten nicht provozieren. Dann erklärte die Bush-Regierung, sie werde manchen Staaten unter besonderen Umständen auch den Import von Generika gestatten, aber dieser Vorschlag war mit bürokratischen Hindernissen gespickt.

Entscheidend ist, dass die Vereinigten Staaten allgemein als Komplize der Pharmaindustrie gelten, an deren Seite sie sich gegen die Interessen vieler Millionen HIV/Aids-Opfer in der Dritten Welt stellen.[15] Als wollte die Regierung diesen Eindruck noch verstärken, verweigerte sie Anfang 2004 die Auszahlung der versprochenen 15 Milliarden Dollar an Bundesmitteln, die sie für Generika zur Behandlung von HIV/Aids in der Dritten Welt zugesagt hatte.

Ende 2003 entschied die südafrikanische Wettbewerbsbehörde, GlaxoSmithKline (der wichtigste Hersteller von Aids-Medikamenten) und ein anderes Unternehmen hätten die Kartellgesetze des Landes verletzt, weil sie überhöhte Preise verlangten und sich weigerten, Lizenzen für ihre Patente gegen eine angemessene Gewinnbeteiligung an Generikahersteller zu vergeben. Nach dieser Entscheidung erklärte Glaxo sich bereit, vier südafrikanischen Generikaherstellern die Produktion von drei seiner Aids-Medikamente und deren Vertrieb in allen 47 afrikanischen Staaten südlich der Sahara zu gestatten. Heute kostet die Aids-Behandlung in Afrika noch 300 Dollar pro Jahr, im Vergleich zu 10.000 Dollar in den Vereinigten Staaten. Dennoch geht niemand davon aus, dass die Unternehmen in Afrika Verluste einfahren, und das verschafft uns einen Eindruck davon, wie viel Geld sie bei uns verdienen.[16]

Die FDA: der Pharmaindustrie ausgeliefert

Der Kongress setzte auch die FDA auf die Gehaltsliste der Pharmaindustrie. Er verabschiedete 1992 den Prescription Drug User Fee Act (PDUFA), der es den Pharmaunternehmen gestattete, Nutzergebühren an die FDA zu zahlen. Diese sollten nur für die Finanzierung der Arzneimittelzulassung verwendet werden. Ursprünglich lag die Gebühr bei ungefähr 310.000 Dollar je Neuzulassungsantrag, und die Zahlungen machten in der Abteilung der Behörde, die für die Arzneimittelzulassung zuständig war, schon wenig später ungefähr die Hälfte des Etats aus. Damit wird die FDA von der Branche, die sie kontrollieren soll, abhängig. Für die Pharmaunternehmen war die Einführung der Nutzergebühren eine prima Sache: Sie wurden durch die zusätzlichen Einnahmen, die sich bei einer zeitigeren Markteinführung ergaben, mehr als ausgeglichen.

Das Gesetz muss alle fünf Jahre verlängert werden. Die Fassung von 2002 wurde im Zusammenhang mit einem Gesetz gegen Bioterrorismus verabschiedet, das den Kongress ohne großes Aufsehen passierte, und dieses Mal wurden die Gebühren auf 576.000 Dollar je Neuzulassungsantrag angehoben. Insgesamt summieren sich die Zulassungsgebühren mittlerweile auf 260 Millionen Dollar pro Jahr. Ein kleiner Teil davon kann zwar auch für eine begrenzte Überwachung der Arzneimittelsicherheit verwendet werden, der Löwenanteil geht aber nach wie vor in die Beschleunigung der Arzneimittelzulassung. Seit der Verabschiedung des Gesetzes wurden bei der FDA ungefähr 1.000 Mitarbeiter zur Bearbeitung von Zulassungsanträgen neu eingestellt, und mit der Neufassung von 2002 werden noch einmal 500 gefordert. Insgesamt machen diese von der Industrie finanzierten Mitarbeiter mehr als die Hälfte des Personals aus, das bei der FDA mit der Zulassung von Medikamenten beschäftigt ist.[17] Aber je schneller das Zulassungsverfahren abgewickelt wird, desto größer ist die Wahrscheinlichkeit, dass auch gefährliche Präparate auf den Markt kommen. In den zehn Jahren seit Verabschiedung des Prescription Drug User Fee Act (PDUFA) musste tatsächlich die Rekordzahl von 13 verschreibungspflichtigen Medikamenten später wieder vom Markt genommen werden – nachdem sie Hunderte von Todesfällen verursacht hatten.[18]

Wie ich in Kapitel 2 erwähnt habe, stand die FDA früher in dem Ruf, zu langsam zu arbeiten und Medikamente zu willkürlich zuzulassen. Diese Zeiten sind vorüber. Heute lässt sie Medikamente in der Regel schneller zu als entsprechende Behörden in Europa und auf anderen Kontinenten. Aber in ihrer Eile verlangt sie viel weniger Belege für Arzneimittelsicherheit und Wirksamkeit. Bei wirklich innovativen Medikamenten ist eine Verkürzung des Verfahrens manchmal tatsächlich angebracht, aber heute kommt das allzu häufig vor. Außerdem ist die FDA nicht nur schnell mit der Zulassung von Medikamenten bei der Hand, sondern sie reagiert auch ausgesprochen langsam, wenn ein Präparat sich als gefährlich erwiesen hat und vom Markt genommen werden muss. Als 1997 beispielsweise das Diabetesmedikament Rezulin von Warner-Lambert in Großbritannien zurückgezogen wurde, weil es zu Leberversagen führte, verschwand es in den Vereinigten Staaten erst zweieinhalb Jahre später vom Markt; in dieser Zeit war es für mindestens 63 Todesfälle verantwortlich.

205

Zum Teil sind die Probleme dadurch entstanden, dass die Nutzergebühren innerhalb der FDA ein Ungleichgewicht geschaffen haben. Da der Löwenanteil in die beschleunigte Zulassung fließen muss, ist dieser Teil der Behörde gewachsen, während Personal und Finanzmittel in anderen Abteilungen der FDA relativ knapp sind. Nachdem Medikamente schneller auf den Markt kommen, wird es für die FDA immer schwieriger, ihre anderen Aufgaben zu erfüllen: Überwachung der Arzneimittelsicherheit, Sicherung von Produktionsstandards und Überprüfung der Einhaltung von Marketingvorschriften. Außerdem hat die Behörde ein unmittelbares Interesse daran, die Industrie zufrieden zu stellen, weil der Kongress genau das von ihr erwartet. Würde die FDA sich mit der Industrie anlegen, könnten sogar die Nutzergebühren abgeschafft werden, und dann würden vermutlich viele Mitarbeiter der Behörde ihre Arbeitsplätze verlieren. Nimmt man dann noch den industriefreundlichen Einfluss der politisch ernannten Führungsriege hinzu, und berücksichtigt man außerdem, dass die Regierung Regulierungen ohnehin ablehnend gegenübersteht, hat der Prescription Drug User Fee Act zweifellos die Unabhängigkeit der FDA eingeschränkt und ihre Entscheidungen beeinflusst.

Zusätzlichem Druck aus der Industrie ist die FDA durch ihre 18 ständigen Beraterkomitees für die Arzneimittelzulassung ausgesetzt. Diese Gremien, die mit externen Fachleuten verschiedener Fachgebiete besetzt sind, sollen neue Zulassungsanträge begutachten und gegenüber der Behörde Empfehlungen abgeben. Ihre Ratschläge werden von der FDA fast immer befolgt. Viele Mitglieder der Beratergremien haben finanzielle Verbindungen zu interessierten Unternehmen. Wegen solcher Interessenkonflikte gibt es zwar Regeln, die den Betreffenden von der Teilnahme in einem solchen Fall ausschließen, aber darüber setzt die Behörde sich regelmäßig mit der wenig überzeugenden Begründung hinweg, dass der Ratschlag dieser Person unentbehrlich sei. In einer Untersuchung der Berichte über FDA-Anhörungen aus dem Jahr 2000 stellte die Zeitung *USA Today* fest: „Bei 92 Prozent der Beratungen stand mindestens ein Beteiligter in einem finanziellen Interessenkonflikt" und „bei 55 Prozent der Anhörungen stand mindestens die Hälfte der FDA-Berater in einem Interessenkonflikt".

Angeblich erhalten die Mitglieder der FDA-Expertengremien von den Pharmakonzernen ungewöhnlich hohe Beraterhonorare. Dafür gibt es wahrscheinlich gute Gründe. Sie müssen vermutlich nicht einmal sagen: „Bezahlt mich, wenn ihr wollt, dass eure Medikamente zugelassen werden." Nach Angaben des Journalisten August Gribbin von der *Washington Times* „bezeichnete ein Manager eines Pharmakonzerns, der nicht namentlich genannt werden wollte, die Fragen der Experten aus den FDA-Gremien nach Beratertätigkeiten für die Industrie als ‚Erpressung': Wenn ein Unternehmen sich weigerte, solche Forderungen zu erfüllen, waren unter Umständen Produkte, deren Entwicklung Zigmillionen Dollar gekostet hatte, zum Scheitern verurteilt". Der republikanische Abgeordnete Dan Burton aus Indiana, Leiter des Ausschusses für die Regierungsreform, hat den Vorwurf erhoben, manche Beratergremien würden „von Personen beherrscht, die enge Arbeitsbeziehungen" zu Pharmakonzernen pflegen.[21]

Die Wahl des FDA-Chefs:
Auf die richtige Gesinnung kommt es an

Die engen Beziehungen zwischen Bushs Weißem Haus und der Pharmaindustrie spielten wahrscheinlich auch eine Rolle, als 2002 die Nominierung von Dr. Alastair Wood als Leiter der FDA zurückgezogen wurde. Wood, ein hoch angesehener Professor für klinische Pharmakologie an der Vanderbilt University in Nashville (und einer meiner früheren Kollegen in der Redaktion des *New England Journal of Medicine*) wurde von dem republikanischen Senator Bill Frist aus Tennessee und von Gesundheitsminister Tommy Thompson wärmstens empfohlen. Man wusste aber auch, dass er energisch eine strenge Aufsicht durch die FDA befürwortete, und offensichtlich hatte er sich bei Managern aus der Pharmaindustrie und anderen Anhängern eines „freien Arzneimittelmarktes", darunter sind auch Redakteure des *Wall Street Journal*, unbeliebt gemacht. Nach einem Bericht des *Boston Globe* war daraufhin hinter den Kulissen starker Druck auf das Weiße Haus ausgeübt worden, was zu einer plötzlichen Meinungsänderung führte. Senator Frist wurde mit den Worten zitiert: „Man machte sich große Sorgen, er [Wood] werde zu viel Wert auf die Sicherheit [von Medikamenten] legen." (Das muss man sich einmal vorstellen!) Und Dr. Raymond Woosley, auch er ein angesehener klinischer Pharmakologe und früher ebenfalls Kandidat für

den Posten (der sich aber dann für eine leitende Stelle an einer Hochschule entschied), bemerkte: „Es ist ganz klar, wer jemals etwas gesagt
hat, das der Industrie nicht gefällt, schafft es nicht."[22]

Der FDA-Leiter, der schließlich ernannt wurde, war voll und ganz
nach dem Geschmack der Industrie. Dr. Mark McClellan, der Bruder von
Scott McClellan, Pressesprecher im Weißen Haus, und Sohn des republikanischen Chefs des Rechnungshofs von Texas und früheren Bürger-
meisters von Austin, vertritt unverbrüchlich die Position der Pharmakonzerne. In seinem „ersten internationalen Vortrag", wie er selbst es
nannte, äußerte er im Jahr 2003 in Mexiko sogar die Ansicht, man solle
die ärgerlichen Unterschiede der Medikamentenpreise in den Vereinigten Staaten und anderen Industrieländern nicht dadurch beseitigen, dass
die Preise hier gesenkt würden, sondern dadurch, dass man sie in den
anderen Staaten anhebt.[23] Andere wohlhabende Staaten geißelte er
wegen ihrer „übermäßig strengen Preiskontrollen", die nach seiner
Ansicht „nichts anderes sind als eine direkte Patentverletzung". Offensichtlich hatte er zutiefst die Illusion verinnerlicht, die Medikamentenpreise müssten hoch sein, damit sie die Kosten für Forschung und Entwicklung abdecken. „Der Hauptgrund für die höheren Preise liegt darin,
dass unser Land den größten Teil der Kosten für die Entwicklung neuer
Therapieverfahren bezahlt", sagte er. Wie ich jedoch in früheren Kapiteln dargelegt habe, haben die Preise kaum etwas mit den Kosten für Forschung und Entwicklung zu tun, dafür aber umso mehr mit den Gewinnen der Pharmakonzerne.

Im weiteren Verlauf behauptete McClellan ohne jede Begründung:
„Die Auswirkungen übermäßiger Preiskontrollen auf Forschung und
Entwicklung zeigen Wirkung bei der Entwicklung neuer Produkte."
Nirgendwo in seinem Vortrag kamen ihm die Worte „übermäßige
Profite" über die Lippen, und ebenso wenig erwähnte er die ungeheuren
Marketingetats; er erklärte nur – auch hier ohne jegliche Begründung –
die unmittelbare Verbraucherwerbung sei „von Nutzen für die Volks-
gesundheit". Kurz gesagt, hätte sein Vortrag direkt aus der Feder von
PhRMA stammen können. Vom Leiter der FDA sollte man sicher mehr
erwarten, als dass er nur das Sprachrohr der Pharmakonzerne ist. Außerdem kann ich keinen Grund erkennen, warum er in seiner Eigenschaft
als Amtsinhaber überhaupt von Medikamentenpreisen spricht, denn die

gehören nicht in den Zuständigkeitsbereich der FDA. Anfang 2004 wurde Dr. McClellan in der Bush-Regierung sogar auf einen noch höheren Posten befördert: Man ernannte ihn zum Leiter der Centers for Medicare & Medicaid Services (der US-Bundesbehörde, die für die staatlichen Gesundheitsprogramme zuständig ist).

Ich möchte hier kein allzu kritisches Bild von der Food and Drug Administration zeichnen. Sie erfüllt eine unentbehrliche Aufgabe, und zu ihren Mitarbeitern gehören zahlreiche gewissenhafte Beamte und hervorragende Wissenschaftler, die nach bestem Wissen und Gewissen ihrer Arbeit nachgehen. Aber sie werden durch die Vorgaben des Kongresses und durch die Richtungsentscheidungen ihres obersten Vorgesetzten eingeschränkt. Eine weitere Einschränkung ist das zunehmend regulationsfeindliche Klima in Washington: Offensichtlich stellt man sich vor, der „Markt" könne darüber bestimmen, welche Medikamente sicher und wirksam sind und welche nicht. Ich habe gehört, dass in manchen Abteilungen der FDA eine äußerst schlechte Stimmung herrscht, und die Gründe kann ich mir lebhaft ausmalen. Jene Mitarbeiter, die sich weiterhin um gute Arbeit bemühen, obwohl es manchmal den Anschein hat, als würde ihre Behörde von der Branche geleitet, die sie angeblich kontrollieren sollen, sind Helden; sie verdienen unsere größte Dankbarkeit, denn sie stehen zwischen uns und vielen weiteren Rezulin-Skandalen (das Diabetes-Medikament wurde trotz der Hinweise aus Großbritannien in den USA so spät vom Markt genommen, dass es für mindestens 63 Todesfälle durch Leberversagen verantwortlich gemacht wurde).

Neue Pläne: immer das Gleiche

Im Sommer 2003 wurden der *New York Times* vertrauliche Unterlagen von PhRMA zugespielt. Darin wurde genau beschrieben, wie man sich im kommenden Haushaltsjahr durch finanzielle Zuwendungen Einfluss sichern wollte.[24] Dem Bericht zufolge sollten die Aufwendungen zu diesem Zweck um 23 Prozent steigen – auf insgesamt 150 Millionen Dollar. Davon waren 73 Millionen für Lobbyarbeit auf Bundesebene und 49 Millionen für ähnliche Aktivitäten auf der Ebene der einzelnen Bundesstaaten vorgesehen. (Der Verband der Pharmaindustrie richtet seine Aufmerksamkeit heute stärker auf die einzelnen Bundesstaaten, denn wie wir im nächsten Kapitel noch genauer erfahren werden, drohen den Interessen der Industrie von dort größere Gefahren als von der Bundesregierung.) Außerdem waren fünf Millionen für Lobbyarbeit bei der FDA vorgesehen. (Abgesehen von der Frage, ob es anständig ist, wenn eine Branche Lobbyarbeit bei der Behörde betreibt, die sie beaufsichtigen soll, müssen wir uns auch überlegen, welche Auswirkungen so etwas auf die Vorträge des Behördenleiters hat.) Mit mehr als zwölf Millionen wollte man „freundlich gesonnene" Organisationen von Ärzten, Patienten, Wissenschaftlern und einflussreichen ethnischen Minderheiten unterstützen. Eine weitere Million sollte an ein „intellektuelles Umfeld von Wirtschaftswissenschaftlern" fließen – an ein „dauerhaftes Netzwerk aus Wirtschaftsfachleuten und Multiplikatoren, das sich in Zeitungsartikeln und Sachverständigengutachten gegen staatliche Preiskontrollen ausspricht und als schnelle Eingreiftruppe dienen" soll. 500.000 Dollar waren für die „Platzierung von Kommentaren und Zeitungsartikeln Dritter" vorgesehen. Außerdem wollte man mit 18 Millionen gegen Preiskontrollen kämpfen und Patentrechte in anderen Ländern schützen. Der vielleicht arroganteste Etatposten war eine Million „zur Veränderung des kanadischen Gesundheitssystems" (wissen die Kanadier eigentlich, dass man bei PhRMA glaubt, man könne sie so billig kaufen?) und weitere 500.000 Dollar, mit denen man die Einfuhr von Medikamenten aus Kanada verhindern wollte.

Die *Washington Post* fasste die Lage 2003 in einem Leitartikel sehr gut zusammen. Sie warnte: „Wer die Position der Pharmakonzerne vertritt, sollte unabhängig davon, wie neutral seine Position in Hochschule oder Forschungseinrichtung ist, genauestens nach seinen Einkommensquellen befragt werden."[25] Genau das versäumen Journalisten nur allzu oft. Zwei Reporter einer großen Zeitung erzählten mir, sie würden unter anderem deshalb nicht fragen, weil es sonst für sie schwieriger würde, ihre Berichte zu verfassen. Wenn sie herausfinden, dass ihre Informanten in einem Interessenkonflikt stehen, verlangen ihre Herausgeber häufig, dass sie nach neuen Informationsquellen suchen. Oder die Informanten ärgern sich darüber, dass sie nach solchen Dingen gefragt werden. Damit herrscht unausgesprochen die Einstellung, bloß keine schlafenden Hunde zu wecken. Wenn aber Journalisten ihre Informanten ausschließlich aufgrund ihrer wissenschaftlichen Verdienste beschreiben, ohne etwas über einschlägige wirtschaftliche Verbindungen zu sagen, führen sie ihre Leser in die Irre.

Die PhRMA-Pläne klingen nach Krisenmanagement, und genau das sind sie auch. Dies zeigt sich sehr deutlich in einer Notiz an den Vorstand des Verbandes. Darin heißt es, der Branche stehe ein „richtiger Sturm" bevor, und die Ursachen seien die „zunehmenden staatlichen Preiskontrollen im Ausland, die zu politisch unhaltbaren Preisunterschieden führten; außerdem die zunehmende Verfügbarkeit von Medikamenten aus dem Ausland durch den Internethandel; Initiativen für Volksabstimmungen in einzelnen Bundesstaaten, die Medikamente auch in den Vereinigten Staaten erschwinglicher zu machen; zunehmende Forderungen nach Rabatten für das Medicaid-Programm; und ‚die falsche Wahrnehmung, die Medikamentenpreise würden jedes Jahr um 20 Prozent steigen' ".[26] Was die Liste der Ursachen angeht, bin ich zwar ein wenig anderer Meinung, aber dass sich da ein „richtiger Sturm" zusammenbraut, stimmt. Dass die einst so solide Unterstützung für die Industrie erste Risse bekommt, erkennt man an den Bemühungen des Kongresses, einige Schlupflöcher des Hatch-Waxman-Gesetzes zu schließen und den Reimport billigerer Medikamente aus Kanada zu gestatten. Aber bisher ist die politische Unterstützung für die Branche trotz solcher Schwächen noch intakt.

Auf der Jahrestagung von PhRMA im Jahr 2002 sagte Alan F. Holmer, der Präsident des Verbandes: „Unser Mantra lautete folgendermaßen: Solange die politischen Umstände irgendwie lenkbar sind, werden wir ein Versagen niemals zulassen." Und bisher sind sie „lenkbar". Der parteilose Abgeordnete Bernard Sanders aus Vermont meinte dazu: „Selbst die New York Yankees verlieren hin und wieder, und gelegentlich hat man sogar gehört, dass die Los Angeles Lakers in einem Spiel unterliegen. Nur eine Organisation verliert nie; diese Organisation hat im Kongress der Vereinigten Staaten Hunderte von Siegen und keine einzige Niederlage zu verzeichnen. Das ist die pharmazeutische Industrie."[27] Im folgenden Kapitel werde ich die Frage stellen, ob sich diese erstaunliche Siegesserie fortsetzen lässt.

12 Sind die schönen Zeiten vorbei?

Heute hat die Pharmaindustrie allen Grund zur Sorge. So wie 1980 das Jahr war, in dem ihr kometenhafter Aufstieg begann, so könnte 2000 das Jahr gewesen sein, in dem der Niedergang einsetzte. Dass eine derart reiche und mächtige Branche – die noch dazu durch ihren Sieg bei der Medicare-Reform (sie führt zwar eine anteilige Kostenerstattung verschreibungspflichtiger Medikamente ein, verbietet Medicare aber, mit den Pharmaunternehmen über Arzneimittelpreise zu verhandeln) gestärkt war – in Schwierigkeiten steckt, kann man sich eigentlich kaum vorstellen, und doch ist es so. Zum Teil sind die Probleme sicher darauf zurückzuführen, dass die Wirtschaft seit ihrem Höhepunkt im Jahr 2000 schwächelt. Manche Faktoren jedoch wirken sich nur auf diese Branche aus und lassen sich voraussichtlich auch bei einer allgemeinen wirtschaftlichen Erholung nicht wieder umkehren.

Hier noch einmal eine kurze Zusammenfassung der Probleme: Die Menschen ärgern sich zunehmend über die hohen, schnell steigenden Preise für verschreibungspflichtige Medikamente. Sie glauben nicht mehr daran, dass die Pharmaunternehmen Mondpreise verlangen müssen, um die Kosten für Forschung und Entwicklung zu decken. Besonders tief sitzt der Unmut bei älteren Mitbürgern, und die werden sich aus den Gründen, die ich im vorangegangenen Kapitel erörtert habe, auch durch die Medicare-Kostenerstattung nicht besänftigen lassen. Immer mehr US-Amerikaner, sogar die Bewohner ganzer Ortschaften, kaufen ihre Medikamente in Kanada, wo sie viel billiger sind. Und der Kongress steht unter erheblichem Druck, das industriefreundliche Gesetz aufzuheben, das diesen Einkauf außerhalb der Landesgrenzen verbietet. Große Krankenversicherungen und die Regierungen der Bundesstaaten widersetzen sich den hohen Medikamentenpreisen, bestehen auf hohen Rabatten und legen Positivlisten mit kostengünstigen, verordnungsfähigen Arzneimitteln an. Darüber hinaus sieht sich die Branche seit einigen Jahren einer Flut von Prozessen gegenüber, die von Staatsanwälten auf Bundes- und Einzelstaatenebene, der Federal Trade Commission (FTC; der US-amerikanischen Behörde zur Über-

wachung und Regulierung der nationalen Märkte) und Verbraucher-
verbänden wegen zahlreicher Vergehen angestrengt werden. Und
schließlich trocknet die viel gepriesene Medikamentenpipeline immer
mehr aus – allem Gerede der Industrie zum Trotz ist der stetige Strom
innovativer Medikamente zu einem Rinnsal geworden. Die Gewinne
sind immer noch gewaltig, aber das Umsatzwachstum verlangsamt sich,
Pharmakonzerne entlassen Mitarbeiter, und manche Unternehmen
mussten in den letzten Jahren einen Absturz ihrer Aktienkurse mit
ansehen. Möglicherweise braut sich tatsächlich ein „richtiger Sturm"
zusammen.

Sehen wir uns das alles einmal genauer an. Die Medicare-Reform,
die ich bereits im letzten Kapitel erörtert habe, möchte ich hier nicht
noch einmal diskutieren. Eng damit verbunden ist aber der Streit um
den „Reimport" von Medikamenten aus Kanada. Der Begriff ist ein
wenig irreführend: In Wirklichkeit handelt es sich um den Import von
Medikamenten, die von der US-Arzneimittelbehörde (Food and Drug
Administration, FDA) zugelassen sind und ursprünglich von US-amerikanischen und europäischen Pharmaherstellern nach Kanada exportiert
wurden. Häufig werden also einfach Medikamente aus US-Produktion
zweimal über dieselbe Grenze transportiert. Wer das für absurd hält, hat
Recht, aber nur auf diesem Weg können viele US-Amerikaner sich
bezahlbare Medikamente beschaffen.

Arzneimittel aus Kanada

Die Vereinigten Staaten sind das einzige Industrieland, in dem die
Medikamentenpreise nicht reguliert werden. In allen anderen – Austra-
lien, Kanada, Frankreich, Deutschland, Italien, Japan, den Niederlanden,
Spanien, der Schweiz, Schweden, Großbritannien und so weiter – ist das
der Fall. Die Methoden sind von Land zu Land unterschiedlich. In Großbritannien werden beispielsweise keine Preise vorgeschrieben, sondern
Obergrenzen für die Gewinne. Frankreich hat den Gesamtbetrag der
Medikamentenaufwendungen nach oben begrenzt. Japan setzt die
erstattungsfähigen Preise für neue Präparate danach fest, wie sie im Vergleich mit bereits vorhandenen Produkten abschneiden.

Für die meisten US-Amerikaner aber ist Kanada sicher am interessantesten.[1] Die dortige staatliche Krankenversicherung kommt für verschreibungspflichtige Medikamente nicht auf. Stattdessen erstatten einzelne Provinzen die Kosten verschreibungspflichtiger Medikamente für Senioren, Personen mit geringem Einkommen und Behinderte, während die meisten anderen Kanadier über ihren Arbeitgeber versichert sind. Dennoch prüft ein staatliches Gutachtergremium zweimal im Jahr die Medikamentenpreise und sorgt dafür, dass die Preise für patentierte Präparate „nicht überhöht" sind. Dabei gilt die Regel, dass die Preise für neue Medikamente nicht höher sein dürfen als ihr Durchschnittspreis in sieben anderen Industrieländern (den Vereinigten Staaten, Großbritannien, Schweiz, Deutschland, Schweden, Frankreich und Italien), und ebenso darf ihr Preis den höchsten Preis für bereits etablierte Präparate, die gegen die gleiche Krankheit eingesetzt werden, nicht übersteigen. Nachdem ein Medikament auf dem Markt ist, darf sein Preis nicht schneller steigen als es der allgemeinen Inflationsrate entspricht. Die Provinzregierungen stellen Positivlisten auf und handeln weitere Rabatte aus. Dagegen unterliegen die Preise für Generika keiner Regulation. Letztlich sagt Kanada damit den Markenherstellern: „Als Gegenleistung dafür, dass wir für den Patentschutz sorgen, schuldet Ihr uns angemessene Preise." Die Preise für Markenpräparate liegen in Kanada ungefähr bei der Hälfte bis zwei Dritteln dessen, was man in den Vereinigten Staaten dafür bezahlen muss.

Als sich die Preisschere zwischen den USA und Kanada im Laufe der Jahre immer weiter öffnete, fuhren US-Bürger, die in der Nähe der Grenze wohnten, mit ihren Rezepten immer häufiger ins Nachbarland. Vorwiegend handelte es sich dabei um ältere Mitbürger, die die höchsten Arzneimittelpreise der Welt aus eigener Tasche bezahlen müssen. Sie organisierten Busreisen und machten aus ihren Medikamenten-Einkaufstouren gesellige Ereignisse. Die meisten Präparate, die sie einkauften, waren FDA-zugelassene Produkte großer Pharmakonzerne aus den Vereinigten Staaten oder Europa. Man brachte sie einfach wieder über die Grenze. Als sich allgemein herumgesprochen hatte, wie groß die Preisunterschiede sind, bestellten die Menschen überall in den Vereinigten Staaten plötzlich ihre Medikamente über das Internet bei kanadischen Apotheken oder bei Versandhändlern, die Abkommen mit solchen Apotheken hatten. Die Rezepte wurden von kanadischen Ärzten ausgestellt, oder diese kopierten die Verschreibungen aus den USA. Im Jahr 2002 kauften über eine Million US-Amerikaner ihre Medikamente in Kanada, und der Umsatz belief sich auf 700 Millionen Dollar. Bereits im Jahr 2003 war er nach Angaben von IMS Health, einem amerikanischen Dienstleistungsunternehmen für die Pharmaindustrie, auf 1,1 Milliarden Dollar angestiegen. Im gleichen Jahr gaben in einer Umfrage sieben Prozent der Befragten an, sie hätten Medikamente in Kanada erworben.[2] 2002 gab es in Kanada ungefähr 140 Internetapotheken, 1999 waren es erst zehn.[3]

Das Ganze hat nur einen Haken: Medikamente in Kanada zu kaufen, ist verboten. Wie ich bereits erwähnt habe, untersagte der Kongress 1987 auf Druck der Pharmaunternehmen den Import von Medikamenten durch alle anderen, außer durch die Hersteller. Als Begründung wurde angegeben, man wolle die US-Amerikaner auf diese Weise vor gefälschten Präparaten schützen, aber es lag sicher auch daran, dass die Industrie sich vor der „unfairen", preisgünstigen kanadischen Konkurrenz schützen wollte. Eine Branche, die ständig mit Phrasen von der Freiheit der Märkte um sich warf, beharrte andererseits darauf, die Konkurrenz durch andere Staaten für ungesetzlich zu erklären. Rund um die Vereinigten Staaten wurden die Zugbrücken über dem Burggraben hochgezogen, so dass den Bürgern gar nicht klar war, in welchem Ausmaß sie über den Tisch gezogen wurden. Eine Zeit lang klappte das, aber heute funktioniert es nicht mehr. Im Jahr 2003 gaben mutmaßlich demokratische Wähler in New Hampshire in einer Umfrage zu 83 Prozent an, ihrer Ansicht nach sollte der Medikamentenimport aus Kanada gestattet sein; nur sieben Prozent waren dagegen.

Und wie steht es mit der Sicherheit? Es stimmt: Gefälschte Medikamente werden zunehmend zu einem Problem. Das liegt unter anderem daran, dass es heute raffinierte Methoden zur Veränderung von Etiketten gibt und dass die Versorgungsketten immer komplizierter werden. Häufig ist nicht nur ein Großhändler im Spiel, sondern es folgen mehrere derartige Unternehmen aufeinander. Auch die Herstellung selbst erfolgt oft an weit auseinander liegenden Orten. Die Fabriken der großen Pharmakonzerne sind über die ganze Welt verteilt. Pfizer gab beispielsweise im Jahr 2003 auf der konzerneigenen Website an, man habe 60 Herstellungsbetriebe in 32 Staaten. Außerdem stammen viele wichtige

Bestandteile amerikanischer Markenpräparate von ausländischen Lieferanten.[4] Und wie gesagt: Ungefähr die Hälfte aller großen Pharmakonzerne haben ihren Sitz in Europa.

Auf diesem langen Weg ist es also an vielen Stellen möglich, ein Medikament gegen eine Fälschung auszutauschen. In jüngster Zeit wurde beispielsweise ein Großhändler beschuldigt, er habe mehrere hundert Ampullen mit einem Hormon gestohlen, das Aids-Patienten helfen soll, ihr Körpergewicht zu halten; der Angeklagte tauschte das Präparat angeblich gegen eine gefälschte Substanz aus und verkaufte die Hormone selbst über das Internet an Bodybuilder.[5] In einem anderen Fall wurden Etiketten für das Anämiemedikament Procrit auf Fläschchen geklebt, die nur Wasser enthielten.[6] Aber es gibt absolut keinen Grund zu der Annahme, solche Fälschungen kämen bei Medikamenten, die aus Kanada importiert werden, häufiger vor als bei jenen, die im eigenen Land über den Ladentisch gehen. Im Gegenteil: Manches spricht dafür, dass die Vorfälle in unserem Nachbarland seltener sind.[7] Fälschungen bringen um so mehr Gewinn, je höher die Preise sind – und die höchsten Preise für verschreibungspflichtige Medikamente gibt es in den Vereinigten Staaten. Und wenn Pharmakonzerne von der FDA die Zulassung für die Vermarktung ihrer Produkte in den Vereinigten Staaten bekommen wollen, müssen sie unabhängig von ihrem Firmensitz die Produktionsstandards der FDA einhalten, und der Behörde muss es gestattet sein, die Herstellungsbetriebe zu besichtigen, ganz gleich, wo auf der Welt sie sich befinden. Solange ein Medikament von der FDA zugelassen ist, braucht man sich also um den Standard bei der Herstellung keine Sorgen zu machen. Außerdem sollte man daran denken, dass die der FDA entsprechende kanadische Behörde bei der Arzneimittelzulassung in jeder Hinsicht ebenso sorgfältig arbeitet wie die Behörde in unserem eigenen Land.

Nachdem die steigenden Medikamentenpreise die öffentlichen Haushalte immer stärker belasten, erklären mittlerweile ganze Städte und US-Bundesstaaten ihre Bereitschaft, sich ebenso über die Gesetze hinwegzusetzen wie die Busladungen von älteren Mitbürgern und Kunden der Internetapotheken. Den Anfang machte 2003 der umtriebige Bürgermeister Michael Albano aus Springfield in Massachusetts: Er bot den Mitarbeitern der Stadtverwaltung die Möglichkeit an, ihre verschreibungspflichtigen Medikamente in Kanada zu kaufen. Nachdem man bei der Stadtverwaltung geschätzt hatte, dass man damit die Hälfte der 18 Millionen Dollar einsparen konnte, die jährlich für die Medikamente ihrer 18.000 Mitarbeiter ausgegeben wurden, schloss Albano ein Abkommen mit dem kanadischen Medikamentengroßhändler CanaRx. Mittlerweile läuft das Programm, und der Bürgermeister blieb trotz aller Drohungen von der FDA erfreulich hartnäckig, bis er schließlich in den Ruhestand ging.[8] Sein Nachfolger hat bereits erklärt, er werde das Programm fortsetzen. Damit waren die Schleusen geöffnet.

Im folgenden Jahr gab die Stadtverwaltung von Boston bekannt, auch sie werde jetzt Medikamente aus Kanada importieren, woraufhin Albano bescheiden erklärte: „Es ist ein kleiner Unterschied, ob eine Stadt wie Springfield in Massachusetts etwas tut, oder ob Boston, Massachusetts, das Gleiche macht."[9] Ende 2003 hatten offizielle Stellen in einem Dutzend amerikanischer Bundesstaaten ihre Absicht geäußert, die Möglichkeit eines Medikamentenimports aus Kanada für ihre Mitarbeiter und nicht versicherte Bürger zu prüfen. Der Generalstaatsanwalt von Massachusetts vertrat in einem Schreiben an den Leiter der FDA die Ansicht, er habe zwar nicht vor, die Gesetze zu übertreten, die Importe seien aber notwendig, um dem „uneingeschränkten Anstieg" der Medikamentenpreise entgegenzuwirken, und wenn die FDA es wolle, könne sie ohne weiteres entsprechende Sicherungsmechanismen einbauen. Dann traten die großen Krankenversicherungen auf den Plan. United Health, die größte von ihnen, erstattet 97.000 Mitgliedern der American Association of Retired Persons die Kosten für Medikamente, die sie in anderen Ländern einkaufen; dabei erklärt die Versicherung, dies sei nur eine Annehmlichkeit für Kunden, die Auslandsreisen unternehmen – eine eher unwahrscheinliche Erklärung.[10]

Ein Kongress zwischen den Stühlen

Die große Pharmaindustrie schlug zurück.[11] Den Anfang machte GlaxoSmithKline. Der britische Medikamentenhersteller verlangte von kanadischen Apotheken die Zusicherung, dass sie keine Glaxo-Produkte in die Vereinigten Staaten verkaufen würden – nur dann sollten sie noch

217

Lieferungen erhalten. Pfizer folgte mit der Bedingung, bestimmte Apotheken in Kanada dürften ihre Medikamente nicht mehr von Großhändlern, sondern nur noch unmittelbar vom Hersteller kaufen. Auf diese Weise konnte das Unternehmen die Bestellungen nachverfolgen und die Lieferungen einstellen, wenn die Apotheken mehr Medikamente lagerten, als sie für ihre örtliche Kundschaft brauchten. Eli Lilly teilte den Großhändlern mit, sie würden ihre Verträge verletzen, wenn sie kanadische Apotheken belieferten, die in den Vereinigten Staaten geschäftlich tätig seien. AstraZeneca, ebenfalls ein britisches Unternehmen, kündigte Lieferbeschränkungen für kanadische Apotheken an, die ungewöhnlich große Bestellungen aufgaben. Und so weiter. Dies hat zur Folge, dass die kanadischen Apotheken, die in die Vereinigten Staaten verkaufen, sich ihre Medikamente von anderen Unternehmen beschaffen müssen, was ihre Kosten in die Höhe treibt und damit auch zu einem Anstieg der Preise führt, die sie ihren amerikanischen Kunden berechnen müssen. Und was noch schlimmer ist: Offensichtlich kam es auf diese Weise in Kanada zu einer Medikamentenknappheit. Paradoxerweise kann diese Knappheit gerade die Folgen haben, die die Pharmaunternehmen eigenen Angaben zufolge verhindern wollten: ein Wachstum des Marktes für nicht preisgebundene Medikamente aus anderen Teilen der Erde.

Zur Rechtfertigung ihrer Maßnahmen gaben die Pharmakonzerne zwei Gründe an. Der erste ist die angebliche Sorge, gefälschte Medikamente könnten aus Kanada in die Vereinigten Staaten transportiert werden – ein wenig überzeugendes Argument, mit dem ich mich bereits auseinander gesetzt habe. Dieses Argument ist nicht nur nicht ernst zu nehmen, sondern unausgesprochen wird damit auch gesagt, dass selbst britische Konzerne wie GlaxoSmithKline sich um die Sicherheit der US-Amerikaner mehr Sorgen machen als um die der Kanadier. Die zweite Rechtfertigung besagt, die Pharmakonzerne seien auf die hohen Gewinne aus dem Verkauf in den Vereinigten Staaten angewiesen, um ihre Forschung und Entwicklung zu finanzieren. Auch dieses Argument ist, wie wir bereits erfahren haben, nicht überzeugend. Es braucht wohl nicht besonders betont zu werden, dass die Pharmakonzerne auch in Europa und Kanada mit dem Verkauf ihrer Produkte keine Verluste machen; die Gewinnspannen sind dort lediglich etwas geringer als in den Vereinigten Staaten. Und die Preisregulation in anderen Staaten führt nicht im

Entferntesten dazu, dass Forschung und Entwicklung gefährdet wären. Auch wenn die Pharmaunternehmen in anderen Staaten überhaupt keinen Gewinn erzielen würden, wäre dies angesichts der Tatsache, dass die Hälfte ihrer Umsätze auf die Vereinigten Staaten entfallen, nur mit einer Halbierung ihrer Gewinne verbunden – die zehn größten US-Konzerne hätten dann 2002 statt 17 Prozent ihres Gesamtumsatzes „nur" noch sehr ansehnliche 8,5 Prozent an Gewinnen erzielt.

Nun kann man sich fragen, womit der Kongress beschäftigt war, während diese Kontroverse sich zuspitzte. Die Antwort: Er versuchte, es beiden Seiten recht zu machen. Im Spannungsfeld zwischen Wählern und Pharmaindustrie verabschiedete er im Jahr 2000 ein Gesetz, das den „Reimport" von Medikamenten aus Kanada gestattete, wobei das Gesundheitsministerium aber auf Empfehlung der FDA bescheinigen musste, dass eine solche Vorgehensweise ungefährlich war. Und wie auf Knopfdruck erklärte die damalige Gesundheitsministerin, Donna Shalala, sie könne eine solche Bescheinigung nicht abgeben. Genauso verhielt sich Tommy Thompson in der Bush-Regierung: Er äußerte die gleiche düstere Warnung, Medikamente aus Kanada könnten sich beim Grenzübertritt plötzlich in Gift verwandeln. Aber das nahmen die Wähler ihm nicht ab, und damit war auch der Kongress nicht aus dem Schneider.

Im Sommer 2003 entschied sich das Repräsentantenhaus trotz des Widerstandes seiner Führungsetage und energischer Lobbyarbeit durch Pharmakonzerne und FDA zur allgemeinen Überraschung dafür, den Import FDA-zugelassener Medikamente aus Kanada und Europa zu legalisieren. Dieses Mal wurde auch nicht mehr gefordert, das Gesundheitsministerium müsse die Ungefährlichkeit des Imports bescheinigen. Es gab kein Hintertürchen mehr – ein deutliches Zeichen, wie groß der Druck der Öffentlichkeit in dieser Frage geworden war. Der Branchenverband Pharmaceutical Research and Manufacturers of America (PhRMA) war alarmiert und bearbeitete nun den Senat, der das Gesetz zu Fall bringen sollte. Und tatsächlich unterzeichneten 53 Senatoren einen „Brandbrief" an ihre Kollegen und warnten sie, die Legalisierung des Medikamentenimports aus Kanada käme einer Katastrophe gleich. Später berichtete die *New York Times*, PhRMA habe den Brief unter den Senatoren in Umlauf gebracht. Daraufhin erklärte der republikanische

Senator Rick Santorum aus Pennsylvania, der Brief stamme ursprünglich von ihm, aber er räumte ein, PhRMA habe tatsächlich für seine Verbreitung gesorgt. „Ich habe nicht die Zeit, herumzulaufen und so viele Leute zur Unterschrift zu bewegen", erklärte er.[12] Im weiteren Verlauf des Jahres 2003 gab es erheblichen öffentlichen Druck, den Medikamentenimport aus Kanada im Rahmen der Medikamenten-Zusatzversicherung für Senioren („Medicare Prescription Drug Benefit") zu gestatten, aber auch hier widersetzte sich der Kongress: Er blieb den Pharmakonzernen treu und hielt die Forderung nach einer Unbedenklichkeitsbescheinigung des Gesundheitsministeriums aufrecht. Allerdings forderte er eine weitere Untersuchung, womit die Tür immerhin ein Stück weit aufgestoßen war.

Den Kongressabgeordneten wäre nichts lieber, als dass das Thema im Sand verläuft, so dass sie sich nicht zwischen Wählern und Pharmaindustrie entscheiden müssen. Aber das wird nicht geschehen. Die Wähler wollen von den hohen Medikamentenpreisen ein Stück weit entlastet werden. Unter praktischen Gesichtspunkten hat es etwas Absurdes, Medikamente in Kanada zu kaufen. Zum einen lässt es die Verwaltungskosten steigen. Zum anderen ist es immer noch billiger, und darin zeigt sich das Grundproblem: der Preiswucher in den Vereinigten Staaten. Der Import von Medikamenten aus Kanada ist eine Notlösung für ein Problem, das es eigentlich gar nicht geben sollte. Viel sinnvoller wäre es, nicht die Medikamente zu importieren, sondern das kanadische System, mit dem ihre Preise niedrig gehalten werden.

Bundesstaaten kontra Pharmakonzerne

Die Aktivitäten zur Regulierung der Medikamentenpreise verlagern sich zunehmend auf die Bundesstaaten. Diese gerieten durch den Rückgang der Konjunktur seit 2001 in eine echte Zwangslage. Im Gegensatz zur Bundesregierung dürfen die meisten US-Bundesstaaten in ihrem Haushalt kein Defizit ausweisen. Der Etat muss stets ausgeglichen sein. Einen der größten Ausgabenposten bilden die Zahlungen für Medicaid, und darunter wiederum steigen die Kosten für verschreibungspflichtige Medikamente am schnellsten. Außerdem müssen die Bundesstaaten die

Arzneimittelrechnungen für ihre Staatsbediensteten bezahlen, und in manchen Bundesstaaten kommen noch jene Bürger hinzu, die nicht krankenversichert sind. Deshalb war es nur natürlich, dass die Bundesstaaten in ihrem Bemühen um einen ausgeglichenen Haushalt auf die verschreibungspflichtigen Medikamente abzielten.[13]

Als erstes weiteten sie den Gebrauch der Positivlisten aus. Wie bereits erwähnt, sind in diesen Listen die Präparate mit dem besten Preis-Leistungs-Verhältnis aufgeführt. Die Verschreibung von Medikamenten, die nicht in den Listen stehen – die also teurer, aber in der Regel nicht besser sind – müssen die Ärzte sich im Vorfeld genehmigen lassen. Dies ist normalerweise nur eine Formalität, aber die ist immerhin so lästig, dass sie sehr wirksam zur Kostendämpfung beiträgt. Zu den Medikamenten, die am häufigsten aus den Positivlisten gestrichen wurden, gehören teure Präparate wie Nexium gegen Sodbrennen und das Arthritismittel Celebrex, für die viel Werbung gemacht wird. Im Jahr 2001 gab es solche Streichungen erst in zwei Bundesstaaten, zwei Jahre später schon in mehr als zwanzig. Außerdem schließen sich die Einzelstaaten zu Einkaufsgemeinschaften zusammen, die bei den Pharmakonzernen bessere Konditionen erzielen können.[14]

Im Jahr 2000 führte Maine als erster Bundesstaat durch ein neues Gesetz eine Form der Preisregulation ein. Die Vorschriften erwuchsen aus einer echten Bürgerbewegung; an ihrer Spitze standen ältere Mitbürger, die regelmäßig zum Medikamenteneinkauf mit dem Bus nach Kanada fuhren und ganz genau wussten, wie überhöht die Preise für Medikamente in ihrem eigenen Bundesstaat waren. Unter der Führung des Demokraten Chellie Pingree, der damals im Senat des Bundesstaates der Mehrheitsführer war und heute die Bürgerorganisation Common Cause leitet, verabschiedete das Parlament des Bundesstaates das Gesetz „Maine Rx" (Rx steht für verschreibungspflichtige Medikamente). Es verlieh dem Staat das Recht, mit den Pharmakonzernen über niedrigere Medikamentenpreise für nicht versicherte Personen zu verhandeln. Wurden die Preise nicht weit genug gesenkt, konnte der Staat sie zwangsweise deckeln. Außerdem hatte der Staat in den Verhandlungen ein starkes Druckmittel: Verweigerten die Unternehmen einen Preisnachlass, konnten ihre Präparate aus den Positivlisten von Medicaid gestrichen werden. Die Tinte unter dem Gesetz war noch nicht trocken, da fochte PhRMA das Gesetz bereits vor einem Bundesgericht an: Angeblich verletzte es die in der Verfassung garantierte Handelsfreiheit und die Medicaid-Bundesgesetze. Nach einer dreijährigen juristischen Auseinandersetzung landete der Fall 2003 schließlich vor dem Obersten Gerichtshof der Vereinigten Staaten. Dieser lehnte es ab, die Aktivitäten des Bundesstaates zu blockieren, und verwies das Verfahren zurück in die unteren Instanzen. Ob und wann Maine Rx in Kraft treten wird, ist bis heute nicht geklärt. Ähnliche Vorschriften wurden auch in Vermont verabschiedet, aber hier gelang es der Industrie, die Gesetze durch Gerichtsverfahren zu blockieren.

Weitere 28 Bundesstaaten unterstützten in Resolutionen das Anliegen von Maine, und manche von ihnen haben eigene Gesetze zur Dämpfung der Medikamentenpreise vorgeschlagen oder verabschiedet. In der Regel werden dabei in irgendeiner Form Rabatte zur Bedingung für eine Aufnahme in die staatlichen Positivlisten gemacht. Gegen praktisch alle diese Gesetze sind die PhRMA-Anwälte vor Gericht gezogen.

Ein Gesetz, wonach die Pharmakonzerne Rabatte oder andere finanzielle Vergünstigungen einräumen müssen, damit ihre Produkte in die Medicaid-Positivlisten aufgenommen werden, wurde auch in Florida verabschiedet. Dieser Fall war besonders interessant, weil Jeb Bush, der Gouverneur des Bundesstaates, der Bruder des Präsidenten der Vereinigten Staaten ist. In Abkehr von einer Familientradition (und damit die politischen Realitäten in seinem Bundesstaat anerkennend) verurteilte er die juristischen Bemühungen von PhRMA mit den Worten: „Das Ziel, die großen Gewinnspannen milliardenschwerer Pharmakonzerne zu schützen, hat bei uns keine Priorität."[15]

Die Industrie verfügt über das Geld und die juristischen Möglichkeiten, um die Bundesstaaten auf lange Zeit in Gerichtsverfahren zu verwickeln. Aber da so viel auf dem Spiel steht, liegt es auch im wirtschaftlichen Interesse der Bundesstaaten, den Kampf aufzunehmen. Die Parlamente der Einzelstaaten, die früher von den Pharmakonzernen mit Geringschätzung bedacht wurden, sind heute zu ihrem wichtigsten Angriffspunkt geworden. Wie ich im letzten Kapitel erwähnt habe, plante PhRMA im Jahr 2004 nicht weniger als 49 Millionen Dollar für Lobbyarbeit in den Bundesstaaten ein. Ob es der Industrie gelingt, die

Parlamente der Bundesstaaten ebenso auf ihre Seite zu ziehen wie den US-Kongress, bleibt abzuwarten. Wenn es so kommt, wird die Begeisterung der Bundesstaaten für weitere gerichtliche Auseinandersetzungen natürlich beträchtlich abnehmen.

Tausend Stiche

In den letzten Jahren ist über die pharmazeutische Industrie eine Welle von Ermittlungen und Gerichtsverfahren hereingebrochen, die von Staatsanwälten auf Bundes- und Einzelstaatenebene, Personen aus den Unternehmen selbst sowie einer Fülle von Verbraucherschutzorganisationen und einzelnen Bürgern ins Rollen gebracht wurde. Fast jeder große Pharmakonzern musste sich mindestens einmal mit einem solchen Verfahren auseinander setzen. Die Anschuldigungen waren sowohl zivil- als auch strafrechtlicher Natur. Häufig ging es darum, dass Medicare und Medicaid mit überhöhten Preisen betrogen, oder dass Lieferanten zu einem solchen Verhalten aufgefordert wurden – was einer Bestechung gleichkommt, denn die Lieferanten dürfen die Differenz zwischen dem echten und dem überhöhten Preis behalten. Der Bayer-Konzern wurde beispielsweise zu einer Geldstrafe von 257 Millionen Dollar verurteilt, weil er dem großen Krankenversicherer Kaiser Permanente geholfen hatte, das Antibiotikum Cipro (für das nach der Milzbrand-Affäre große Nachfrage bestand) neu zu etikettieren – auf diese Weise sollte verschleiert werden, dass staatliche Stellen für das Medikament mehr bezahlten als die Krankenversicherung.[16]

Aber der Betrug am Staat durch manipulierte Preise und Bestechung ist nicht der einzige Vorwurf, mit dem die Pharmakonzerne konfrontiert werden. Andere betreffen wettbewerbswidrige Absprachen, und in diesem Zusammenhang führt die Bundesbehörde zur Überwachung und Regulierung der nationalen Märkte in den USA, die Federal Trade Commission (FTC), bereits seit mehreren Jahren eingehende Ermittlungen durch. In ihrem Bericht für das Jahr 2002, von dem in Kapitel 10 die Rede war, belegt die Kommission einen weit verbreiteten Missbrauch des Hatch-Waxman-Gesetzes, und mehrere Unternehmen wurden wegen besonders unverfrorener Übertretungen namentlich genannt. In zahl-

reichen Gerichtsverfahren ging es um die Rückzahlung von Geldern, die
für teure Markenprodukte gezahlt wurden, während die Unternehmen
billigere Generika mit ungesetzlichen Methoden vom Markt fernhielten.

In anderen Fällen ging es um die Vermarktung von Medikamenten
für nicht zugelassene Anwendungsgebiete, wie im Fall des Epilepsie-
medikaments Neurontin, der in Kapitel 9 beschrieben wurde, oder um
irreführende Werbung. Wieder andere betreffen die Nichteinhaltung von
Herstellungsstandards. Und wie unter solchen Umständen nicht anders
zu erwarten, gab es auch Verfahren wegen Vertuschung. Manche Unternehmen mussten sich mit einer ganzen Reihe verschiedener Anklagen
auseinander setzen. Der Stein wird dabei vielfach von Angestellten der
Konzerne selbst ins Rollen gebracht, die dann einen Anspruch auf einen
bestimmten Anteil der Vergleichssumme oder Geldstrafe haben.

Besonders aggressiv gingen die Bundes-Staatsanwälte in Boston und
Philadelphia vor.[17] In diesen beiden Städten wurden über ein Dutzend
Pharmakonzerne vorgeladen, um herauszufinden, wie sie Ärzte und
Krankenversicherungen veranlasst hatten, bestimmte Medikamente zu
verschreiben. Auch die Staatsanwälte der Bundesstaaten beteiligen sich
sehr aktiv an der Verfolgung von Pharmakonzernen, die Medicaid betrogen hatten. Und schließlich tun sich Verbraucherschutzorganisationen
zusammen, um Pharmakonzerne wegen verschiedener Vergehen zu verklagen. Das Prescription Access Litigation Project beispielsweise, eine
Allianz von über 100 Interessengruppen, hat Klage gegen mehr als 20
Pharmakonzerne eingereicht. Anwälte, die auf Verbandsklagen spezialisiert sind und ihre Fähigkeiten in den Verfahren um Asbest oder Tabak
erfolgreich geschult haben, nehmen mittlerweile die Pharmakonzerne ins
Visier. Man kann sogar behaupten, dass die Pharmaunternehmen heute
ebenso oft verklagt werden, wie sie andere verklagen – und das tun sie
wahrlich häufig.

In manchen Fällen richten sich die Untersuchungen nicht gegen die
Pharmakonzerne selbst, sondern gegen so genannte pharmacy benefit
management companies (PBMs). Diese Firmen organisieren Einkauf
und Abgabe verschreibungspflichtiger Medikamente an Arbeitgeber,
Gewerkschaften, Krankenversicherungen und staatliche Behörden. Sie
kaufen heute Medikamente für rund 200 Millionen US-Amerikaner ein,

dürfen Positivlisten aufstellen und sowohl mit Pharmakonzernen als auch mit einzelnen Apotheken um die bestmöglichen Konditionen verhandeln. In Wirklichkeit stecken sie aber manchmal mit den Pharmakonzernen unter einer Decke und halten die Preise hoch. Die Unternehmen räumen ihnen „Rabatte" ein, damit sie teure Medikamente in die Listen aufnehmen. Aber anstatt diese Vergünstigungen an Krankenversicherungen und Patienten weiterzugeben – wozu sie vertraglich verpflichtet wären – streichen die PBMs sie selbst ein. Eines der größten derartigen Unternehmen hieß ursprünglich Merck-Medco, gehörte dem Pharmariesen Merck – ein offenkundiger Interessenkonflikt – und verschaffte Merck die Hälfte seines gesamten Gewinns. Als sich der Mutterkonzern 2003 von Merck-Medco trennte, wurde unter anderem vereinbart, dass Medco Health Solutions (wie die PBM jetzt heißt) einen bestimmten Marktanteil für Merck-Medikamente garantiert.[18] Im April 2004 zahlte Medco 29,3 Millionen Dollar für die Einstellung mehrerer Verfahren, in denen es von Bundes- und Bundesstaatsbehörden beschuldigt wurde, es habe gegen den Verbraucherschutz verstoßen und das Verbot irreführender Werbung verletzt, weil es Patienten auf Medikamente umgestellt habe, die für die Betroffenen und ihre Versicherungen zusätzliche Kosten verursachten. Außerdem erklärte sich das Unternehmen bereit, seine Verträge mit den Pharmakonzernen offen zu legen.[19]

Ob die PBMs unter dem Strich für Kostensenkungen zu Gunsten ihrer Kunden sorgen, lässt sich unmöglich feststellen, denn ihre Handlungsweisen sind alles andere als transparent. Nach meiner Vermutung verursachen sie eher zusätzliche Kosten, denn sie sind wiederum eine Instanz mehr, die die Hand aufhält. Aber die PBMs sind heute wichtige Nebendarsteller. Durch die neu eingeführte Medicare-Kostenerstattung für verschreibungspflichtige Medikamente (Medicare Prescription Drug Benefit; siehe auch Kapitel „Das Gesundheitssystem der USA – eine Einführung", insbesondere Seiten 13 ff.) werden sie weiter an Bedeutung gewinnen, weil sie einen großen Teil der neuen Erstattungen verwalten und einen beträchtlichen Teil der Dollarmilliarden, die für das Programm vorgesehen sind, für sich behalten.

In einigen Verfahren gegen große Pharmakonzerne wurden gewaltige Geldstrafen oder Vergleichssummen gezahlt. Nach Angaben von Michael Loucks, der bei der Staatsanwaltschaft des Distrikts Massachusetts für Betrug im Gesundheitswesen zuständig ist, zahlten acht Unternehmen zwischen 2000 und 2003 insgesamt 2,2 Milliarden Dollar für Strafen und Vergleiche. Vier davon – TAP Pharmaceuticals (das Unternehmen, von dem in Kapitel 7 die Rede war), Abbott, AstraZeneca und Bayer – bekannten sich im strafrechtlichen Sinn für schuldig. Die Spitzenstellung nimmt bisher TAP mit Zahlungen von 885 Millionen Dollar ein, davon 290 Millionen für strafrechtliche Verurteilungen. In einem Vortrag wies Loucks darauf hin, das Unternehmen habe in den neunziger Jahren einen Umsatz von 2,7 Milliarden mit Medicare erzielt und sei demnach immer noch recht gut davongekommen.[20]

Gegen manche Unternehmen liefen mehrere Verfahren gleichzeitig. Schering-Plough erklärte sich beispielsweise bereit, 500 Millionen an die Staatskasse zu zahlen, weil man Beanstandungen an Produktionsanlagen und bei der Herstellung mehrerer Dutzend Medikamente in New Jersey und Puerto Rico (wohlgemerkt: nicht in Kanada) nicht abgestellt hatte.[21] Nachdem die FTC bei Schering-Plough eine Untersuchung vorgenommen hatte, verklagten Verbraucherschutzorganisationen das Unternehmen, weil es mit Generikaherstellern gemeinsame Sache gemacht und diese vom Markt ferngehalten habe. Mehrere Verbände unter Führung des Prescription Access Litigation Project, einem Zusammenschluss von über 100 Interessengruppen, verklagten Schering-Plough außerdem wegen irreführender Behauptungen über das Antiallergikum Claritin: Nach Ansicht der Kläger kam darin nicht zum Ausdruck, dass das Medikament nur in der Hälfte der Fälle wirkte. Und als wäre das noch nicht genug, gab das Unternehmen 2003 bekannt, man habe ihm eine Klage wegen zahlreicher Verstöße gegen Bundesgesetze angedroht, beispielsweise wegen Provisionszahlungen an Ärzte, Vermarktung von Medikamenten für nicht zugelassene Anwendungsgebiete, falscher Preisangaben gegenüber Medicaid und der Vernichtung von Unterlagen, die mit der Untersuchung zu tun hatten. Das ist in der Tat eine ganze Menge.

In der Regel sind die Unternehmen nur allzu gern zu außergerichtlichen Einigungen bereit, damit sie nicht wegen einer Gesetzesübertretung verurteilt und möglicherweise von Medicare/Medicaid ausgeschlossen werden. Die gezahlten Summen sind in manchen Fällen zwar gewaltig, aber möglicherweise werden sie durch die zusätzlichen Einnahmen, die ein Unternehmen mit seinen fragwürdigen Aktivitäten erzielt, mehr als wettgemacht, so dass man die ganze Angelegenheit achselzuckend unter dem Posten „Geschäftskosten" abhaken kann. Und möglicherweise sind manche Vorwürfe auch haltlos – sie werden nur erhoben, weil gierige Anwälte nach gut gefüllten Taschen oder übereifrigen staatlichen Juristen suchen, die auf hohe Vergleichssummen aus sind. Aber die Zahl der Strafverfahren nimmt zweifellos zu, und zum ersten Mal sieht es so aus, als sei die Branche verletzlich. Im Laufe der Zeit kommt eins zum anderen, und das kann für das öffentliche Image der Konzerne nicht gut sein. Selbst kleine Stiche können zum Problem werden, wenn ihre Zahl nur groß genug ist.

Eine leere Pipeline – und die Reaktion der Wall Street

Das schlimmste Problem der großen Pharmakonzerne jedoch ist ihre versiegende Pipeline. In Verbindung mit dem Erlöschen einer ganzen Reihe von Patenten für die größten Blockbuster seit 2001 und immer neuen Forderungen nach Preisanpassungen kann diese Schwierigkeit sich für die Branche zu einer regelrechten Katastrophe auswachsen. Und wie gesagt: Hier geht es nicht nur darum, ob man Glück oder Pech hat. Es ist die Folge einer bewussten Strategie, die risikoreiche Forschung anderen zu überlassen und sich auf die Produktion immer neuer Nachahmerpräparate zu konzentrieren. In Kapitel 4 habe ich die magere Ausbeute an wirklich innovativen Medikamenten beschrieben – also an neu zugelassenen Präparaten, die sowohl neue chemische Wirkstoffe enthalten als auch nach Einschätzung der FDA eine Verbesserung gegenüber älteren, bereits auf dem Markt befindlichen Produkten bedeuten. In den vier Jahren seit 2000 betrafen von insgesamt 314 Neuzulassungen nur 32 innovative Medikamente. Und selbst aus dieser kleinen Gruppe stammten nur sieben von den zehn größten US-Pharmakonzernen. Im Jahr 2000 kam je eines von Pharmacia, Merck und Bristol-Myers Squibb; 2001 kam eines von Merck, 2002 überhaupt keines und 2003 je eines von Pharmacia, Wyeth und Abbott. Wo war Pfizer? Lilly? Schering-Plough? Eine derart magere Ausbeute rechtfertigt nicht einmal annähernd das ganze Gerede über die innovative amerikanische Pharmaindustrie, und ebenso ist sie keine Begründung für die Behauptung, wir würden den üppigen Strom neuer, lebensrettender Arzneimittel unterbrechen, wenn wir es wagten, die Preise zu regulieren.

Gegen Ende des dritten Quartals 2003 berichtete das *Wall Street Journal* über die Leistungsfähigkeit der pharmazeutischen Industrie. Der Bericht begann mit einem Satz, der noch vor wenigen Jahren undenkbar gewesen wäre: „Die Pharmakonzerne wirken so krank, wie es schlimmer nicht sein kann." Im weiteren Verlauf hieß es dann: „Schon seit über einem Jahr sind Pharmaaktien für die Investoren eine Enttäuschung, und die gestrigen Nachrichten lassen vermuten, dass es noch schlimmer kommen wird."[22] Warum? „Erloschene Patente auf Gewinn bringende Medikamente, Bemühungen zur Kostendämpfung im Gesundheitswesen und eine schwache Medikamenten-Pipeline." Merck, einst der zweitgrößte Pharmakonzern der Vereinigten Staaten, der auch im Dow-Jones-Index vertreten ist, war unter den 30 Großunternehmen, die den Index bilden, der größte Kursverlierer.

Das Pech der einzelnen Konzerne war unterschiedlich. Manchen erging es noch relativ gut – bei Pfizer lag das beispielsweise an seinen Kassenschlagern, dem Cholesterinsenker Lipitor und dem Arthritismittel Celebrex. Dennoch gab der Konzern 2003 nach der Übernahme von Pharmacia bekannt, er wolle 2,5 Milliarden Dollar einsparen und zu diesem Zweck weltweit fünf seiner 25 Forschungszentren schließen, darunter eines mit 1.300 Mitarbeitern in einer Vorstadt von Chicago.[23] Merck hat schwer zu kämpfen und gab 2003 bekannt, man werde bis zu 4.400 der 63.000 Mitarbeiter entlassen.[24] Der Aktienkurs von Bristol-Myers Squibb sank von 2001 bis 2003 um fast 60 Prozent. Seine Medikamentenbestseller, das Krebsmittel Taxol, Glucophage gegen Diabetes und BuSpar gegen Angstzustände, haben es heute mit der Konkurrenz durch Generika zu tun. Außerdem wurde keines seiner meistverkauften Medikamente von Wissenschaftlern des Unternehmens selbst entdeckt. Wie Gardiner Harris in der *New York Times* berichtete, „erwarb das Unternehmen die Lizenzen dafür von anderen und überließ es dann seinen Juristen, die Medikamente vor der Generikakonkurrenz zu schützen, in manchen Fällen noch lange, nachdem die Exklusivvermarktungsrechte für die Präparate erloschen waren."[25]

Die Pharmaindustrie ist immer noch ein Gigant, aber der Gigant ist ins Schlingern geraten. Was wird er tun? Bisher suchen die Unternehmen bei kleinen Biotechnologieunternehmen und Universitäten immer verzweifelter nach Wirkstoffen, für die sie Lizenzen erwerben können. Sie machen mehr Werbung für ihre Nachahmerpräparate. Sie beteiligen sich an der Drehscheibe von Firmenübernahmen und Fusionen, um ihre immer leereren Pipelines zusammenzulegen, das Marketingpersonal zu verstärken und von Synergieeffekten zu profitieren. Und sie strengen immer mehr Gerichtsverfahren an, um Vermarktungsrechte zu verlängern und Regulierungsbemühungen zu bekämpfen – wobei sie sich gleichzeitig in der Werbung mit immer stärker übertriebenen Behauptungen schmücken. Aber lange können sie diesen Kurs nicht mehr weiter verfolgen, und das hat einen einfachen Grund: Ihr finanzielles Wohlergehen hängt von permanent steigenden Preisen ab, und die sind einfach nicht mehr haltbar. Niemand ist noch fähig oder bereit, solche Preise zu bezahlen. Die Medicare-Reform bringt nur vorübergehend Erleichterung. Die Pharmabranche wird sich also wandeln müssen. Aber wie?

13 Wie die Pharmaindustrie zu retten ist – und wie wir den Gegenwert für unser Geld bekommen

Trotz aller Maßlosigkeiten ist die Pharmaindustrie wichtig, und man sollte sie schützen – vorwiegend vor sich selbst. Die Allgemeinheit ist auf sie angewiesen, und es sollte möglich sein, dass sie wieder ihre ursprünglichen Ziele verfolgt: wichtige Medikamente zu entwickeln und zu vernünftigen Preisen zu verkaufen. In den vorangegangenen Kapiteln habe ich dargelegt, wie diese Branche, korrumpiert durch schnelle Profite und Habgier, das amerikanische Volk getäuscht und ausgebeutet hat. Aber das heißt nicht, dass jeder, der bei einem Pharmaunternehmen arbeitet, ein habgieriger Betrüger wäre. Ich habe den Eindruck, dass die meisten Mitarbeiter pharmazeutischer Unternehmen bis in die höchsten Ebenen hinein an die Parolen ihrer eigenen Öffentlichkeitsarbeit glauben. Sie sind ehrlich überzeugt, sie seien Teil einer innovativen Branche, in deren Preisen sich genau der Wert ihrer Produkte und die Kosten für ihre Herstellung widerspiegeln. Dies zeugt davon, welch starke Wirkung die Aufgabenteilung in Großunternehmen hat: Die wahren Ausmaße des Geschäfts kennen nur die wenigsten. Und es ist auch ein Zeugnis für das Wesen des Menschen. Die Leute wollen auf ihre Arbeit stolz sein.

Aber aus meinen bisherigen Ausführungen sollte deutlich geworden sein, dass die Pharmaindustrie sich trotz vieler engagierter Mitarbeiter weit von ihrem ursprünglichen Auftrag entfernt hat. In diesem Kapitel möchte ich gezielte Reformen vorschlagen, um die Branche wieder zu ihrem eigentlichen Zweck zurückzuführen und verschreibungspflichtige Medikamente nicht nur bezahlbar, sondern auch besser und sicherer zu machen. Ich möchte zeigen, was sich ändern muss, damit die Branche ihren eigenen Behauptungen gerecht wird – damit sie wieder eine Quelle innovativer, bezahlbarer Medikamente ist, die den Menschen zu einem längeren, besseren Leben verhelfen.

Dabei werde ich eine Art Idealbild zeichnen: Ich werde Reformen vorschlagen, obwohl ich weiß, dass manchen von ihnen beträchtliche Hindernisse im Weg stehen. Aber diese Hindernisse sind sehr unterschiedlich hoch. Manche Reformen, beispielsweise die Forderung, neue Medikamente gegen bereits etablierte zu testen, lassen sich, den politischen Willen vorausgesetzt, praktisch von heute auf morgen umsetzen. Andere wiederum, beispielsweise Veränderungen im Patentgesetz oder eine einheitliche Preisgestaltung, haben alle möglichen weltweiten Auswirkungen und würden auf nahezu unüberwindliche Hindernisse treffen. Dennoch ist es nützlich, wenn man ein Ideal zu formulieren versucht, dem wir dann – gegebenenfalls uneinheitlich und unvollständig – möglichst nahe kommen können, weil wir zumindest wissen, in welche Richtung die Entwicklung gehen soll.

Meine Vorschläge betreffen sieben weit gefasste Probleme, die ich in diesem Buch erörtert habe. Ich führe sie hier zur Erinnerung zusammen mit den Kapiteln auf, in denen von ihnen die Rede war. Dabei nenne ich aber nicht alle Probleme, die ich in dem Buch angesprochen habe, und nicht alle Reformen, die wünschenswert wären, sondern nur jene, die ich für die wichtigsten halte.

1. Pharmaunternehmen produzieren zu viele Nachahmerpräparate und zu wenig innovative Medikamente (Kapitel 4 und 5).
2. Die amerikanische Zulassungsbehörde (Food and Drug Administration, FDA) ist zu stark von der Branche abhängig, die sie beaufsichtigen soll (Kapitel 11).
3. Die Pharmakonzerne haben zu viel Einfluss auf die klinische Prüfung ihrer eigenen Produkte (Kapitel 6 und 9).
4. Patente und andere exklusive Vermarktungsrechte haben übermäßig lange Laufzeiten und lassen sich zu sehr ausdehnen (Kapitel 10).
5. Pharmazeutische Unternehmen haben einen zu großen Einfluss auf die ärztliche Fortbildung, indem sie über ihre eigenen Produkte aufklären (Kapitel 8).
6. Wichtige Informationen über Forschung und Entwicklung, Marketing und Preisgestaltung werden geheim gehalten (Kapitel 1, 3 und 7).
7. Die Preise sind zu hoch und schwanken zu sehr (Kapitel 1 und 12).

Auf den folgenden Seiten werde ich darauf eingehen, welche Reformen im Zusammenhang mit jedem dieser Probleme notwendig sind, aber dabei sollte klar sein, dass die Auswirkungen solcher Reformen vielfältig sind und sich in manchen Fällen überschneiden. So hat beispielsweise jede Maßnahme, die ein Exklusivvermarktungsrecht verkürzt, Auswirkungen auf die Gewinne und auf die Möglichkeiten der Industrie, Regierung und FDA zu beeinflussen. Letztlich würden aber nahezu alle Veränderungen, die ich vorschlage, zu preiswerteren, besseren Medikamenten führen, und die Pharmakonzerne würden die eiserne Faust verlieren, mit der sie die Politik und die Ärzteschaft im Griff haben.

Innovative Medikamente statt Nachahmerpräparate

Um die Flut der Nachahmerpräparate („Me-too"-Arzneimittel) einzudämmen, könnte man mehrere Schritte unternehmen. Dies würde die Pharmakonzerne ganz automatisch dazu zwingen, mehr Anstrengungen in die Entwicklung wirklich innovativer Medikamente zu stecken. *Zuallererst sollten die US-Patentgesetze in ihrer ursprünglichen Form durchgesetzt werden.* Die Anforderung, dass neue Entdeckungen „neu sein, auf einer erfinderischen Tätigkeit beruhen und gewerblich anwendbar sein" müssen, wurde von den Gerichten immer weiter abgeschwächt. So ist es beispielsweise nicht gerechtfertigt, für die Anwendung des Antidepressivums Prozac bei prämenstruellen Beschwerden ein neues Patent zu erteilen. Die Prämien für die Prüfer im US-Patentamt sollten sich nicht nach der Anzahl der bearbeiteten Patentanträge richten. Da die Bewilligung eines Patentantrages einfacher ist als seine Ablehnung, leistet das derzeitige Prämiensystem einer allzu schnellen Patenterteilung Vorschub. Die Patentprüfer sollten ausschließlich nach ihrer Arbeitszeit bezahlt werden, wobei eine geeignete Aufsicht dafür sorgen muss, dass es nicht zu ungerechtfertigten Verzögerungen kommt.

Die FDA sollte vorschreiben, dass neue Medikamente nicht nur mit Plazebos verglichen werden, sondern auch mit bereits etablierten Präparaten, die für die gleiche Krankheit angewendet werden. Die Zulassung sollte davon abhängig gemacht werden, ob das neue Medikament etwas Nützliches beisteuert, beispielsweise eine größere Wirkung, mehr Sicherheit, weniger Nebenwirkungen oder eine deutlich bequemere Anwendung. Man sollte der FDA bei ihren Entscheidungen einen ausreichenden Ermessensspielraum einräumen, aber sie sollte keine Medikamente zulassen, die unter dem Strich nur geringfügige oder überhaupt keine Vorteile bieten oder sogar schlechter sind als Produkte, die sich bereits auf dem Markt befinden. Schon diese Reform allein würde die Industrie von heute auf morgen zwingen, sich stärker auf innovative Medikamente an Stelle von Nachahmerpräparaten zu konzentrieren. *Wenn ich mich unter allen Reformen, die ich vorschlage, für eine einzige entscheiden müsste, würde ich diese wählen.* Eine solche Neuerung hätte vielfältige Auswirkungen. Und sie wäre durch eine entsprechende Gesetzgebung des Kongresses sehr einfach umzusetzen.

In diesem Zusammenhang stellt sich auch eine ethische Frage. Wenn es auf dem Markt bereits ein wirksames Medikament gibt, dann ist es falsch, ein neues Präparat mit einem Plazebo zu vergleichen, denn das bedeutet, dass man manchen Probanden während der klinischen Prüfung die Therapie vorenthält. Aus diesem Grund gibt es bei der klinischen Prüfung von Medikamenten gegen schwere Krankheiten wie Krebs oder HIV/Aids fast nie eine Gruppe, die mit Plazebos behandelt wird. Stattdessen vergleicht man das neue Medikament mit der derzeit üblichen Behandlung. Aber die meisten neuen Medikamente richten sich nicht gegen schwere Krankheiten, sondern gegen kleinere Beschwerden oder gegen Symptome wie Bluthochdruck oder einen hohen Cholesterinspiegel, die im *Vorfeld* schwerer Erkrankungen auftreten. Hier sind plazebokontrollierte Studien an der Tagesordnung. Ich selbst habe von einem hochrangigen FDA-Beamten dafür die Rechtfertigung gehört, er glaube eigentlich nicht recht daran, dass die bereits am Markt eingeführten Medikamente überhaupt wirkten. Anscheinend wollte er sagen: Wenn wir nicht wissen, ob Prozac wirkt, warum sollen wir dann Zoloft damit vergleichen? Aber dieses Argument spricht nicht für plazebokontrollierte klinische Studien, sondern für strengere Prüfungsstandards. Wenn wirklich Zweifel daran bestehen, ob eine allgemein übliche Therapie wirkt, sollte die FDA bei neuen Behandlungsverfahren eine klinische Prüfung mit drei Vergleichsgruppen fordern: neues Medikament, etabliertes Medikament und Plazebo.

Sehen wir uns einmal ein wenig genauer an, welchen Nutzen es bringt, wenn neue Medikamente mit bereits am Markt etablierten Produkten verglichen werden. Zunächst einmal würden dann weniger Nachahmerpräparate zugelassen, denn dass jedes neue Produkt bei vergleichbarer Dosierung besser ist als das vorherige, wäre höchst unwahrscheinlich. Zweitens habe ich bereits erwähnt, dass die Pharma-unternehmen auf diese Weise gezwungen wären, sich auf innovative Medikamente zu konzentrieren. Drittens könnten sie ihren gewaltigen Marketingetat zurückfahren, denn die meisten derartigen Aufwendungen dienen nur dazu, Ärzte und Öffentlichkeit auch ohne entsprechende wissenschaftliche Befunde davon zu überzeugen, dass ein Nachahmer-präparat besser ist als ein anderes. Müsste eine solche Behauptung belegt werden, bestünde ein wesentlich geringerer Bedarf an Marketing, und wir müssten nicht den hohen Preisaufschlag bezahlen, den dieses Marketing verursacht. Viertens gäbe es weitaus weniger klinische Studien. Heute dienen diese Studien zum größten Teil dazu, die FDA-Zulassung für Nachahmerpräparate zu erhalten, neue Anwendungsgebiete zu finden oder (im Fall der meisten Studien der Phase IV) sich auf dem umkämpften Markt der Nachahmerpräparate eine gute Position zu sichern. Mit anderen Worten: Solche Studien sind eigentlich Marke-tinghilfsmittel. Würden Medikamente nur dann zugelassen, wenn sie anderen, bereits auf dem Markt befindlichen Produkten eindeutig über-legen sind, würde die Zahl der klinischen Prüfungen stark zurückgehen, und jede einzelne derartige Studie hätte eine wesentlich größere Bedeu-tung. Die Studien würden wieder ihrem eigentlichen Zweck dienen, mit dem sie auch gegenüber den Studienteilnehmern begründet werden: der Beantwortung der wichtigen medizinischen Frage, ob das neue Medi-kament zur Behandlung einer Krankheit einen wichtigen neuen Beitrag leistet, und nicht der Beantwortung der Frage: „Kann ich für dieses Präparat einen großen Markt schaffen?"

Mehr Macht für die Arzneimittelzulassungsbehörde

Die FDA muss als unabhängige Behörde gestärkt werden. Heute ist sie so sehr von der Pharmaindustrie abhängig, dass sie sich zu einer Handlangerin der Konzerne entwickelt hat. Industrievertreter und Kon-servative, die sich gegen jede Regulation wenden, dreschen nach wie vor öffentlich auf die FDA ein (man braucht nur die Leitartikel des *Wall Street Journal* zu dem Thema zu lesen), aber hinter solchen Äußerungen stehen im Wesentlichen ideologische Motive. Inzwischen ist die FDA äußerst industriefreundlich – ein früherer Leiter der Behörde forderte in einer Rede sogar, andere Staaten sollten einen Anstieg der Medikamentenpreise zulassen (siehe Kapitel 11). Von einem anderen hochrangigen Beamten der Behörde hörte ich die öffentliche Äußerung, das Center for Drug Evaluation and Research der FDA habe die Aufgabe, die Arzneimittelentwicklung zu „erleichtern" – was mit Aufsicht nicht mehr viel zu tun hat. Es scheint, als sei die FDA nicht mehr der Allgemeinheit, sondern der Industrie verpflichtet. Was kann man tun, damit die Behörde wieder ihre ursprüngliche Rolle einnehmen kann?

Zunächst sollte der Prescription Drug User Fee Act (PDUFA) zurückgenommen werden – oder man sollte ihn 2007 auslaufen lassen. Wie bereits erwähnt, schafft dieses Gesetz die Möglichkeit, dass die Pharmakonzerne an die FDA für jedes begutachtete Medikament eine „Nutzergebühr" bezahlen. Durch diese Regelung steht die FDA Medikament für Medikament auf der Gehaltsliste der Industrie. Je mehr Präparate sie begutachtet, desto höher fallen die Zahlungen der Konzerne aus. Das Ganze ist eine Parallele zu den Anreizen für das US-Patentamt, möglichst viele Patente zu erteilen. Die Bestimmung zwingt die FDA in einen schweren Interessenkonflikt. Schon die Vorstellung, Privatunternehmen könnten eine staatliche Behörde „nutzen" ist falsch: Die FDA soll nicht den Pharmakonzernen, sondern der Allgemeinheit dienen.

Zweitens sollte die staatliche Finanzierung erhöht werden – und zwar nicht nur um den Betrag der verlorenen Nutzergebühren, sondern um ein Mehrfaches davon. Die FDA ist für das Gesundheitswesen unentbehrlich, und deshalb muss sie angemessen finanziert werden. Ihr die Mittel zu geben, die sie benötigt, um ihre Aufgabe ordnungsgemäß zu erfüllen, würde sich vielfach auszahlen. Außerdem würde durch eine staatliche Finanzierung auch das Gleichgewicht innerhalb der FDA wiederhergestellt. Durch den PDUFA musste die Behörde einen zu großen Teil ihrer Finanzmittel in die Beschleunigung von Zulassungsverfahren stecken, und das ging auf Kosten anderer wichtiger Aufgaben wie die Medikamentensicherheit zu überwachen, Produktionsanlagen zu inspizieren und eine wahrheitsgemäße Werbung sicherzustellen. Außerdem wählt die Behörde wegen der Eile bei der Arzneimittelzulassung häufig ein Schnellverfahren, das zu einem sinkenden Standard bei Sicherheit

235

und Wirksamkeit führt. In bestimmten Fällen – beispielsweise zu Beginn der HIV/Aids-Epidemie – ist ein solches verkürztes Verfahren gerechtfertigt, aber es sollte die Ausnahme bleiben. Heute legt man bei der FDA viel zu viel Wert auf Geschwindigkeit.

Drittens sollten in den Gutachtergremien der FDA keine Experten sitzen, die finanzielle Verbindungen zur Industrie haben. Die Behauptung, diese Fachleute seien in irgendeiner Form unentbehrlich, ist nicht glaubhaft. Niemand ist unersetzlich. In Wahrheit werden die Experten durch solche Vereinbarungen gekauft, genau wie die FDA durch die Nutzergebühren gekauft wird.

Schaffung eines Instituts zur Überwachung klinischer Prüfungen

Den Pharmakonzernen sollte es nicht mehr gestattet sein, die klinische Prüfung ihrer eigenen Medikamente zu kontrollieren. Zu vieles spricht dafür, dass diese Praxis zu einer einseitigen Forschung zu Gunsten der Medikamente des Geldgebers führt. Außerdem kommt es zu Verzerrungen bei Forschungsarbeiten, denn die Unternehmen sind an einer Umsatzsteigerung stärker interessiert als am Erwerb neuer medizinischer Kenntnisse. Zur Klärung der Frage, ob ein neues Medikament auf einem geringfügig abweichenden Anwendungsgebiet besser wirkt als ein Plazebo, brauchen wir wirklich keine weiteren Studien, aber sie werden von den Pharmaunternehmen finanziert, weil sie zur Erweiterung des Marktes beitragen.

Um sicherzustellen, dass klinische Studien einer wirklichen medizinischen Notwendigkeit dienen, und um ihre ordnungsgemäße Planung, Durchführung und Auswertung zu gewährleisten, schlage ich vor, innerhalb der National Institutes of Health (NIH) ein Institut zur Prüfung verschreibungspflichtiger Medikamente zu gründen (das „Institute for Prescription Drug Trials"), das die klinische Prüfung solcher Präparate übernimmt. Die Pharmakonzerne müssten dann einen bestimmten Anteil ihrer Gewinne an das Institut abführen, aber dieser Beitrag hätte (im Gegensatz zu den Nutzergebühren bei der FDA) nicht mit einzelnen

Medikamenten zu tun. Zur Durchführung der Arzneimittelprüfungen würde das Institut dann Verträge mit unabhängigen Wissenschaftlern an universitären und anderen akademischen Zentren schließen. Diese Fachleute würden die Prüfungen planen, die Daten auswerten, die entsprechenden Fachartikel schreiben und über ihre Veröffentlichung entscheiden. Die Daten würden in das gemeinsame Eigentum der NIH und der beteiligten Wissenschaftler übergehen, ohne dass der Geldgeber aus der Industrie einen Einfluss darauf hätte. Heute überträgt die FDA die Verantwortung für die Durchführung klinischer Prüfungen an die Geldgeber. Diese Praxis wäre damit beendet. Die Verantwortung würde genau da liegen, wo sie hingehört: bei unabhängigen Wissenschaftlern und ihren Institutionen.

Ein besonderes NIH-Institut zur Bewertung verschreibungspflichtiger Medikamente wurde auch von anderen bereits gefordert, aber dies war im Allgemeinen mit dem Vorschlag verbunden, ein solches Institut solle Präparate vergleichen, die sich bereits auf dem Markt befinden (wie in der ALLHAT-Studie, von der in Kapitel 6 die Rede war). Dies wäre zwar hilfreich, es würde sich aber nicht mit der Ursache, sondern nur mit den Auswirkungen des zugrunde liegenden Problems beschäftigen. Immer noch würde nichts die FDA davon abhalten, zahlreiche Nachahmerpräparate zuzulassen, die zuvor mit Plazebos verglichen wurden. Ich schlage etwas anderes vor. Das Institut für die Erprobung verschreibungspflichtiger Medikamente würde die klinischen Prüfungen vor der Zulassung durch die FDA beaufsichtigen und nicht erst hinterher. Da die Medikamente dabei mit etablierten Therapieverfahren verglichen werden müssten, kämen von vornherein viel weniger Präparate mit zweifelhaftem Nutzen auf den Markt. Den ebenfalls wichtigen Vergleich bereits eingeführter Präparate könnten die vorhandenen NIH-Institute übernehmen, so wie es in der ALLHAT-Studie der Fall war.

Welche Prüfungen das Institut ausführen lässt, müsste man sorgfältig überlegen. Es könnte seine Prioritäten auf Grund der Gutachten unabhängiger Experten setzen, ganz ähnlich wie andere Institute an den NIH, wo ebenfalls Expertengremien über die Prioritäten verschiedener Forschungsprojekte entscheiden. Man sollte aber erwarten können, dass alle wissenschaftlich nützlichen Prüfungen durchgeführt werden, und es müsste eine Möglichkeit der Anfechtung geben, wenn die Entscheidung gefällt wird, eine vorgeschlagene Prüfung nicht vorzunehmen. Ein solches Verfahren ist nicht fehlerfrei, und möglicherweise gibt es bessere Alternativen; entscheidend ist aber, dass eine unabhängige, staatliche Behörde alle klinischen Studien übernimmt und ihre ordnungsgemäße Durchführung gewährleistet, sowohl was die wissenschaftlichen, als auch was die ethischen Aspekte angeht. Diese Angelegenheit ist zu wichtig, als dass man sie privaten Vertragsunternehmen überlassen könnte, deren einzige Kunden die Pharmakonzerne sind.

Da es viel weniger Prüfungen von Nachahmerpräparaten geben würde, wäre auch die Gesamtzahl der klinischen Studien wesentlich geringer, und man könnte sie ohne weiteres in einem akademischen Umfeld ausführen, das nicht auf Gewinn aus ist. Es bestünde dann auch kein Bedarf mehr für eine private Forschungsindustrie, die grundsätzlich in einem Interessenkonflikt steht. Wenn die Prüfungen an Hochschulen stattfinden, müssen diese und ihre Mitarbeiter frei von solchen finanziellen Interessenkonflikten sein. Akademische Institutionen, die Forschungsmittel erhalten wollen, sollten keine Aktien der Pharmaindustrie besitzen, und die Wissenschaftler sollten keine finanziellen Verbindungen zu Unternehmen pflegen, deren Medikamente sie begutachten. Entsprechend dürfen auch die Fachleute, die das Institut für die Erprobung verschreibungspflichtiger Medikamente beraten, nicht in einem Interessenkonflikt stehen.

Solche Reformen würden den Missbrauch, den ich in Kapitel 6 beschrieben habe, zum größten Teil beseitigen. Ungünstige Forschungsergebnisse könnten nicht mehr unterdrückt werden, und die Veröffentlichungen würden nicht so manipuliert, dass günstige Befunde in den Vordergrund rücken. Alle klinischen Prüfungen würden bei den Behörden registriert, und ihre Ergebnisse wären für jedermann einsehbar.

Einschränkung der exklusiven Vermarktungsrechte

Die Exklusivvermarktungsphase für Markenpräparate dauert zu lang und lässt sich allzu leicht weiter ausdehnen. Das ist ein Hauptgrund für die hohen Preise verschreibungspflichtiger Medikamente und die ungeheuren Gewinne der großen Pharmakonzerne. Es gibt keinen stichhaltigen Grund, die Generikakonkurrenz derart lange vom Markt fernzuhalten.

Als erste Reform zur Einschränkung der Monopolvermarktungsrechte würde ich paradoxerweise vorschlagen, den Pharmaunternehmen mehr Zeit für die Fertigstellung ihrer klinischen Prüfungen einzuräumen. *Selbst wenn Patente bereits vor Beginn der klinischen Erprobung erteilt werden, sollte ihre Laufzeit nach meiner Vorstellung erst dann beginnen, wenn die Medikamente auf den Markt kommen.* Mit anderen Worten: Ein Unternehmen könnte ein neues Medikament vor Beginn der klinischen Prüfung patentieren lassen und es damit vor Konkurrenz schützen, aber erst nachdem das Präparat von der FDA zugelassen wurde und auf dem Markt ist, würde die Laufzeit des Patents beginnen. Von diesem Zeitpunkt an könnte das Patent beispielsweise sechs Jahre gelten, an Stelle der 20 Jahre, die heute vom Zeitpunkt der Patentanmeldung an gerechnet werden. Dann würde die klinische Prüfung nicht an der Zeit der Vermarktung nagen, die Firmen hätten es nicht so eilig, die Prüfungen fertig zu stellen, und man könnte sorgfältigere, gründlichere Forschung betreiben. (Wobei ich unterstelle, dass es kein nationales Institut für die klinische Prüfung verschreibungspflichtiger Medikamente gibt.) Mir ist bewusst, dass eine solche Veränderung angesichts der derzeitigen Bemühungen um eine internationale Harmonisierung der Patentgesetze schwierig wäre. Aber wie ich bereits erwähnt habe, skizziere ich hier ein ideales System, und die genannte Veränderung würde sicher eine Verbesserung darstellen.

Das Gesetz, das den Pharmaunternehmen bei den Exklusivvermarktungsrechten zusätzliche sechs Monate einräumt, wenn sie ein Präparat an Kindern prüfen, sollte abgeschafft werden. Dieses Gesetz ist ein großes Geschenk an die Pharmaindustrie und dient nicht einmal seinem angeblichen Zweck. Die Pharmaunternehmen nutzen die Vorschrift, um Medikamentenbestseller an Kindern zu erproben, ganz gleich, ob das Präparat für diese Altersgruppe bestimmt ist oder nicht. Mit einer Investition von wenigen Millionen Dollar steigern sie damit ihren Umsatz um mehrere hundert Millionen. Andererseits können sie sich entscheiden, weniger Gewinn bringende Medikamente *nicht* an Kindern zu testen, obwohl sie mit größerer Wahrscheinlichkeit bei jungen Patienten eingesetzt werden. Die FDA hat schon heute die Möglichkeit, Prüfungen an Kindern als Zulassungsvoraussetzung zu fordern, aber davon macht sie nur in seltenen Fällen Gebrauch. Es sollte viel öfter geschehen. Man stelle sich die öffentliche Empörung vor, wenn die FDA zulassen würde, dass Medikamente nur an Männern getestet werden, obwohl auch Frauen sie später voraussichtlich einnehmen werden.

Die Schlupflöcher im Hatch-Waxman-Gesetz sollten geschlossen werden, damit die Phase der exklusiven Vermarktungsrechte nicht um Jahre verlängert werden kann. Wie ich in Kapitel 10 erwähnt habe, können die Pharmaunternehmen für ein bereits patentiertes, zugelassenes Medikament nachträglich viele weitere Patente anmelden. Wenn sie dann die Generikahersteller wegen Verletzung dieser nachgereichten Patente verklagen, lösen sie damit jeweils eine 30-monatige Verzögerung für die Markteinführung der Konkurrenzprodukte aus. So etwas sollte nicht möglich sein, und es ließe sich auch ganz einfach unterbinden. Erstens sollten die Einschränkungen aus dem Hatch-Waxman-Gesetz auch durchgesetzt werden. Nur Patente, die im Orange Book der FDA aufgeführt sind, können zur Grundlage für Patentstreitigkeiten werden, und diese Liste ist eigentlich auf Patente beschränkt, die sich auf das ursprüngliche Präparat und seinen zugelassenen Anwendungsbereich beziehen. Diese Einschränkung ignoriert die FDA völlig: Sie lässt zu, dass die Pharmakonzerne jedes beliebige sekundäre Patent eintragen, ganz gleich, wie unsinnig es ist oder wie weit es von dem ursprünglichen Anwendungsgebiet des Medikaments entfernt ist. Auf eine Beendigung dieser Praxis hat auch die Federal Trade Commission (FTC; die US-amerikanische Behörde zur Überwachung und Regulierung der nationalen Märkte) bereits gedrängt. Es sollte die Aufgabe der FDA sein, Patente daraufhin zu prüfen, ob sie in das Orange Book aufgenommen werden können. Würden die Patentgesetze streng angewandt, könnten Patente ohnehin nur noch für Entdeckungen oder Erfindungen erteilt werden, die wirklich neu sind, auf einer erfinderischen Tätigkeit beruhen und gewerblich anwendbar sind. Dann gäbe es auch viel weniger sekundäre Patente.

Dass Generikahersteller 30 Monate mit der Markteinführung eines Produkts warten müssen, nur weil sie von einem Markenproduzenten verklagt wurden, lässt sich eigentlich nicht begründen. Selbst wenn der

Hersteller des Markenprodukts tatsächlich glaubt, ein einschlägiges Patent sei verletzt worden, könnte er den Generikaproduzenten auch ohne die automatische Ausweitung der Exklusivvermarktungsrechte verklagen. Die Generikaproduzenten würden sehr genau darauf achten, keine gültigen Patente zu verletzen, denn sonst müssten sie für die Umsatzeinbuße des Markenherstellers Schadensersatz leisten. Eine Reform des Hatch-Waxman-Gesetzes sollte es den Markenherstellern außerdem unmöglich machen, durch Kumpanei mit den Generikaherstellern den Markteintritt von Generika zu verzögern. Der erste Generikaproduzent, der nach einem Prozess die Zulassung erhält, bekommt ein halbes Jahr lang die exklusiven Vermarktungsrechte. Diese Exklusivfrist sollte dem Generikahersteller zugestanden werden, der ein Medikament so schnell wie möglich auf den Markt bringt. Die 2003 verabschiedete Medicare-Reform (Medicare Prescription Drug Benefit) enthielt einige Bestimmungen, die eine Abwandlung des Hatch-Waxman-Gesetzes mit sich brachten. Wie sie sich auswirken werden, bleibt abzuwarten.

Keine Fortbildung und Gesundheitsaufklärung durch Pharmaunternehmen

Wir müssen uns von der Fiktion verabschieden, dass die Pharmakonzerne medizinische Fortbildung und Aufklärung leisten. Es ist das Geschäft der Medikamentenhersteller, Arzneimittel zu verkaufen. Punkt. Wenn es um die Bewertung der Produkte geht, die sie anbieten, sind sie bestimmt die Falschen. Damit will ich nicht sagen, alle Informationen, die die Pharmakonzerne den Ärzten zur Verfügung stellen, seien falsch. Manches davon ist nützlich und richtig. Aber die Informationen der Unternehmen sind gemischt mit Übertreibungen, einseitigen und falschen Aussagen, und häufig kann man das eine vom anderen nicht unterscheiden. Gute Aufklärung über verschreibungspflichtige Medikamente muss wie jede Aufklärung so objektiv und kritisch wie möglich sein.

Aber die Pharmakonzerne stecken Geld in medizinische Fakultäten und Lehrkrankenhäuser, sie finanzieren den größten Teil der ärztlichen Fortbildung und subventionieren Fachtagungen. Immer wenn Ärzte sich

241

fortbilden wollen, sind die Pharmakonzerne zur Stelle. Dass dies auch den Inhalt der Fortbildung beeinflusst, steht außer Frage. Es hat zur Folge, dass die Ärzte nicht nur mit einseitigen Informationen versorgt werden, sondern auch eine sehr medikamentenintensive Art der medizinischen Tätigkeit kennen lernen. Irgendwann glauben sie, es gebe für alles und jedes ein Medikament, und neue Präparate (von denen sie kostenlose Musterpackungen bekommen) seien stets besser als bereits etablierte. *Wir sollten ein für alle Mal eine einfache Tatsache zur Kenntnis nehmen: Pharmakonzerne sorgen nicht für Fortbildung. Das können sie nicht. Kein Gesetz, keine Vorschrift und keine Richtlinie sollte sich von der Vorstellung leiten lassen, sie täten es.*

Der Berufsstand der Mediziner muss die Verantwortung für die Fortbildung seiner Mitglieder ganz allein übernehmen. Dazu möchte ich ein paar einfache Schritte vorschlagen. *Erstens sollten die medizinischen Fakultäten ihre Studenten über Medikamente unterrichten und diese Form der Ausbildung nicht industriefinanzierten Programmen und Lehrmaterialien überlassen.* Viele gute Universitäten haben die Pharmakologievorlesungen, in denen früher die Grundprinzipien von Wirkung und Anwendung der Medikamente vermittelt wurden, praktisch völlig gestrichen. *Zweitens sollten die Lehrkrankenhäuser mit den Vertretern der Pharmakonzerne genauso umgehen wie mit anderen Handelsvertretern,* die nicht nach Belieben überall herumlaufen dürfen, um ihre Waren anzubieten und Medizinstudenten oder Nachwuchsärzte mit Geschenken und Essenseinladungen zu versorgen. *Drittens muss der Berufsstand selbst die medizinische Fortbildung übernehmen.* Genau wie es keine private Branche für klinische Forschung geben sollte, so sollte es auch keine private, von den Pharmakonzernen finanzierte Branche für medizinische Fortbildung geben. Dies würde zwar bedeuten, dass die Fortbildung der Ärzte mit weniger Finanzmitteln erfolgen müsste, aber sie lässt sich auch viel kostengünstiger gestalten, ohne dass die Qualität darunter leidet. *Und schließlich sollten die Fachgesellschaften sich selbst finanzieren.* Wenn ihre Befreiung aus der Abhängigkeit von den Pharmakonzernen bedeutet, dass die Mitgliedsbeiträge steigen müssen, ist es nicht zu ändern. Fachtagungen würden von einer bescheideneren, ernsthafteren und zielgerichteteren Atmosphäre profitieren. Wenn Ärzte zu einer Tagung in eine Urlaubsanlage nach Hawaii fahren wollen, sollen sie selbst dafür bezahlen.

Viele Ärzte würden sich der Ansicht anschließen, dass Pharmakonzerne keinen Einfluss auf den Inhalt der medizinischen Fortbildung haben sollten, aber gleichzeitig behaupten sie, eine Finanzierung durch die Industrie sei bei angemessener Distanz durchaus zu akzeptieren. Da bin ich anderer Ansicht. Die ungeheuren Marketingausgaben der Unternehmen werden auf die Preise verschreibungspflichtiger Medikamente aufgeschlagen. Ein großer Teil dieser höheren Umsätze fließt in die „Fortbildung und Aufklärung" – erinnern wir uns an die fehlenden 35 Milliarden Dollar (siehe Kapitel 8)? Würde man die Allgemeinheit fragen, wäre sie nach meiner Überzeugung nicht bereit, die Ärzte auf so angenehme Weise zu subventionieren. Bestünde wirklich eine angemessene Distanz zwischen den Ärzten und den Fortbildungsetats der Industrie, würden diese Etats schon sehr bald größtenteils verschwinden. Unternehmen sind keine Wohltätigkeitseinrichtungen. Sie erwarten für ihre Investitionen eine Rendite, und die bekommen sie auch – weil nämlich alles, was sie als Fortbildung bezeichnen, in Wirklichkeit der Umsatzsteigerung dient. Wenn die Kritik an dem als Fortbildung getarnten Marketing wächst, werden manche Unternehmen vielleicht eigene Fortbildungsetats ausweisen. Aber ganz gleich, wie man es nennt, der Zweck ist immer der gleiche: Man will Medikamente verkaufen.

Manchmal behaupten die Pharmakonzerne, die direkte Verbraucherwerbung diene ebenfalls der Aufklärung, aber sie enthält noch weniger Informationen als die industriefinanzierten Ärztetagungen auf Hawaii. Der Verbraucher hat keine Möglichkeit, die medizinischen Aussagen in einem 30-Sekunden-Werbespot zu beurteilen. Diese Werbung hat ausschließlich den Zweck und die Wirkung, den Druck auf die Ärzte zu erhöhen, damit sie die neuesten und teuersten Nachahmerpräparate verschreiben. *Direkte Verbraucherwerbung für verschreibungspflichtige Medikamente sollte in den Vereinigten Staaten ebenso verboten sein wie in den anderen hoch entwickelten Ländern.* Zumindest aber sollte sie wesentlich strengeren Vorschriften unterliegen. Dem würden sich die Pharmakonzerne und die Werbeagenturen, die an den Anzeigen kräftig verdienen, energisch widersetzen, das heißt, derartige Maßnahmen wären wahrscheinlich nur mit Rückendeckung des Kongresses durchzusetzen. Immerhin hat die FDA theoretisch schon heute aus Gründen der allgemeinen Gesundheit und Sicherheit die Aufsicht über die pharmazeutische Werbung, ein uneingeschränktes „Recht auf kommerzielle freie Meinungsäußerung" steht also in diesem Fall nicht zur Debatte. Die Frage ist nur, wie und wie stark die Werbung eingeschränkt werden soll.

Öffnet die Blackbox!

Bei den Pharmakonzernen besteht ein dringender Bedarf nach mehr Transparenz. Dass sie es schaffen, die Allgemeinheit auszubeuten, liegt unter anderem an ihrer ungeheuren Geheimniskrämerei. Pharmaunternehmen legen nur sehr wenige Informationen über entscheidende Aspekte ihrer Geschäftstätigkeit offen. Aber im Gegensatz zu anderen Konzernen sind sie darauf angewiesen, dass die Allgemeinheit ihnen eine ganze Reihe besonderer Vergünstigungen gewährt, beispielsweise Rechte an NIH-finanzierten Forschungsergebnissen, lange Phasen der Monopolstellung und Steuervergünstigungen, die satte Gewinne fast zur Gewissheit machen. *Wegen dieser besonderen Vergünstigungen und der großen Bedeutung ihrer Produkte für die allgemeine Gesundheit, aber auch weil staatliche Stellen wichtige Abnehmer ihrer Produkte sind, sollte die Pharmaindustrie als Versorgungsbetrieb gelten. Sie sollte ihre Geschäftsbücher offen legen müssen.*

Wir müssen genau wissen, wie viel die Pharmakonzerne für Forschung und Entwicklung ausgeben und wie sich diese Aufwendungen gliedern – und zwar nicht nur im Hinblick auf verschiedene Funktionsbereiche, sondern auch aufgeteilt auf einzelne Medikamente, die patentiert wurden und nun in die klinische Prüfung gehen. Wir sollten wissen, welche Anteile der Kosten auf vorklinische Forschung, klinische Prüfungen und Marktforschung entfallen. Die Aufwendungen für die klinischen Prüfungen einzelner Medikamente sollten nach den verschiedenen Phasen – einschließlich der Phase IV – aufgeschlüsselt werden. Außerdem sollten wir wissen, wie viel die Pharmaunternehmen für Marktforschung ausgeben und wie sich diese Aufwendungen gliedern.

Auch die riesige Blackbox mit der Aufschrift „Marketing und Verwaltung" muss geöffnet werden. Wohin fließen diese Zigmilliarden Dollar wirklich? Wie viel davon erhalten die Topmanager für ihre Arbeit? Wie viel geht an Anwälte? Wie viel dient der „Fortbildung" der Ärzte und der „Gesundheitsaufklärung" der Öffentlichkeit? Alle diese Kategorien sollten in ihre Bestandteile aufgeschlüsselt werden. Derartige Aufwendungen führen bei den Medikamenten zu hohen Kostenaufschlägen, und die Öffentlichkeit hat ein Recht darauf, über Details informiert zu werden.

Von einer Preisreform wird im nächsten Abschnitt die Rede sein, aber die Preise sind in der Branche ebenfalls eines der großen Geheimnisse. Herauszufinden, was verschiedene Patienten für ihre verschreibungspflichtigen Medikamente tatsächlich bezahlen, ist äußerst schwierig. Die Pharmakonzerne veröffentlichen ihre durchschnittlichen Großhandelspreise, also die Preise, die sie den Großhändlern für den Verkauf an die Apotheken empfehlen. In der Praxis ist der durchschnittliche Großhandelspreis aber wenig aussagekräftig. Manchmal wird sogar behauptet, er werde in Wirklichkeit nie bezahlt. Verschiedenen Kunden werden sehr unterschiedliche Preise berechnet, und was ein Kunde am Ende tatsächlich bezahlt, wird oft durch Vergünstigungen und Rabatte verschleiert. Ein Preis, der irgendwo in der Nähe des durchschnittlichen Großhandelspreises liegt, gilt vorwiegend für Patienten ohne Versicherungsschutz, die Preise können sich aber auch von einer Apotheke zur nächsten unterscheiden. In den meisten Strafverfahren gegen Pharmakonzerne ging es um den Betrug an Medicare oder Medicaid durch überhöhte Preise, manchmal in Verbindung mit verbotenen Provisionszahlungen an Ärzte oder Manager der Firmen, die Einkauf und Abgabe verschreibungspflichtiger Medikamente an Arbeitgeber, Krankenversicherungen und staatliche Behörden organisieren (pharmacy benefit management companies, PBMs). Nur durch Geheimniskrämerei, komplizierte Preisgestaltung und unterschiedliche Preisabsprachen gelingt es den Pharmakonzernen, ihren größten Kunden – den Staat – zu betrügen und Einzelpersonen, die keine Einkaufsmacht besitzen, auszubeuten.

Einführung vernünftiger und einheitlicher Preise

Medikamentenpreise sollten nicht nur transparent, sondern auch angemessen und für alle Patienten möglichst einheitlich sein. Die der-

zeitigen großen Unterschiede – wobei die wehrlosesten Menschen die höchsten Preise bezahlen müssen – sind unfair. Damit die Preise einigermaßen bezahlbar bleiben, müssen sie in irgendeiner Form reguliert werden. Selbst bei deutlich niedrigeren Preisen könnten die Pharmaunternehmen noch hohe Gewinne erzielen, insbesondere wenn sie ihre Marketingaufwendungen stark verminderten. Da der Staat der größte Einzelkäufer verschreibungspflichtiger Medikamente ist, könnte er die Preise auch im Namen aller anderen aushandeln oder regulieren, ganz ähnlich, wie es die Regierungen anderer Industriestaaten tun. Wer zu arm ist und sich dringend benötigte Medikamente nicht leisten kann, könnte Subventionen erhalten, aber dabei sollten sich nicht die Preise ändern, sondern nur die Quelle des Geldes. Einheitliche Preise würden das derzeitige Chaos beenden, das als Deckmantel für Betrügereien, Provisionszahlungen und Wucher dient. Außerdem wäre es wünschenswert, dass die Preise nicht nur innerhalb der Vereinigten Staaten, sondern in allen Industrieländern ungefähr gleich hoch sind, denn die Pharmaindustrie operiert weltweit, und große Preisdifferenzen führen (wie wir heute an Kanada sehen) in grenznahen Gebieten zu Problemen.

Das heißt aber nicht, dass andere Industriestaaten US-amerikanische Preise zulassen sollten, wie es der frühere FDA-Chef Mark McClellan offenbar im Sinn hatte und mit Unterstützung der Bush-Regierung vertrat. Stattdessen sollten wir uns vor dem Hintergrund vollständiger Kenntnisse über Gewinne und Aufwendungen der Branche auf einen vernünftigen Preis einigen. Die Industrie und ihre Parteigänger behaupten, die Amerikaner müssten höhere Preise bezahlen, um die Kosten für Forschung und Entwicklung zu decken, aber dabei lassen sie außer Acht, dass große Pharmakonzerne überall auf der Welt Gewinne erzielen und dass ihre Gesamtgewinne in Wirklichkeit sogar höher sind als die Aufwendungen für Forschung und Entwicklung. Sie laufen nicht auf dem Zahnfleisch, wie ihre Vertreter scheinbar sagen wollen, sondern ihre Gewinne waren in den vergangenen Jahren drei- bis sechsmal so hoch wie die anderer Konzerne in den Fortune 500. Ebenso gut könnte man argumentieren, die Amerikaner sollten höhere Preise bezahlen, um die Marketingkosten zu decken oder um sicherzustellen, dass die zehn größten US-Pharmakonzerne weiterhin ihre ungeheuren Gewinne einfahren können – Gewinne, die 2002 in ihrer Summe höher waren als die aller anderen Unternehmen in den Fortune 500.

Aber leider hat sich die Politik mit dem 2003 verabschiedeten Medicare-Reformgesetz, das eine Kostenerstattung für verschreibungspflichtige Medikamente einführte, genau in die entgegengesetzte Richtung bewegt und sich von jeder vernünftigen Dämpfung der Medikamentenpreise entfernt. Das Gesetz verbietet Medicare ausdrücklich, seine Einkaufsmacht zum Aushandeln niedrigerer Preise einzusetzen. Diese Bestimmung war gleichbedeutend mit einem Scheck über viele Milliarden Dollar, der, von den Steuerzahlern unterschrieben, den Pharmakonzernen übergeben wurde. (Nicht umsonst hat diese Branche in Washington die größte Lobby.) Die Aufwendungen für Medikamente werden die für Erstattungen bereitgestellten Beträge schnell übersteigen. Und was noch schlimmer ist: Das Geld, das an Pharmaunternehmen, Pharmacy Benefit Management Companies und private Versicherungen fließt, wird den Steuerzahlern abgenommen, und zu diesem Zweck wird man höchstwahrscheinlich andere Medicare-Leistungen einschränken müssen oder höhere Prämien, Selbstbehalte und Zuzahlungen verlangen. *Dieses Gesetz sollte zurückgenommen werden und an seine Stelle eine einfache Maßnahme treten, die garantiert, dass alle Medicare-Empfänger angemessene Erstattungen für ihre Medikamentenkosten erhalten, wobei staatlich ausgehandelte Preise und eine medizinisch begründete Positivliste zu Grunde gelegt werden.*

Das Medicare-Reformgesetz sieht auch vor, dass verschreibungspflichtige Medikamente nur mit Genehmigung des US-Gesundheitsministeriums aus Kanada importiert werden dürfen, und diese Genehmigung wurde bisher nicht erteilt. Allerdings gibt es Anzeichen, dass die Haltung des Ministeriums sich allmählich ändert. Wie auch immer: Es besteht kein Grund zu der Annahme, aus Kanada importierte Medikamente seien unsicherer als andere Präparate; dagegen gibt es durchaus Gründe für die Vermutung, sie seien sicherer als Produkte aus den Vereinigten Staaten, denn die hochkarätigen Fälle von Medikamentenfälschung haben sich in den USA ereignet. Aber der Import kann eigentlich auch nur eine vorübergehende Maßnahme sein, bis andere Reformen beiderseits der Grenze zu einheitlichen Preisen geführt haben. Er lindert nur die Symptome, heilt aber nicht die Krankheit.

Ein paar Gedanken zum Schluss

Verschreibungspflichtige Medikamente sind ein unentbehrlicher Bestandteil der modernen medizinischen Versorgung. Die Amerikaner brauchen gute neue Medikamente zu vernünftigen Preisen. Aber diesen Bedarf erfüllt die Pharmaindustrie nicht. Zwischen ihren Worten und Taten klafft eine immer breitere Lücke. Von Profitgier getrieben, scheint sie sich fast auf einem Weg in Richtung der Selbstzerstörung zu befinden. Ihr derzeitiges Geschäftsgebaren lässt sich auf Dauer nicht durchhalten. Sowohl die Regierung als auch die Ärzteschaft haben sich von den Pharmakonzernen mit ihrem Reichtum und ihrer Macht einspannen lassen, aber auch dies wird sich früher oder später ändern müssen. Die Medikamentenerstattungen durch Medicare geben der Branche einen gewaltigen Schub, aber der kann nicht von Dauer sein. Diejenigen, die letztlich die Medikamente bezahlen – Regierung, Versicherungen und Einzelpersonen – haben einfach nicht mehr das Geld, um die Industrie weiterhin in ihrer jetzigen Form zu subventionieren. Und in der Öffentlichkeit wächst die Verärgerung.

Wenn man über Reformen nachdenkt, sollte man die Branche einmal unter dem Gesichtspunkt ihrer Aufgaben betrachten. Welche davon erfüllt sie gut, welche schlecht, und welche sollte sie besser nicht erfüllen? Die Industrie soll Medikamente entdecken, entwickeln, prüfen, herstellen, vertreiben und Werbung dafür machen. Wie wir erfahren haben, trägt sie zur Entdeckung und zu den ersten Entwicklungsstadien viel weniger bei, als sie selbst behauptet; stattdessen bedient sie sich bei den NIH sowie bei Universitäten und kleineren Unternehmen in den Vereinigten Staaten und anderen Ländern. Vielleicht sollten wir diese Tatsache einfach hinnehmen. Dann aber macht es keinen Sinn, die großen Pharmakonzerne weiterhin so zu belohnen, als wären sie die wichtigste Quelle der Innovationen. Die klinische Prüfung sollte weiterhin im Zuständigkeitsbereich der Industrie liegen, aber sie sollte mit Distanz erfolgen und vorzugsweise von einem Institut für die Prüfung verschreibungspflichtiger Medikamente („Institute for Prescription Drug Trials") durchgeführt werden. In der medizinischen Fortbildung und bei der Gesundheitsaufklärung sollte die Industrie keinerlei Rolle spielen.

Damit bleibt als Aufgabe für sie übrig, was sie gut kann, wenn sie ihre

Bemühungen umleiten würde: die Entwicklung viel versprechender neuer Wirkstoffe, ihre Herstellung, ihren Vertrieb und ein vernünftiges Maß von Marketing. Dies würde die Branche wieder in Einklang mit der Realität bringen, die ganz anders aussieht als ihre Behauptungen uns Glauben machen wollen.

Eines dürfen wir nie vergessen: Vieles, was wir über die Pharmaindustrie zu wissen meinen, sind Mythen, in die Welt gesetzt vom gewaltigen Werbeapparat der Industrie selbst. In diesem Buch wollte ich die wichtigsten derartigen Mythen offen legen – die Behauptungen, in den Preisen der Pharmaindustrie spiegelten sich die Kosten für Forschung und Entwicklung wider, sie sei innovativ und ein leuchtendes Beispiel für das amerikanische freie Unternehmertum. Wie wir erfahren haben, gibt die Branche für Marketing und Verwaltung in Wirklichkeit viel mehr aus als für Forschung und Entwicklung. Innovativ ist sie nicht. Sie lebt von Gefälligkeiten des Staates und schreckt vor Konkurrenz zurück. Wer das weiß, sollte immun sein gegen die Drohungen, auf die sich die pharmazeutische Industrie spezialisiert hat: „Gebt uns, was wir verlangen, sonst produzieren wir keine Wunderarzneien mehr."

In diesem letzten Kapitel schließlich habe ich Vorschläge für eine Reform der Branche unterbreitet. Diese Ideen erheben nicht den Anspruch, ein umfassendes Konzept darzustellen, sondern sie zielen auf die Probleme, die ich für die wichtigsten halte. Wie ich zu Beginn erläutert habe, würden fast alle Vorschläge zu besseren Medikamenten bei niedrigeren Preisen führen. Die meisten Veränderungen wären durch einfache Kongressbeschlüsse herbeizuführen. Und da kommt der Verbraucher ins Spiel. Unsere Vertreter im Kongress werden kaum vom Drehbuch der Industrie abweichen, solange wir sie nicht dazu zwingen. Ein trauriges Beispiel für dieses Prinzip haben wir 2003 mit dem Medicare-Reformgesetz erlebt, das auf Anweisung und im Interesse der großen Pharmakonzerne verabschiedet wurde. Unsere Vertreter werden sich nur dann gegen die Industrie wenden, wenn wir es von ihnen verlangen. Ich habe versucht, die dafür notwendigen Fakten darzustellen. Ja, die Pharmaindustrie hat eine gewaltige Macht, aber am wichtigsten ist letztlich der vereinte Druck der Öffentlichkeit.

Nachwort

Ganz offensichtlich benötigen die Pharmaindustrie und der Berufsstand der Ärzte tief gehende Reformen; gleichzeitig müssen wir sowohl den Kongress als auch die US-Arzneimittelzulassungsbehörde (Food and Drug Administration, FDA) daran erinnern, dass sie nicht den Pharmakonzernen, sondern der Allgemeinheit verpflichtet sind. Aber was können wir als Einzelne schon jetzt tun, um unsere Interessen zu wahren? Dazu möchte ich ein paar gezielte Vorschläge unterbreiten.

1. Wenn Ihr Arzt oder Ihre Ärztin Ihnen ein Medikament verschreibt, können Sie folgende Fragen stellen:
Welche wissenschaftlichen Befunde sprechen dafür, dass dieses Medikament besser ist als ein anderes oder ein Therapieverfahren ohne Medikamente? Wurden die Belege in einer medizinischen Fachzeitschrift veröffentlicht, die unabhängige Gutachter einschaltet? Oder verlassen Sie sich ausschließlich auf Informationen der Pharmareferenten? Bestehen Sie auf einer unumwundenen Antwort und lassen Sie sich gegebenenfalls die Stelle in einem Fachartikel oder einem Lehrbuch nennen.

Ist dieses Medikament nur deshalb besser, weil es in höherer Dosierung eingenommen wird? Wäre ein billigeres Präparat bei entsprechender Dosierung ebenso wirksam? Manchmal ist es am besten, einfach die Dosierung eines bereits am Markt eingeführten Medikaments zu erhöhen. Wie gesagt: In der Regel besteht kein Anlass zu der Annahme, neue Medikamente seien besser als diese schon etablierten, und je länger ein Medikament auf dem Markt ist, desto bessere Erfahrungen zur Arzneimittelsicherheit liegen meist auch vor.

Steht der Nutzen im richtigen Verhältnis zu den Nebenwirkungen, den Kosten und der Gefahr von Wechselwirkungen mit anderen Medikamenten, die ich schon einnehme? Jedes Medikament hat Nebenwirkungen, deshalb sollte man geringfügige Beschwerden, die auch von selbst wieder verschwinden, besser nicht medikamentös behandeln.

Ist das, was Sie mir geben, eine unverkäufliche Musterpackung? Und wenn ja: Gibt es ein Generikum oder ein entsprechendes, billigeres Produkt, das ich verwenden kann, wenn die Probepackung aufgebraucht ist? Gratisproben sind kein Angebot zum Geld sparen. Sie sollen dazu dienen, Sie und Ihren Arzt an die neuesten und teuersten Medikamente zu gewöhnen.

Haben Sie finanzielle Verbindungen zu dem Herstellerunternehmen dieses Medikaments? Sind Sie beispielsweise für das Unternehmen als Berater tätig? Bekommen Sie von dem Unternehmen außer den kostenlosen Ärztemustern auch andere Geschenke? Werden Sie dafür bezahlt, dass Sie mir dieses Medikament geben und mich in eine Studie des Unternehmens aufnehmen? Halten Sie sich Zeit für die Besuche der Pharmareferenten frei? Wird eine dieser Fragen mit ja beantwortet, sollten Sie daran denken, den Arzt zu wechseln. Sie sollten sicher sein, dass der Arzt sich mit seinen Entscheidungen ausschließlich an der Frage orientiert, was für Sie das Beste ist. Und die Ärzte müssen sich abgewöhnen, von der Großzügigkeit der Pharmakonzerne abhängig zu sein.

2. Stellen Sie Ihren Senatoren und Abgeordneten im Kongress folgende Frage:

Bekommen Sie Wahlkampfspenden von der Pharmaindustrie, und wenn ja, wie hoch sind sie? Es besteht kein Zweifel, dass diese Branche in Washington weitgehend den Ton angibt – und das muss aufhören.

3. Achten Sie nicht auf Medikamentenwerbung.

Sie dient nicht der Aufklärung der Verbraucher, sondern der Umsatzsteigerung, und sie verteuert die Medikamente.

Und schließlich sollte man die Mahnung aus dem Leitartikel der *Washington Post* beherzigen, die ich bereits auf Seite 210 zitiert habe: Fragen wir jene, die für die Pharmakonzerne Partei ergreifen, nach ihren Einkommensquellen. Einen besseren Rat kann auch ich nicht geben. Heutzutage stehen vielfach selbst sehr angesehene und scheinbar völlig unvoreingenommene Wissenschaftler auf den Gehaltslisten der Pharmakonzerne. Gegenüber ihren Verkündigungen ist besondere Skepsis angebracht.

Danksagung

Mein größter Dank gilt Dr. Arnold S. (Bud) Relman, mit dem ich mein Leben teile. Wir verfassten gemeinsam einen umfangreichen Artikel über die Pharmaindustrie, der am 16. Dezember 2002 unter dem Titel „America's Other Drug Problem – The Insatiable Greed of the Pharmaceutical Industry" („Amerikas anderes Arzneimittelproblem – die unstillbare Gier der Pharmakonzerne") in der Zeitschrift *The New Republic* erschien und im gleichen Jahr den George Polk Award für Magazinberichterstattung erhielt. Das vorliegende Buch folgt diesem Artikel in groben Umrissen. Ein weiterer gemeinsamer Aufsatz mit dem Titel „Patents, Profits and American Medicine" („Patente, Profite und die amerikanische Medizin") erschien im Frühjahr 2002 in *Daedalus*, der Zeitschrift der US-Akademie für Kunst und Wissenschaft. Wir verfassten auch einen Kommentar für die *Washington Post* unter dem Titel „Prescription for Profit" („Rezepte für Profite"), der am 20. Juni 2001 erschien. Aber schon vor diesen Gemeinschaftsprojekten hatten wir einzeln Beiträge über verschiedene Aspekte der Pharmaindustrie veröffentlicht. Wir waren beide in der Redaktion des *New England Journal of Medicine* tätig (unsere Tätigkeiten dort erstreckten sich insgesamt über den Zeitraum von 1977 bis 2000), also an einer Stelle, wo wir viel mit der Industrie zu tun hatten. Wir beide warnten in Leitartikeln vor ihrer beunruhigend anwachsenden Macht. Deshalb ist es nicht verwunderlich, dass man Buds Einfluss auch in diesem Buch überall spürt. Außerdem war er wie immer ein strenger Lektor.

Zutiefst dankbar bin ich auch meinen Töchtern Dr. Lara Goitein und Elizabeth Goitein, Esq. Sie haben das Buch sorgfältig gelesen, und ich konnte nicht nur von ihren Fachkenntnissen profitieren, sondern auch von ihrem kompromisslosen Festhalten an einem klaren Schreibstil und ihrer liebevollen Ermutigung. Drs. Steffie Woolhandler, David Himmelstein und Joseph Gerstein waren ebenfalls so freundlich, das Buch in voller Länge zu lesen. Ihre Vorschläge und Korrekturen waren von unschätzbarem Wert, und ich bin ihnen dafür sehr dankbar. Ich profitierte auch von den Gesprächen mit Dr. Sidney Wolfe von der Public Citizen's Health Research Group und mit James Love vom Consumer

Project on Technology. Love las mehrere Abschnitte des Buches und machte hilfreiche Anmerkungen. Beide Organisationen stehen an vorderster Front, wenn es darum geht, die amerikanische Öffentlichkeit über die Machenschaften der Pharmakonzerne aufzuklären.

Der Verlag Random House unterstützte das Projekt von Anfang an mit großer Begeisterung. Insbesondere danke ich Jonathan Karp, Jonathan Jao und Amelia Zalcman, die sowohl mir als auch dem Buch große Aufmerksamkeit widmeten. Und schließlich grüße ich meine Agentin Alice Martell. Sie tut nicht nur alles, was man von einer Agentin erwartet, sondern ist außerdem eine kluge, warmherzige und geistreiche Freundin.

Glossar

American Association of Retired Persons (AARP)

Die AARP ist der größte und einflussreichste Lobbyistenverband amerikanischer Senioren, der die Interessen der Rentner vor allem im Gesetzgebungsprozess vertritt. So hat sich die AARP beispielsweise für die Durchsetzung der Medicare-Reform stark gemacht, die den Versicherten Arzneimittelhilfen beschert hat. Die AARP bietet für ihre Mitglieder zudem rechtlichen Beistand, Ehrenamts- und Jobvermittlung und Beratung in vielen Lebensbereichen wie Gesundheit, Pflege und Verbraucherschutz.

American Medical Association (AMA)

Die AMA ist der größte Ärzteverband Amerikas mit rund 300.000 Mitgliedern. Der Mitgliederanteil bezogen auf alle Ärzte beträgt rund 40 Prozent, die Mitgliedschaft ist freiwillig. Die AMA vertritt die Interessen der Ärzte im Gesetzgebungsprozess, kämpft für eine bessere Bezahlung durch Medicare und hat ein ärztliches Vergütungssystem entwickelt (RBRVS), welches im staatlichen und privaten Sektor maßgeblich angewandt wird. Die AMA ist Herausgeber des weltweit bekannten medizinischen Magazins „Journal of the American Medical Association" (JAMA).

Arznei-Diskontkarten

Arznei-Diskontkarten (drug discount cards) ermöglichen dem Besitzer, bestimmte vorher festgelegte Medikamente billiger zu erwerben. Diskontkarten werden schon seit längerer Zeit von der Pharmaindustrie, vor allem an Nichtversicherte, verkauft und bringen den Patienten Ersparnisse von bis zu 30 Prozent. Im Rahmen der Medicare-Reform werden für die Jahre 2004 und 2005 Diskontkarten an Medicare-Versicherte abgegeben. Ihr Einsparvolumen bewegt sich zwischen 15 und 25 Prozent.

Bayh-Dole-Gesetz

Das Bayh-Dole-Gesetz, das 1980 verabschiedet wurde, ist nach seinen Förderern, den Senatoren Birch Bayh, Demokrat aus Indiana, und

Robert Dole, Republikaner aus Kansas, benannt. Das Ziel des Gesetzes ist es, Universitäten und Kleinunternehmen bei der Entwicklung und Kommerzialisierung von Forschungsergebnissen zu unterstützen. Insbesondere können Universitäten und Kleinunternehmen Entdeckungen, die mit öffentlichen Mitteln finanziert wurden, patentieren lassen. Vorher waren die mit öffentlichen Mitteln geförderten Entdeckungen Allgemeingut, und Lizenzen konnten nicht an die Industrie verkauft werden. Aufgrund des Bayh-Dole-Gesetzes erlebte die Biotechnologie einen Boom.

Centers for Disease Control and Prevention (CDC)

Das CDC ist die führende Bundesbehörde, die für die Gesundheit und Sicherheit der Bevölkerung zuständig ist. Sie ist dem Bundesgesundheitsministerium (Department of Health and Human Services, HHS) zugeordnet. Die Zentrale sitzt in Atlanta, Georgia, und zusätzlich werden fast in jedem Bundesstaat Gesundheitsämter des CDC unterhalten. Ein besonderer Fokus liegt auf der Prävention und der Bekämpfung ansteckender Krankheiten.

Centers for Medicare & Medicaid Services (CMS)

Die CMS (vormals Health Care Financing Administration, HCFA) sind dem Bundesgesundheitsministerium zugeordnet und zuständig für die Verwaltung der staatlichen Gesundheitsprogramme Medicare, Medicaid und SCHIP. Für die Gesundheitsversorgung der Alten, der Armen und der Kinder steht den CMS im Jahr 2005 ein Budget in Höhe von 519 Milliarden Dollar zur Verfügung. Zu den weiteren Aufgaben der CMS gehören die Qualitätskontrolle von Gesundheitseinrichtungen und die Kontrolle des Zertifizierungsprozesses von medizinischen Leistungserbringern.

Congressional Budget Office (CBO)

Das CBO ist eine Art parlamentarischer Haushaltsausschuss, der den amerikanischen Kongress mit unparteiischen ökonomischen Analysen und Hochrechnungen versorgt, die die staatlichen Programme betreffen. Beispielsweise ist es Aufgabe des CBO, den Bundeshaushalt des Präsidenten vor der Abstimmung zu untersuchen und zu analysieren. Das CBO gibt es seit 1974. Es verfügt im Jahr 2005 über ein Budget von rund 34 Millionen Dollar.

Contract Research Organizations (CROs)

CROs sind gewinnorientierte Forschungs-Vertragsunternehmen, die für Biotechnologiefirmen den Forschungsprozess begleiten und bei den Test- und Anerkennungsverfahren von neuen Produkten und Technologien behilflich sind. CROs organisieren im Auftrag der forschenden Arzneimittelindustrie die klinischen Testverfahren, die vor der Anerkennung eines Produkts notwendig sind. Dazu unterhalten sie Netzwerke von Ärzten, die von den CROs für ihre Dienste bezahlt werden.

Department of Health and Human Services (HHS)

Das amerikanische Bundesgesundheitsministerium (HHS) ist der Gesundheit aller Amerikaner verpflichtet mit besonderem Augenmerk auf werdende Mütter, Kinder und Alte. Die 67.000-köpfige Behörde ist politisch auf Bundesebene zuständig für die staatlichen Programme Medicare und Medicaid.

Direkte Verbraucherwerbung

In den USA ist es Pharmafirmen – anders als in Europa – erlaubt, direkt beim Verbraucher für Verschreibungspflichtige Medikamente zu werben. Seit 1997 müssen Pharmafirmen bei TV-Werbespots zudem nicht mehr alle, sondern lediglich die Hauptnebenwirkungen eines Medikaments nennen, was eine rasante Zunahme der Fernsehwerbung zur Folge hatte. Reklame jeglicher Art wird von der Food and Drug Administration (FDA) auf Richtigkeit und Ausgewogenheit überprüft und kann auch von der Behörde gestoppt werden.

Federal Technology Transfer Act (FTTA)

Das staatliche Technologietransfergesetz von 1986 erlaubt die Kooperation von Forschung und Entwicklung zwischen staatlichen Forschungsinstituten und der Industrie. Das Ziel ist es, staatlich erforschte Technologien an Industrie, Universitäten, bundesstaatliche und lokale Regierungen weiterzugeben. Das Gesetz fördert die Bereitschaft, dass Bundesinstitute ihre Entdeckungen zur Marktreife führen.

Food and Drug Administration (FDA)

Die Arzneimittelzulassungsbehörde, FDA, gibt es unter diesem Namen seit 1930; seit 1988 ist sie dem Gesundheitsministerium unterstellt. Die 9.000-köpfige Organisation verwaltet ein Jahresbudget von 1,8 Milliarden Dollar und hat ihren Sitz in der Nähe der Hauptstadt Washington DC. Die FDA prüft jedes Medikament, jedes medizinische Gerät, sämtliche Nahrungsmittel und alle Kosmetikartikel auf Effektivität und Sicherheit, bevor diese auf dem amerikanischen Markt verkauft werden dürfen. Eine Abteilung der FDA ist das Center for Drug Evaluation, die US-Arzneimittelbehörde, die Medikamente für den US-Markt zulässt und kontrolliert und somit der wichtigste Ansprechpartner der Pharmaindustrie ist.

Generika

Generika sind baugleiche Kopien von Marken-Arzneimitteln, deren patentgeschützte Vermarktungsrechte abgelaufen sind. Generika müssen wie Originalpräparate auch von der Food and Drug Administration (FDA) anerkannt werden. Der Hersteller muss allerdings nur nachweisen, dass sie dem Originalprodukt entsprechen; Generika müssen keine klinischen Testverfahren mehr durchlaufen.

Hatch-Waxman-Gesetz

Das Gesetz wurde nach seinen Initiatoren Orrin Hatch, republikanischer Senator aus Utah, und Henry Waxman, demokratischer Abgeordneter des Repräsentantenhauses, benannt und trat 1984 in Kraft. Das Hatch-Waxman-Gesetz will die Entwicklung und Marktfähigkeit von Generika fördern und hat dazu die Erfordernisse einer Anerkennung durch die Food and Drug Administration (FDA) von Generika heruntergesetzt. Gleichzeitig wurde mit dem Gesetz die Laufzeit für Patente auf Originalpräparate ausgedehnt, indem es zu den schon bestehenden 20 Jahren weitere maximal fünf Jahre hinzufügt, sozusagen als Ausgleich für die Zeit, in der eine Firma auf die FDA-Anerkennung wartet. Das Gesetz erlaubt auch, dass die Patentlaufzeit unterbrochen wird, wenn ein Hersteller von Markenarzneien gegen eine Generikafirma klagt. Diese Regelung wird von den Herstellern von Markenpräparaten extensiv genutzt, um Generika vom Markt fern zu halten.

Health Maintenance Organization (HMO)

HMOs sind private Versicherungen, die gegen eine Kopfpauschale Versichertenpopulationen zu vorher festgelegten Bedingungen versorgen. Eine HMO muss einen Grundkatalog an ambulanten und stationären

Leistungen erbringen und übernimmt meist auch Medikamentenkosten. Die HMO organisiert die Leistungserbringung mit einem Netzwerk von angestellten Ärzten und weiterem medizinischen Personal, auf das die Versicherten beschränkt sind. Die meisten Amerikaner sind über ihren Arbeitgeber in einer HMO versichert, die Mitgliedschaft ist freiwillig.

Health savings accounts

Die health savings accounts sind steuerfreie Gesundheitskonten, auf denen Arbeitnehmer Teile ihres noch nicht versteuerten Einkommens ansparen können, um damit Gesundheitsleistungen bezahlen zu können. Die Arbeitnehmer können über die Mittel frei verfügen und auch andere Ausgaben damit tätigen; diese werden dann allerdings besteuert.

Markengenerika

So genannte „Markengenerika" stellen eine neue Form von Arzneimitteln dar, die zwischen dem Markenmedikament und dem Generikum liegen. Die Wirkstoffe eines Markengenerikums sind dem Original sehr ähnlich, aber nicht mit ihm identisch. Sein Preis liegt zwischen dem des Originals und des echten Generikums. Der Markt für Markengenerika hat sich in den letzten Jahren enorm vergrößert. Mit ihnen werden inzwischen höhere Umsätze erzielt als mit echten Generika.

Medicaid

Medicaid ist die staatliche Gesundheitsversicherung für die 50 Millionen Amerikaner mit geringfügigem Einkommen. Die Kosten des Programms teilen sich der Staat und die einzelnen Bundesstaaten, die Organisation und Ausführung obliegt den Einzelstaaten. Daher sind die Medicaid-Programme von Bundesstaat zu Bundesstaat bezüglich Zugangskriterien und Leistungsangebot unterschiedlich. Medicaid übernimmt die Kosten der ambulanten, der stationären und der Pflegebehandlung sowie die Arzneimittelkosten.

Medical Education and Communication Companies (MECC)

Eine MECC ist eine Firma, die die staatlich erforderliche Fortbildung von Ärzten und anderem medizinischen Personal anbietet. Aktuelle Informationen und neue Erkenntnisse über Krankheiten, Diagnose- und Therapieverfahren sowie über neue medizinische Produkte,

Arnzeimittel und Geräte werden von ihr vermittelt. Eine MECC muss von dem Accreditation Council of Continuing Medical Education (ACCME) anerkannt werden, um Fortbildungsprogramme anbieten zu dürfen. MECCs können privat oder öffentlich sein, einige sind mit Pharmaherstellern assoziiert.

Medicare

Medicare ist die staatliche Gesundheitsversicherung für 40 Millionen amerikanische Rentner über 65 Jahre und ihre Unterhaltsberechtigten sowie für Behinderte. Medicare übernimmt ambulante und stationäre Leistungen, wobei die Patienten erhebliche Zuzahlungen und Selbstbehalte zu tragen haben. Die Medicare-Reform vom November 2003 ermöglicht den Rentnern erstmals auch unterschiedliche Hilfen bei den Arzneimittelkosten.

Medicare+Choice HMO

Medicare+Choice HMOs sind Managed-Care-Organisationen, die spezielle Angebote für Medicare-Versicherte ausgearbeitet haben und diese ambulant und stationär versichern. Seit den 80er Jahren gibt es die Medicare+Choice HMOs, die den Senioren teilweise Wahlmöglichkeiten hinsichtlich des Leistungskatalogs bieten und zum Teil auch Medikamentenkosten erstatten.

Nachahmerpräparate („Me-too"-Arzneimittel)

Bei Nachahmerpräparaten handelt es sich um geringfügige Variationen von Medikamenten, die schon auf dem Markt sind. Sie beinhalten keinen neuen Wirkstoff, sondern zumeist nur leicht veränderte chemische Strukturen und sind dennoch mit keinem Original identisch. Deshalb gelten sie als neue Medikamente und müssen von der Food and Drug Administration (FDA) als solche anerkannt und mit Exklusivrechten ausgestattet werden, obwohl sie keine Behandlungsverbesserungen bringen. Von den Medikamenten, die die FDA prüft und anerkennt, sind die Mehrheit inzwischen Nachahmerpräparate.

National Institutes of Health (NIH)

Die NIH sind weltweit anerkannte staatliche Medizin-Forschungsinstitutionen der US-Regierung, die dem Gesundheitsministerium unterstellt sind. Das Ziel der NIH ist es, neues Wissen über die Entdeckung,

Diagnose und Therapie aller Krankheiten zu sammeln. Dafür forschen die Institute einerseits in eigenen Einrichtungen und fördern andererseits die Forschung an Universitäten und Kliniken. Die NIH bestehen aus 27 eigenständigen Instituten, eines davon ist beispielsweise das National Cancer Institute.

New Molecular Entities (NMEs)

NMEs sind neue molekulare Wirksubstanzen. Mit dem Begriff werden Medikamente bezeichnet, die einen Inhaltsstoff enthalten, der vorher noch in keiner Form von der Food and Drug Administration (FDA) geprüft wurde. Medikamente, die nach der FDA-Zulassung neu auf den Markt kommen, sind überwiegend keine NMEs, sondern neue Versionen von bereits existierenden Arzneimitteln.

Orange Book

Das „Orange Book" der Food and Drug Administration (FDA) wird auch „The List" genannt. Hier sind alle zugelassenen Medikamente, Originale und Generika, aufgeführt. Ein Hersteller trägt sein Patent im Orange Book ein, um sich Exklusivitätsrechte zu sichern, wobei die entsprechende Arznei nur für den von der FDA anerkannten Anwendungsbereich ausgewiesen werden soll. Das Orange Book können Ärzte und Konsumenten auf der Website der FDA online einsehen. Es wird mehrmals im Monat aktualisiert und ergänzt.

Orphan-Arzneimittel

Als Orphan-Arzneimittel (orphan drug) werden Medikamente gegen sehr seltene Krankheiten bezeichnet, so genannte „orphan diseases", die gemäß der Definition der Food and Drug Administration (FDA) weniger als 200.000 Patienten betreffen. Da es unter normalen Umständen nicht lukrativ ist, Medikamente für seltene Krankheiten zu entwickeln und herzustellen, sieht das Orphan-Drug-Gesetz von 1983 vor, den Herstellern dieser Medikamente finanzielle Anreize in Form von Steuererleichterungen und Monopolrechten zu geben.

Over-the-Counter Drugs (OTC)

OTC-Arzneimittel sind nicht verschreibungspflichtige Medikamente, die man ohne Rezept kaufen kann. Eines der ältesten rezeptfreien Medikamente ist Aspirin.

Patientenrechte-Charta (Patients' Bill of Rights)

Ausgelöst durch die häufigen Klagen von Versicherten und Ärzten, die sich von den Health Maintenance Organizations (HMOs) in ihren Rechten beschränkt fühlen, haben beide politische Parteien Amerikas eine Patientenrechte-Charta entwickelt. Diese sollte den Patienten und Ärzten unter anderem erlauben, sich besser gegen die Unzulänglichkeiten der HMOs wehren zu können. Eine erste Version der „patients' bill of rights" wurde im Jahr 2001 vom Senat verabschiedet. Diese wurde dann aber auf Drängen von Präsident George W. Bush vom Repräsentantenhaus modifiziert. Diese modifizierte Fassung hat der Senat nicht angenommen.

Pharmaceutical Research and Manufacturers of America (PhRMA)

Die PhRMA ist der größte Interessenverband der amerikanischen Arzneimittelhersteller mit Sitz in Washington, der 48 zum Teil europäische Pharma- sowie Biotechnologiefirmen vertritt. PhRMA übt mit einem großen Netzwerk an Lobbyisten Druck auf die Gesetzgeber aus, pharmarelevante Gesetze industriefreundlich auszugestalten. Ihr Ziel ist es zugleich, Verständnis für eine Politik zu wecken, die es den Pharmafirmen erlaubt, optimale Bedingungen für die Forschung und Entwicklung wichtiger und lebensrettender Medikamente vorzufinden.

Positivlisten

Positivlisten (in den USA Formularies genannt) sind ein Instrument des Managed Care im Arzneimittelbereich. Leistungsträger wie Managed-Care-Organisationen oder Krankenhäuser führen in solchen Positivlisten die Medikamente auf, mit denen ihre Versicherten kostenfrei behandelt werden dürfen. Will der Patient ein Mittel verschrieben bekommen, welches nicht auf der Liste enthalten ist, muss er es aus der eigenen Tasche bezahlen. 95 Prozent aller Managed-Care-Organisationen arbeiten mit Positivlisten, in einigen Bundesstaaten haben auch Medicaid-Versicherte nur zuzahlungsfreien Zugang zu den Mitteln, die auf einer Liste stehen.

Preferred Provider Organization (PPO)

Eine PPO ist eine den Health Maintenance Organizations (HMOs) ähnliche Managed-Care-Organisation, die die gesundheitliche Versorgung für eine Versichertengruppe übernimmt. Dazu schließt sie mit einem Arbeitgeber einen Vertrag über die Konditionen ab. Eine PPO kann auch ein Netzwerk von Leistungserbringern sein, das seine Leistungen einem Versicherungsunternehmen anbietet. Der Anreiz für Leistungserbringer, mit einer PPO zusammenzuarbeiten, sind die häufig gewährte Einzelleistungsvergütung und eine umgehende Bezahlung. Versicherte sind bei der Auswahl der Leistungserbringer weniger beschränkt als in einer HMO.

Prescription Access Litigation Project (PAL)

PAL ist ein Zusammenschluss von über 100 Verbraucherschutzgruppen, die in organisierten Sammelklagen gegen Verstöße der Pharmaindustrie und zu hohe Arzneimittelpreise vorgehen. Die Organisation erhebt den Vorwurf, dass Amerikaner über Gebühr zur Kasse gebeten werden und hat sich zum Ziel gesetzt, der Bevölkerung einen besseren Zugang zu verschreibungspflichtigen Medikamenten zu ermöglichen. PAL ist im Jahr 2001 gegründet worden und hat inzwischen mehr als 20 Pharmafirmen verklagt.

Prescription Drug User Fee Act (PDUFA)

Im Jahr 1992 hat der Kongress das Prescription-Drug-User-Fee-Gesetz erlassen, das es der Food and Drug Administration (FDA) erlaubt, Gebühren von der Firma zu erheben, die die Zulassung eines neuen pharmazeutischen oder biologischen Produkts beantragt. Für bereits zugelassene Produkte müssen zusätzlich jährliche Gebühren gezahlt werden. Als Gegenleistung verspricht die FDA eine zügigere Bearbeitung der Zulassung. Das Gesetz muss alle fünf Jahre erneuert werden. Die letzte Aktualisierung von 2002 verfügt, dass für einen Zulassungsantrag Benutzergebühren in Höhe von 576.000 Dollar fällig sind.

State Children's Health Insurance Program (SCHIP)

Der amerikanische Kongress hat unter der Regierung von Präsident Bill Clinton 1997 eine Krankenversicherung für Kinder verabschiedet, um der großen Zahl unversicherter Kinder einen Schutz bei Krankheit bieten zu können. Familien, die zu viel verdienen, um sich bei Medicaid zu versichern, aber zu wenig, um sich privat abzusichern, können ihre Kinder mithilfe SCHIP versichern. SCHIP wird wie Medicaid von Bund und Bundesstaaten gemeinsam finanziert.

U.S. General Accounting Office (GAO)

Das GAO ist die Rechnungsprüfungsbehörde des US-Kongresses und wurde 1921 gegründet. Kongressmitglieder können bei der Behörde Berichte anfordern, um die Regierung bezüglich ihrer Ausgabenpolitik zu kontrollieren. Das GAO kontrolliert die Verwendung öffentlicher Steuergelder und evaluiert staatliche Programme. Seit 2005 steht die Abkürzung GAO für Government Accountability Office.

U.S. Patent and Trademark Office (USPTO)

Das über 200 Jahre alte amerikanische Patentamt USPTO ist eine staatliche Behörde unter der Aufsicht des Bundesministeriums für Handel. Das USPTO mit Sitz im Bundesstaat Virginia prüft und anerkennt Patente und Warenzeichen für Entdeckungen aller Art und bietet einen Informationsservice über die Modalitäten des Verfahrens an. Im Arzneimittelbereich sichern Patentrechte des USPTO zusammen mit gewährten Exklusivitätsrechten der Food and Drug Administration (FDA) dem Anmelder eines neuen Medikamentes auf dem Markt eine Monopolstellung. Die Patentlaufzeit für ein verschreibungspflichtiges Medikament beträgt 20 Jahre, die mit der Anmeldung bei dem USPTO beginnen.

Heidi Nadolski*, Washington DC, USA

* Heidi Nadolski, Diplomvolkswirtin (sozialwissenschaftliche Richtung). Bis 1997 Wissenschaftliche Mitarbeiterin beim Sachverständigenrat für die Konzertierte Aktion im Gesundheitswesen und anschließend persönliche Assistentin des Ersten Vorsitzenden der Kassenärztlichen Bundesvereinigung. Seit dem Jahr 2000 in Washington DC, USA, und von dort aus weiterhin für die Kassenärztliche Bundesvereinigung tätig. Arbeitete im Jahr 2003 für die Weltbank als Beraterin für ein internationales Projekt zur Gesundheit von Kindern.

Quellenhinweise

Das Gesundheitssystem der USA – eine Einführung

1. Daten für das Jahr 2003 vom U.S. Census Bureau, siehe www.census.gov.

2. Connolly, Ceci/Witte, Griff, „Poverty rate up 3rd year in a row", *Washington Post*, 27. August 2004.

3. Die aktuellsten Daten der internationalen Gesundheitsbehörde WHO weisen für die USA einen öffentlichen Anteil von 45 Prozent und einen privaten Anteil von 55 Prozent an den gesamten Gesundheitsausgaben aus; siehe auch offizielle Website der WHO: www.who.int.

4. 1996 wurden in den USA im Vergleich zum OECD-Durchschnitt 27 Prozent weniger Arzneimittel verschrieben, die Ausgaben lagen aber um 41 Prozent höher. Organization for Economic Cooperation and Development (OECD): OECD economic surveys: United States. Vol. 2002/18, Paris 2002.

5. *USA Today*, 9. März 2005.

6. Julie Appleby, „Monthly Medicare to increase $11.60", *USA Today*, 8. September 2004.

7. Medicare+Choice HMOs sind Managed-Care-Organisationen, die spezielle Angebote für Medicare-Versicherte ausgearbeitet haben und diese auch ambulant und stationär versichern. Seit den 80er Jahren gibt es die Medicare+Choice HMOs, die den Senioren teilweise mehr Wahlmöglichkeiten und zum Teil auch Unterstützung bei Arzneimittelkosten bieten, siehe auch: Robert J. Samuelson, „Medicare as pork barrel", *Newsweek*, 1. Dezember 2003.

8. *USA Today* vom 9. März 2005. (Schätzungen gemäß des diesjährigen Reportes der Social Security und Medicare-Vermögensverwalter ergeben, dass Medicare im Jahr 2080 14 Prozent des gesamten Bruttoinlandsprodukts verschlingt. siehe Jonathan Weisman, „Report emphasizes shortfall in Medicare", *Washington Post*, 24. März 2005.

9. David E. Rosenbaum, „Medicare outlook called direr than Social Security's", *New York Times*, 24. März 2005.

10. 54 Senatoren (davon 42 Republikaner) stimmten am 25.November 2003 für den „Medicare Prescription and Drug Improvement Modernization Act of 2003", 44 (davon 9 Republikaner) dagegen, nachdem am 22. November das Repräsentantenhaus das Gesetz auf den Weg gebracht hatte.

11. Schätzungen gemäß des Reports der Social Security und der Medicare-Vermögensverwalter aus dem Jahr 2005, siehe Jonathan Weisman, „Report emphasizes shortfall in Medicare", *Washington Post*, 24. März 2005.

12. Zu Einzelheiten der Medicare-Reform siehe Heidi Nadolski, „Gesundheitsreform in den USA. Bush-Zulage für Amerikas Senioren", *Gesundheit und Gesellschaft*, März 2004, Jg.7.

13. Judy Keen, „Politics of Medicare never easy to nail down", *USA Today*, 26. November 2003.

14. Judy Keen, „Politics of Medicare never easy to nail down", *USA Today*, 26. November 2003.

15. Ceci Connolly, „Medicare prepares to cut the cards", *Washington Post*, 11. Dezember 2003.

16. Milt Freudenheim, „H.M.O.'s return for a piece of Medicare pie", *New York Times*, 9. März 2004.

17. Robert Pear, „Private plans costing more for Medicare", New York Times, 17. September 2004.

18. William M. Welch, „States continue push for Canadian drugs", *USA Today*, 31. Dezember 2003.

19. Judy Keen, „Politics of Medicare never easy to nail down", *USA Today*, 26. November 2003.

20. Daten: „2005 Poverty Level Guidelines"

21. Das Center for Medicare & Medicaid Services gibt an, dass Medicaid momentan für rund 6,5 Millionen Medicare-Versicherte zusätzliche Leistungen übernimmt.

22. Die Hälfte der Leistungsempfänger sind Kinder, für die Medicaid im Jahr 2001 durchschnittlich 1.305 Dollar aufbringen musste, für die 9 Prozent der ältesten Versicherten fielen durchschnittlich 10.965 Dollar an und für die 1,7 Millionen Pflegeheimbewohner durchschnittlich 21.890 Dollar. Siehe Website des Centers for Medicare & Medicaid Services: www.cms.hhs.gov.

23. Das State Children's Health Insurance Program (SCHIP) wurde 1997 durch den Balance Budget Act eingeführt, der Ausgaben in Höhe von 40 Milliarden Dollar für eine Dekade vorsieht.

24. Zugangsberechtigt ist, wer bis zu 200 Prozent des Betrages verdient, der als nationale Armutsgrenze festgelegt wurde. Siehe: Website des Centers for Medicare & Medicaid Services: www.cms.hhs.gov.

25. Die Staaten Missouri, Illinois, Tennessee, Pennsylvania, New York und Maine sind die Spitzenreiter bei den Medicaid-Ausgaben gemessen am Haushalts-volumen; der Durchschnitt liegt bei 21 Prozent, siehe: Rick Lyman, „Florida offers a bold stroke to fight Medicaid cost", *New York Times*, 23. Januar 2005.

26. „The next big thing", *The Economist*, 5. März 2005.

27. Der Senat hat Ende März mit 52 zu 48 Stimmen Bushs Kürzungsvorschläge abgelehnt und gefordert, dass eine Reformkommission eingerichtet wird, die in einem Jahr Ergebnisse liefern soll. Siehe: Sheryl Gay Stolberg, „In blow to Bush, Senators reject cuts to Medicaid", *New York Times*, 18. März 2005.

28. Robert Pear, „Health Secretary calls for Medicaid changes", *New York Times*, 2. Februar 2005.

29. Siehe Website der FDA: www.fda.gov.

30. Die FDA hat folgende Abteilungen: Das National Toxical Research Office for Biologic Evaluation, das Center of Radiological Health, das Center for Veterinary Medicine, das Center for Food Safety and Applied Nutrition, das Center for Drug Evaluation, das Office of the Commissioner und das Office of Regulatory Affairs, siehe Website der FDA: www.fda.gov.

31. Das Schmerzmittel Vioxx des Herstellers Merck beispielsweise wurde 2004 vom Markt genommen, nachdem Untersuchungen auf ein erhöhtes Infarktrisiko hinwiesen. Ein Mitarbeiter der FDA klagt seine eigene Behörde an, auf Warnungen nicht reagiert zu haben und schätzt, dass bis zu 140.000 Amerikaner durch die Einnahme von Vioxx schwer geschädigt wurden, 30–40 Prozent davon seien mittlerweile gestorben. Siehe auch: „Regulating drugs. First do no harm", *The Economist*, 27. November 2004.

32. Clive Cookson, „Master or servant: The US drugs regulator is put under scrutiny", *Financial Times*, 7.Januar 2005.

33. Clive Cookson, „Master or servant: The US drugs regulator is put under scrutiny", *Financial Times*, 7. Januar 2005.

34. Clive Cookson, „Master or servant: The US drugs regulator is put under scrutiny", *Financial Times*, 7. Januar 2005.

35. Sidney Wolfe, *Worst pills, best pills – a consumer guide to preventing drug-induced death or illness*. Pocket Books: Washington, D.C., 2005.

36. Julie Appleby, „Health care costs force benefit changes", *USA Today*, 9. Juli 2004.

37. Zahlen für das Jahr 2003, siehe: Website des Centers for Medicare & Medicaid Services: www.cms.hhs.gov, und Milt Freudenheim, „H.M.O.'s return for a piece of Medicare pie", *New York Times*, 9. März 2004.

38. Zahlen für das Jahr 2003, siehe: www.census.gov.

39. Im Jahr 2004 haben Arbeitnehmer, die bei einer PPO versichert sind, durchschnittlich 2.691 Dollar jährlich für eine Familienversicherung gezahlt, siehe: Julie Appleby, „Employer insurance costs go up 11.2%", *USA Today*, 10. September 2004.

40. Das amerikanische Forschungsinstitut Gallup hat diese Umfrage unter über 1.000 Befragten durchgeführt, siehe: „HMOs win, patients lose and Congress stays in coma", *USA Today*, 22. Juni 2004.

41. Eine erste Version der „patients' bill of rights" ist vom Senat im Jahr 2001 verabschiedet worden. Diese wurde aber auf Drängen von Präsident Bush vom Repräsentantenhaus modifiziert und vom Senat nicht angenommen. Siehe: Martin Kasindorf, „Kerry hits Bush over HMO laws", *USA Today*, 24. Juni 2004.

42. Julie Appleby, „Employer insurance costs go up 11.2%", *USA Today*, 10. September 2004.

43. 1,3 Millionen Beschäftigte sind im Jahr 2003 im Vergleich zum Vorjahr nicht mehr versichert, siehe: www.census.gov.

44. Der letzte Versuch, einen umfassenden Versicherungsschutz für alle Amerikaner sicherzustellen, ist 1994 gescheitert: US-Präsident Bill Clinton brachte den „Health Security Act" ein, den eine Expertenkommission unter Leitung seiner Frau entwickelt hatte und der den Leistungsempfängern – nach deutschem Vorbild – ein festgelegtes Leistungspaket nach dem Sachleistungsprinzip bieten sollte.

Einleitung: Medikamente sind etwas anderes

1. Für statistische Angaben zu Größe und Wachstum der Branche gibt es mehrere Quellen. Eine davon ist IMS Health (www.imshealth.com), ein Privatunternehmen, das Informationen über die Pharmaindustrie auf der ganzen Welt sammelt und verkauft. Die Zahl von 200 Milliarden Dollar ist auf ihrer Website www.imshealth.com/ims/portal/front/articleC/0,2777,6599_3665_41336931,00. html nachzulesen. Weitere Quellen sind FamiliesUSA, „Out-of-Bounds: Rising Prescription Drug Prices for Seniors", Juli 2003 (www.familiesusa.org); Public Citizen Congress Watch, „2002 Drug Industry Profits: Hefty Pharmaceutical Company Margins Dwarf Other Industries", Juni 2003 (www.citizen.org); Henry J. Kaiser Family Foundation, „Prescription Drug Trends," November 2001 (www.kff.org); National Institute for Health Care Management Foundation, „Prescription Drug Expenditures in 2001: Another Year of Escalating Costs", 6. Mai 2002 (www.nihcm.org). Die einzelnen Quellen nennen geringfügig unterschiedliche Zahlen, aber alle liegen eng genug beieinander.

2. Ein umfassendes Bild von der Belastung der älteren Mitbürger durch steigende Medikamentenpreise vermittelt FamiliesUSA, „Out-of-Bounds: Rising Prescription Drug Prices for Seniors", Juli 2003 (www.familiesusa.org).

3. Sarah Lueck, „Drug Prices Far Outpace Inflation", *Wall Street Journal*, 10. Juli 2003, D2.

4. FamiliesUSA, „Out-of-Bounds: Rising Prescription Drug Prices for Seniors", Juli 2003 (www.familiesusa.org).

5. FamiliesUSA, „Out-of-Bounds: Rising Prescription Drug Prices for Seniors", Juli 2003 (www.familiesusa.org).

6. ABC-Spezial mit Peter Jennings: „Bitter Medicine: Pills, Profit, and the Public Health", 29. Mai 2002.

7. Angaben über die zehn größten Konzerne und ihre Fusionen (Stand: Jahr 2003) finden sich unter www.oligopolywatch.com/2003/05/25.html.

8. Sarah Lueck, „Drug Prices Far Outpace Inflation", *Wall Street Journal*, 10. Juli 2003, D2.

1 Der 200-Milliarden-Dollar-Koloss

1. Die Zahlen stammen von den U.S. Centers for Medicare & Medicaid Services, Office of the Actuary, National Health Statistics Group, Baltimore, Maryland. Eine Zusammenfassung bietet Cynthia Smith, „Retail Prescription Drug Spending in the National Health Accounts", *Health Affairs*, Januar–Februar 2004, 160.

2. Center for Policy Alternatives, „Playing Fair: State Action to Lower Prescription Drug Prices", 2000.

3. Die Zahlen habe ich aus folgenden Quellen zusammengestellt:

   a. IMS Health, ein Dienstleistungsunternehmen für die Pharmaindustrie, war die wichtigste Quelle für die weltweiten Umsatzzahlen (www.imshealth.com).

   b. U.S. Centers for Medicare & Medicaid Services (www.cmms.gov).

   c. Jahresbericht des Branchenverbandes Pharmaceutical Research and Manufacturers of America, „Pharmaceutical Industry Profile 2002" (www.phrma.org).

d. National Institute for Health Care Management Foundation, „Prescription Drug Expenditures in 2001: Another Year of Escalating Costs", 6. Mai 2002 (www.nihcm.org).

Außerdem habe ich in den Jahresberichten der größten Pharmakonzerne nachgesehen.

4. Eine ausgezeichnete Zusammenfassung der öffentlichen Beiträge zur Forschung der Pharmaunternehmen bieten: Public Citizen Congress Watch, „Rx R & D Myths: The Case Against the Drug Industry's R & D ‚Scare Card' ", Juli 2001 (www.citizen.org); NIHCM, „Changing Patterns of Pharmaceutical Innovation", Mai 2002 (www.nihcm.org).

5. Diese Schätzung liegt vermutlich zu niedrig. Dass der Anteil mindestens so hoch ist, zeigt CenterWatch, www.centerwatch.com, ein Privatunternehmen im Besitz von Thomson Medical Economics, das Informationen an die Branche der klinischen Prüfungen liefert. Siehe *An Industry in Evolution*, 3. Auflage, herausgeben von Mary Jo Lamberti (Boston: CenterWatch, 2001), 22.

6. FamiliesUSA, „Out-of-Bounds: Rising Prescription Drug Prices for Seniors", Juli 2003 (www.familiesusa.org).

7. Public Citizen Congress Watch, „Rx R & D Myths: The Case Against the Drug Industry's R & D ‚Scare Card' ", Juli 2001 (www.citizen.org).

8. „The Fortune 500", *Fortune*, 15. April 2002, F26.

9. Public Citizen Congress Watch, „2002 Drug Industry Profits: Hefty Pharmaceutical Company Margins Dwarf Other Industries", Juni 2003 (www.citizen. org/documents/Pharma_Report.pdf). Die Daten stammen vorwiegend aus den Fortune-500-Listen in *Fortune*, 7. April 2003 und 5. April 2004, sowie aus den Jahresberichten der Pharmakonzerne.

10. Henry J. Kaiser Family Foundation, „Prescription Drug Trends", November 2001 (www.kff.org).

11. FamiliesUSA, „Profiting from Pain: Where Prescription Drug Dollars Go", Juli 2002 (www.familiesusa.org/site/DocServer/PReport.pdf?docID=249).

12. Vasella hielt seinen Vortrag am 10. Juni 2003 beim AARP International Forum on Prescription Drug Policy in Washington, D.C.

13. Patricia Barry, „More Americans Go North for Drugs", *AARP Bulletin*, April 2003, 3.

14. Chandrani Ghosh und Andrew Tanzer, „Patent Play", *Forbes*, 17. September 2001, 141.

15. Gardiner Harris, „Schering-Plough Is Hurt by Plummeting Pill Costs", *New York Times*, 8. Juli 2003, C1.

16. Die wichtigsten Informationen über Zahl und Art der jährlich zugelassenen Medikamente finden sich auf der Website der U.S. Food and Drug Administration (FDA), www.fda.gov/cder/rdmt/pstable.htm.

17. Sheryl Gay Stolberg und Gardiner Harris, „Measure to Ease Imports of Drugs Is Gaining in House", *New York Times*, 22. Juli 2003, A1.

18. Alice Dembner, „Drug Firm to Pay $875M Fine for Fraud", *Boston Globe*, 4. Oktober 2001, A1.

2 Ein neues Medikament entsteht

1. Einen Überblick über das Verfahren von Forschung und Entwicklung und über den Beitrag der NIH zur Grundlagenforschung findet sich in Public Citizen Congress Watch, „Rx R & D Myths: The Case Against the Drug Industry's R & D ‚Scare Card' ", Juli 2001 (www.citizen.org).

2. Jahresbericht des Branchenverbandes Pharmaceutical Research and Manufacturers of America, „Pharmaceutical Industry Profile 2002", 20 (www.phrma.org).

3. Die Geschichte des AZT erzählt Philip J. Hilts, *Protecting America's Health: The FDA, Business, and One Hundred Years of Regulation* (New York: Alfred A. Knopf, 2003), 236. Siehe auch „Approval of AZT", 20. März 1987, www.fda.gov/bbs/topics/NEWS/NEW00217.html.

4. „Mitusya, Weinhold, Yarchoan, Bolognesi, Broder, Credit Government Scientists with Developing Anti-AIDS Drug", *New York Times*, 28. September 1989. Der Brief steht zur Verfügung unter http://lists.essential.org/pharm-policy/msg00106.html.

5. Ein gründlicher, leicht verständlicher Bericht über die Arbeitsweise der FDA stammt von einer ehemaligen leitenden Beamtin der Behörde. Siehe Suzanne Parisian, *FDA: Inside and Out* (Front Royal, Va.: Fast Horse Press, 2001); siehe auch Public Citizen Congress Watch, „Rx R & D Myths: The Case Against the Drug Industry's R & D ‚Scare Card' ", Juli 2001 (www.citizen.org), appendix A.

6. Die beste Quelle für Informationen über die CROs und die Branche der klinischen Prüfungen ist CenterWatch, ein privates Unternehmen im Besitz von Thomson Medical Economics (www.centerwatch.com). Einen Überblick bietet CenterWatch, *An Industry in Evolution*, 3. Auflage, herausgegeben von Mary Jo Lamberti (Boston: CenterWatch, 2001). CenterWatch bringt auch einen monatlichen Newsletter heraus. Die Zahl 80.000 ist eine Schätzung von CenterWatch. Die Angabe von 2,3 Millionen stammt von IMS International, der FDA und den NIH; siehe Naomi Aoki, „Trials and Errors", *Boston Globe*, 12. Juni 2002, D1.

7. Eine der vielen Quellen für diese Aussage ist „Shifts in the Foundation of Drug Development" *Center Watch Monthly*, Januar 2004, 8.

8. Department of Health and Human Services, Office of Inspector General, „Recruiting Human Subjects: Pressures in Industry-Sponsored Clinical Research", Juni 2000, OEI-01-97-00195, 17.

9. Chris Adams, „FDA Inundated Trying to Assess Drug Ad Pitches", *Wall Street Journal*, 14. März 2002, B1.

10. Melody Petersen, „FDA Lets Others Inspect Plants Again", *New York Times*, 3. April 2002, C3.

11. Für zusammenfassende Darstellungen über die Geschichte der FDA siehe Parisian, *FDA: Inside and Out*; Hilts, *Protecting America's Health*; „FDA Backgrounder: Milestones in U.S. Food and Drug Law History", 3. Mai 1999 (http://vm.cfsan.fda.gov/mileston.html).

12. „Revolution at the FDA", *Wall Street Journal*, 19. Februar 2003, A14.

13. Anzeige der Washington Legal Foundation, „In All Fairness", *New York Times*, 16. Dezember 2002, A27.

3 Wie viel gibt die Pharmaindustrie
wirklich für Forschung und Entwicklung aus?

1. Alan F. Holmer im National Public Radio, *Talk of the Nation*, Leitung Juan Williams, 2. Januar 2001.

2. William Safire, „The Doughnut's Hole", *New York Times*, 27. Oktober 2003, A23.

3. Robert Pear, „Research Cost for New Drugs Said to Soar", *New York Times*, 1. Dezember 2001, Cl.

4. Angaben der Industrie über die Aufwendungen für Forschung und Entwicklung finden sich im Jahresbericht des Branchenverbandes Pharmaceutical Research and Manufacturers of America, „Pharmaceutical Industry Profile 2002", Tabelle 1 (www.phrma.org); Auskunft über die Anzahl der jährlich zugelassenen Medikamente gibt die Website der FDA www.fda.gov/cder/rdmt/pstable.htm.

5. Eine ausgezeichnete und detaillierte Analyse über die tatsächliche Höhe der Forschungs- und Entwicklungskosten in den Unternehmen sowie Verweise auf andere Analysen finden sich bei Public Citizen Congress Watch, „Rx R & D Myths: The Case Against the Drug Industry's R & D ‚Scare Card' ", Juli 2001 (www.citizen.org).

6. Naomi Aoki, „R & D Costs for Drugs Skyrocket, Study Says", *Boston Globe*, 1. Dezember 2001, C1.

7. Naomi Aoki, „R & D Costs for Drugs Skyrocket, Study Says", *Boston Globe*, 1. Dezember 2001, C1.

8. Robert Pear, „Research Cost for New Drugs Said to Soar", *New York Times*, 1. Dezember 2001, Cl.

9. Joseph A. DiMasi, Ronald W. Hansen, Henry G. Grabowski, „The Price of Innovation: New Estimates of Drug Development Costs", *Journal of Health Economics*, vol. 22 (2003), 151–85.

10. Robert Pear, „Research Cost for New Drugs Said to Soar", *New York Times*, 1. Dezember 2001, Cl.

11. Siehe Website der FDA www.fda.gov.

12. Joseph A. DiMasi, Ronald W. Hansen, Henry G. Grabowski, „The Price of Innovation: New Estimates of Drug Development Costs", *Journal of Health Economics*, vol. 22 (2003), 173.

13. Joseph A. DiMasi, Ronald W. Hansen, Henry G. Grabowski, „The Price of Innovation: New Estimates of Drug Development Costs", *Journal of Health Economics*, vol. 22 (2003), 151.

14. Joseph A. DiMasi, Ronald W. Hansen, Henry G. Grabowski, „The Price of Innovation: New Estimates of Drug Development Costs", *Journal of Health Economics*, vol. 22 (2003), 161.

15. Das Gesetz über und eine Liste von Orphan-Arzneimitteln finden sich auf der Website der FDA: www.fda.gov/orphan/taxcred.htm. Eine Zusammenfassung bietet Larry Stevens, „Big Gains, Some Strains", *American Medical News*, 4. August 2003, 5.

16. Angaben über die Steuerzahlungen der Pharmakonzerne finden sich bei Common Cause, „Prescription for Power: How Brand-Name Drug Companies Prevailed over Consumers in Washington", Juni 2001, 13 (www.commoncause. org); einige Informationen stehen auch in den Jahresberichten der Unternehmen.

17. Naomi Aoki, „R & D Costs for Drugs Skyrocket, Study Says", *Boston Globe*, 1. Dezember 2001, C1.

18. Public Citizen Congress Watch, „2002 Drug Industry Profits: Hefty Pharmaceutical Company Margins Dwarf Other Industries", Juni 2003 (www.citizen. org/documents/Pharma_Report.pdf).

19. FamiliesUSA, „Profiting from Pain: Where Prescription Drug Dollars Go", Juli 2002 (www.familiesusa.org/site/DocServer/PReport.pdf?docID=249).

20. Alan Sager, Professor of Health Services an der Boston University School of Public Health, zitiert in *BusinessWeek Online*, 9. Juli 2001 (www.business week.com).

21. Arnold S. Relman und Marcia Angell, „America's Other Drug Problem", *New Republic*, 16. Dezember 2002, 32.

4 Wie innovativ ist die Branche tatsächlich?

1. Vicki Kemper, „Drug Industry Poised to Recap Political Dividends", *Los Angeles Times*, 8. November 2002, A15.

2. Die Mitglieder der Pharmaceutical Research and Manufacturers of America sind aufgeführt unter www.phrma.org/whoweare/members und im Jahresbericht der PhRMA, „Pharmaceutical Industry Profile 2002".

3. Namen und Hersteller FDA-zugelassener Medikamente finden sich, nach Jahren geordnet, unter www.fda.gov/cder/rdmt/ndaaps02cy.htm; ausführlichere Informationen über Medikamente enthält das *Physicians' Desk Reference*, 58. Auflage, (Montvale, N.J.: Thomson PDR, 2004) oder www.PDR.net.

4. Dies ist meine plausibelste Schätzung, zum Teil gestützt auf Informationen von CenterWatch, www.centerwatch.com, *An Industry in Evolution*, 3. Auflage, herausgegeben von Mary Jo Lamberti (Boston: CenterWatch, 2001), 22; und Gautam Naik, „GlaxoSmithKline Actively Pursues Drug Licenses", *Wall Street Journal*, 13. Februar 2002, B2.

5. Gautam Naik, „GlaxoSmithKline Actively Pursues Drug Licenses", *Wall Street Journal*, 13. Februar 2002, B2.

6. Gautam Naik, „GlaxoSmithKline Actively Pursues Drug Licenses", *Wall Street Journal*, 13. Februar 2002, B2.

7. Am vollständigsten wiedergegeben wird die Geschichte des Taxols von der Verbraucherschutzorganisation Consumer Project on Technology: Susannah Markandya und James Love, „Timeline of Paclitaxel Disputes", 23. August 2001 (www.cptech.org). Siehe auch Public Citizen Health Research Group's Health Letter, „Taxol: How the NIH Gave Away the Store", August 2003, 12; Peter Landers, „U.S. Recoups Modest Sum on Taxol", *Wall Street Journal*, 9. Juni 2003, B7; Common Cause, „Prescription for Power: How Brand-Name Drug Companies Prevailed over Consumers in Washington", Juni 2001, 13 (www.commoncause.org);

Eliot Marshall, „Universities, NIH Hear the Price Isn't Right on Essential Drugs", *Science*, 27. April 2001, 614 (www.sciencemag.org).

8. Informationen über das FDA-Zulassungsverfahren und die Bedingungen für exklusive Vermarktungsrechte finden sich auf der Website der FDA: www.fda.gov/cder/ob. Über Patente informiert die Website des U.S. Patent and Trademark Office, www.uspto.gov; das ursprüngliche Patent für Taxol trägt beispielsweise die Nummer 5.157.049 und wurde am 20. Oktober 1992 an das US-Gesundheitsministerium vergeben. Über die Gewinnbeteiligung der Florida State University informiert das Florida State University Office of Research, Office of Technology Transfer (www.techtransfer.fsu.edu).

9. Über die Geschichte von Epogen berichten Arnold S. Relman und Marcia Angell, „America's Other Drug Problem", *New Republic*, 16. Dezember 2002, 31. Außerdem Merrill Goozner, „The Price Isn't Right", *American Prospect*, 11. September 2000 (www.prospect.org); Paul Elias, „Suit Against Columbia Highlights Issue of University Patents", *Boston Globe*, 28. April 2003, A7; Naomi Aoki, „Biotech Firms Sue Columbia University", *Boston Globe*, 16. Juli 2003, C1; Anthony Shadid, „A U.S. Share of Royalties on Research Proposed", *Boston Globe*, 22. August 2001, A1.

10. Zur Geschichte von Gleevec siehe Arnold S. Relman und Marcia Angell, „America's Other Drug Problem", *New Republic*, 16. Dezember 2002, 31. Grundlage waren unter anderem persönliche Gespräche zwischen Relman und Dr. Brian J. Druker. Siehe auch James Love, Consumer Project on Technology (www.cptech.org/ip/health/gleevec); Charles L. Sawyers, „Medical Progress: Chronic Myeloid Leukemia", *New England Journal of Medicine*, 29. April 1999, 1330 (www.nejm.org).

11. Die Anzeige erschien unter anderem im *New Yorker*, 9. Februar 2004, 25. Zur Sichtweise von Novartis siehe auch Daniel Vasella und Robert Slater, *Magic Cancer Bullet: How a Tiny Orange Pill Is Rewriting Medical History* (New York: Harper Collins, 2003); ein Übersichtsartikel von Arnold S. Relman erschien im *Journal of the American Medical Association*, 22.–29. Oktober 2003, 2194.

12. Darren E. Zinner, „Medical R & D at the Turn of the Millennium", *Health Affairs*, September-Oktober 2001, 202.

13. Public Citizen Congress Watch, „Rx R & D Myths: The Case Against the Drug Industry's R & D ‚Scare Card' ", Juli 2001 (www.citizen.org).

14. U.S. Congress, Joint Economic Committee, „The Benefits of Medical Research and the Role of the NIH", May 2000, http://jec.senate.gov.

15. Alice Dembner, „Public Handouts Enrich Drug Makers, Scientists", *Boston Globe*, 5. April 1998, A1.

16. Merrill Goozner, *The $800 Million Pill: The Truth Behind the Cost of New Drugs* (Berkeley: University of California Press, 2004).

17. Daniel Vasella und Robert Slater, *Magic Cancer Bullet: How a Tiny Orange Pill Is Rewriting Medical History* (New York: HarperCollins, 2003).

18. Über Schwierigkeiten bei der Beschaffung von Gleevec berichtet Love, www.cptech.org/ip/health/gleevec; Stephanie Strom und Matt Fleischer-Black, „Questions on Choice of Foundation for Drug Program", *New York Times*,

273

5. Juni 2003, C7; IANS, „Novartis Stops Donation of Cancer Drug to India",
6. Juni 2003, (www.newindpress.com); die Beschwerde bei Vasella stammte von
einem Zuhörer beim AARP International Forum on Prescription Drug Policy in
Washington, D.C., 10. Juni 2003.

19. Die Geschichte von Cerezyme findet sich bei Merrill Goozner, *The $800 Million Pill: The Truth Behind the Cost of New Drugs* (Berkeley: University of California Press, 2004).

20. Über die Geschichte von Fuzeon berichtet Vanessa Fuhrmans, „Costly New Drug for AIDS Means Some Go Without", *Wall Street Journal*, 13. Januar 2004, Al.

21. Eine zusammenfassende Darstellung des Gesetzes findet sich beim Council on Governmental Relations, „The Bayh-Dole Act: A Guide to the Law and Implementing Regulations", Oktober 1999 (www.cogr.edu/docs/Bayh_Dole.pdf). Siehe auch Peter S. Arno und Michael H. Davis, „Why Don't We Enforce Existing Drug Price Controls?" *Tulane Law Review, vol. 75*, no. 3 (2001); Eyal Press und Jennifer Washburn, „The Kept University", *Atlantic Monthly*, März 2000, 39.

22. Zur Reaktion der NIH siehe Department of Health and Human Services, National Institutes of Health, „NIH Response to the Conference Report Request for a Plan to Ensure Taxpayers' Interests Are Protected", Juli 2001 (www.nih.gov/news/070101wyden.htm).

5 Alter Wein in neuen Schläuchen: das Hauptgeschäft der Pharmaindustrie

1. Eine ausgezeichnete Übersichtsdarstellung zum Wandel der Branche von innovativen Medikamenten zu Nachahmerpräparaten findet sich bei der National Institute for Health Care Management Foundation, „Changing Patterns of Pharmaceutical Innovation", Mai 2002 (www.nihcm.org).

2. FDA-Website www.fda.gov/cder/rdmt/pstable.htm.

3. Bei dem Gesetz handelt es sich um das Kefauver-Harris Drug Amendment von 1962. Es verlangt, dass die Hersteller die Wirksamkeit und Sicherheit ihrer Produkte nachweisen. Es sagt aber nichts darüber aus, womit neue Produkte verglichen werden müssen; seither nimmt man es wörtlich, nämlich dass man sie mit überhaupt nichts vergleichen müsste.

4. Einige gute Berichte über Prilosec und Nexium stammen von Gardiner Harris, so unter anderem „As a Patent Expires, Drug Firm Lines Up Pricey Alternative", *Wall Street Journal*, 6. Juni 2002, A1; und „Two Fronts in Heartburn Market Battle", *New York Times*, 20. August 2003, C12. Siehe auch Neil Swidey, The Costly Case of the Purple Pill", *Boston Globe Magazine*, 17. November 2002, 11; Informationen über die Anerkennung aller FDA-zugelassenen Medikamente finden sich auf der Website der Behörde: www.fda.gov/search/databases.html.

5. Eine zusammenfassende Darstellung der Prüfungen findet sich im *Physicians' Desk Reference*, 56. Auflage (Montvale, N.J.: Thomson PDR, 2002), S. 621 (www.pdr.net).

6. Gardiner Harris, „Two Fronts in Heartburn Market Battle", *New York Times*, 20. August 2003, C12.

7. Ein ausgezeichneter, detaillierter Bericht über Claritin ist von Stephen S. Hall, „Prescription for Profit", *New York Times Magazine*, 11. März 2001, 40. Über den Wechsel zu Claritin siehe Gardiner Harris, „Schering-Plough Wins New Approval for Allergy Drug", *Wall Street Journal*, 12. Februar 2002, B10; und „Schering-Plough Faces a Future with Coffers Unfortified by Claritin", *Wall Street Journal*, 22. März 2002, A1.

8. Christopher Rowland, „Ad Spending Soars as Cholesterol Fighters Duel", *Boston Globe*, 30. Juli 2003, D1; Francesca Lunzer Kritz, „Statins, at the Heart of a New Cholesterol Campaign", *Washington Post*, 31. Juli 2001, F6. Herstellerinformationen über einzelne Medikamente finden sich im *Physicians' Desk Reference*, 58. Auflage.

9. David Brown, „Cholesterol Drug Taken Off the Market", *Washington Post*, 9. August 2001, A1.

10. Ron Winslow, „Study Signals How Low to Go on Cholesterol", *Wall Street Journal*, 13. November 2003, D1.

11. Alicia Ault, „A Statin Too Far?" *Washington Post*, 12. August 2003, F5.

12. Die Liste der zehn weltweit umsatzstärksten Medikamente steht zur Verfügung bei IMS Health, „World Review for 2002", Daten freigegeben am 25. Februar 2003 (www.imshealth.com).

13. Zur Geschichte von Prozac und Sarafem siehe Arnold S. Relman und Marcia Angell, „America's Other Drug Problem", *New Republic*, 16. Dezember 2002, 38; ein Bericht über die Prozac-Konkurrenten stammt von Erica Goode, „Researchers Scramble for the Next Prozac", *Seattle Times*, 30. Juni 2002, A7. Herstellerinformationen über einzelne Medikamente finden sich im *Physicians' Desk Reference*, 58. Auflage.

14. Denise Grady, „U.S. Guidelines Are Reassessing Blood Pressure", *New York Times*, 15. Mai 2003, A1.

15. Melody Petersen, „Advertising", *New York Times*, 18. Juli 2003, C5.

16. Shankar Vedantam, „Drug Ads Hyping Anxiety Make Some Uneasy", *Washington Post*, 16. Juli 2001, A1.

17. Shankar Vedantam, „Drug Ads Hyping Anxiety Make Some Uneasy", *Washington Post*, 16. Juli 2001, A1.

18. Maureen Dowd, „Aloft on Bozoloft", *New York Times*, 3. Juli 2002, A23.

19. Gardiner Harris, „2 Cancer Drugs, No Comparative Data", *New York Times*, 26. Februar 2004, C1.

20. Zu Berichten über Medikamentenknappheit siehe Melody Petersen, „Drug Shortages Become a Worry at Hospitals Around the Country", *New York Times*, 3. Januar 2001, A1; Julie Appleby, „Hospitals, Patients Run Short of Key Drugs", *USA Today*, 11. Juli 2001, 1A; Gardiner Harris, „CDC Warns Vaccine Supply Is in Jeopardy", *Wall Street Journal*, 11. Februar 2002, A3.

21. Julie Appleby, „Hospitals, Patients Run Short of Key Drugs", *USA Today*, 11. Juli 2001, 1A.

22. Melody Petersen, „Drug Shortages Become a Worry at Hospitals Around the Country", *New York Times*, 3. Januar 2001, A1.

275

6 Wie gut sind neue Medikamente?

1. Die ALLHAT-Ärzte und Koordinatoren der ALLHAT Collaborative Research Group, „Major Outcomes in High-Risk Hypertensive Patients Randomized to Angiotensin-Converting Enzyme Inhibitor or Calcium Channel Blocker vs. Diuretic", *Journal of the American Medical Association*, 18. Dezember 2002, 2981. Ausführliche Presseberichte unter anderem von Ron Winslow und Scott Hensley, „Study Questions High-Cost Drugs for Hypertension", *Wall Street Journal*, 18. December 2002, A1; Lawrence K. Altman, „Older Way to Treat Hypertension Found Best", *New York Times*, 18. Dezember 2002, A1.

2. Die Liste der zehn weltweit umsatzstärksten Medikamente steht zur Verfügung bei IMS Health, „World Review for 2002", Daten freigegeben am 25. Februar 2003 (www.imshealth.com).

3. Ron Winslow und Scott Hensley, „Study Questions High-Cost Drugs for Hypertension", *Wall Street Journal*, 18. December 2002, A1.

4. Lawrence K. Altman, „Older Way to Treat Hypertension Found Best", *New York Times*, 18. Dezember 2002, A1.

5. FamiliesUSA, „Bitter Pill: The Rising Prices of Prescription Drugs for Older Americans", Juni 2002 (www.familiesusa.org).

6. Ron Winslow und Scott Hensley, „Study Questions High-Cost Drugs for Hypertension", *Wall Street Journal*, 18. December 2002, A1.

7. Lawrence K. Altman, „Older Way to Treat Hypertension Found Best", *New York Times*, 18. Dezember 2002, A1.

8. Lindon M.H. Wing et al., „A Comparison of Outcomes with Angiotensin-Converting-Enzyme Inhibitors and Diuretics for Hypertension in the Elderly", *New England Journal of Medicine*, 13. Februar 2003, 583.

9. Auf die Harvard Medical School und ihre Lehrkrankenhäuser konzentriere ich mich nur deshalb, weil ich mit ihnen am besten vertraut bin, und ich erwähne hier nur einen Teil ihrer Abmachungen. In der Presse berichtete unter anderem Liz Kowalczyk: „Beth Israel Seeks Deal with Drug Company", *Boston Globe*, 14. Februar 2001, A1; „Harvard to Use Caution with Merck", *Boston Globe*, 1. August 2001, A1; „Lucrative Licensing Deals with Drug, Biotech Firms Are Raising Ethics Issues for Hospitals", *Boston Globe*, 24. März 2002, C1. Siehe auch Raja Mishra, „Harvard May Ease Rules on Faculty Ties to Drug Firms", *Boston Globe*, 9. Juni 2003, A1. Das Abkommen mit Millennium wurde in einem Rundschreiben genannt, in dem Mitarbeiter aufgefordert wurden, Anträge für das Partnerprogramm einzureichen.

10. Justin E. Bekelman et al., „Scope and Impact of Financial Conflicts of Interest in Biomedical Research", *Journal of the American Medical Association*, 22.–29. Januar 2003, 454.

11. Kevin A. Schulman et al., „A National Survey of Provisions in Clinical Trial Agreements Between Medical Schools and Industry Sponsors", *New England Journal of Medicine*, 24. Oktober 2002, 1335.

12. Hierüber berichteten Alison Bass, „Drug Companies Enrich Brown Professor", *Boston Globe*, 4. Oktober 1999, A1; und Douglas M. Birch und Gary Cohn, „Of Patients and Profits: Standing Up to Industry", *Baltimore Sun*, 26. Juni 2001, 1A.

13. David Willman, „Stealth Merger: Drug Companies and Government Medical Research", *Los Angeles Times*, 7. Dezember 2003, A1.

14. „Subverting U.S. Health", Editorial, *Los Angeles Times*, 7. December 2003, M4.

15. Einen ausgezeichneten Überblick über voreingenommene klinische Forschung bietet Thomas Bodenheimer, „Uneasy Alliance: Clinical Investigators and the Pharmaceutical Industry", *New England Journal of Medicine*, 18. Mai 2000, 1539.

16. Justin E. Bekelman et al., „Scope and Impact of Financial Conflicts of Interest in Biomedical Research", *Journal of the American Medical Association*, 22.–29. Januar 2003, 454.

17. H.T. Stelfox et al., „Conflict of Interest in the Debate over Calcium-Channel Antagonists", *New England Journal of Medicine*, 8. Januar 1998, 101.

18. Das *British Medical Journal* brachte eine ausgezeichnete Ausgabe über Industriefinanzierung und verzerrte klinische Forschung heraus. Die Artikel stehen auf der Website der Zeitschrift (www.bmj.org) zur Verfügung. Siehe insbesondere Silvio Garattini et al., „How Can Research Ethics Committees Protect Patients Better?", *British Medical Journal*, 31. Mai 2003, 1199; siehe auch Frank van Kolfschooten, „Can You Believe What You Read?", *Nature*, 28. März 2002, 360.

19. Bodil Als-Nielsen et al., „Association of Funding and Conclusions in Randomized Drug Trials", *Journal of the American Medical Association*, 20. August 2003, 921.

20. Susan Okie, „Missing Data on Celebrex: Full Study Altered Picture of Drug", *Washington Post*, 5. August 2001, A11.

21. Über diesen Fall wurde in der Presse ausführlich berichtet. Siehe zum Beispiel Philip J. Hilts, „Company Tried to Bar Report That HIV Vaccine Failed", *New York Times*, 1. November 2000, A26; Richard Saltus, „AIDS Drug Researchers Say Firm Pressured Them", *Boston Globe*, 1. November 2000, A3; Thomas M. Burton, „Unfavorable Drug Study Sparks Battle over Publication of Results", *Wall Street Journal*, 1. November 2000, B1; Carol Cruzan Morton, „Company, Researchers Battle over Data Access", *Science*, 10. November 2000, 1063. Ich konnte auch mit einem der Autoren sprechen und Einblick in einige Unterlagen nehmen, unter anderem in den Vertrag zwischen Autoren und Unternehmen.

22. Hierüber berichteten Douglas M. Birch und Gary Cohn, „Of Patients and Profits: Standing Up to Industry", *Baltimore Sun*, 26. Juni 2001, 1A.

23. Diese Studie über Antidepressiva des Prozac-Typs war einzigartig, weil in ihr alle klinischen Studien zu Antidepressiva analysiert wurden, die es bei der FDA gab, ganz gleich, ob sie veröffentlicht wurden oder nicht. Siehe Irving Kirsch und Thomas J. Moore, „The Emperor's New Drugs: An Analysis of Antidepressant Medication Data Submitted to the U.S. Food and Drug Administration", *Prevention & Treatment*, 15. Juli 2002.

24. Siehe Wayne Kondro und Barbara Sibbald, „Drug Company Experts Advised Staff to Withhold Data About SSRI Use in Children", *Canadian Medical Association Journal*, 2. März 2004; „Depressing Research", Editorial, *The Lancet*, 24. April 24 2004.

7 Verkaufen auf die harte Tour: Köder, Bestechung und Provisionen

1. Statistische Angaben über kostenlose Musterpackungen und Besuche von Pharmareferenten bei Ärzten finden sich bei Tyler Chin, „Drug Firms Score by Paying Doctors for Time", *American Medical News*, 6. Mai 2002, 1 (www.amednews.com); Scott Hensley, „As Drug-Sales Teams Multiply, Doctors Start to Tune Them Out", *Wall Street Journal*, 13. Juni 2003, A1.

2. Das U.S. General Accounting Office veröffentlichte 2002 einen kritischen Bericht über die direkte Verbraucherwerbung für verschreibungspflichtige Medikamente. Darin wurden auch die Angaben der Industrie über ihre Werbeaufwendungen wiedergegeben. Siehe U.S. General Accounting Office, „Prescription Drugs: FDA Oversight of Direct-to-Consumer Advertising Has Limitations", Oktober 2002, GAO-03-177 (www.gao.gov).

3. Christopher Rowland, „Pats Ink Levitra Marketing Deal", *Boston Globe*, 12. September 2003, D1.

4. Christopher Rowland, „Pats Ink Levitra Marketing Deal", *Boston Globe*, 12. September 2003, D1.

5. Melody Petersen, „A Respected Face, but Is It News or an Ad?", *New York Times*, 7. Mai 2003, B1; Reuters, „Film Production Company Sues Cronkite", *New York Times*, 20. September 2003, B4.

6. Über Lauren Bacall und andere Prominente in der Werbung berichtete Melody Petersen, „Heartfelt Advice, Hefty Fees", *New York Times*, 11. August 2002, C1; Alex Kuczynski, „Treating Disease with a Famous Face", *New York Times*, 15. Dezember 2002, section 9, 1; Lawrence Goodman, „Celebrity Pill Pushers", Salon.com, 11. Juli 2002.

7. Melody Petersen, „A Respected Face, but Is It News or an Ad?", *New York Times*, 7. Mai 2003, B1.

8. Siehe Arnold S. Relman und Marcia Angell, „America's Other Drug Problem", *New Republic*, 16. Dezember 2002, 27. In den zehn Jahren von 1990 bis 2000 wendeten die zehn größten Unternehmen ungefähr 35 Prozent für „Marketing, allgemeine Ausgaben und Verwaltung", auf; siehe Henry J. Kaiser Family Foundation, „Prescription Drug Trends", November 2001 (www. kff.org). Angaben über die zehn größten US-Pharmakonzerne im Jahr 2002 finden sich bei Public Citizen Congress Watch, „Drug Industry Profits: Hefty Pharmaceutical Company Margins Dwarf Other Industries", Juni 2003 (www.citizen.org).

9. Derartige Informationen findet man auf den Websites und in den Jahresberichten der Unternehmen, beispielsweise bei www.novartis.com.

10. Pharmaceutical Research and Manufacturers of America, „Pharmaceutical Industry Profile 2002" (www.phrma.org).

11. Siehe Glossar, employment definitions, PhRMA, „Pharmaceutical Industry Profile 2002", 95 (www.phrma.org).

12. Siehe U.S. GAO „Prescription Drugs"; und Robert Pear, „Investigators Find Repeated Deception in Ads for Drug", *New York Times*, 4. Dezember 2002, A22.

13. U.S. General Accounting Office, „Prescription Drugs: FDA Oversight of Direct-to-Consumer Advertising Has Limitations", Oktober 2002, GAO-03-177, 3 (www.gao.gov).

14. Robert Pear, „Investigators Find Repeated Deception in Ads for Drug", *New York Times*, 4. Dezember 2002, A22.

15. Zu den Hintergründen siehe Francis B. Palumbo und C. Daniel Mullins, „The Development of Direct-to-Consumer Prescription Drug Advertising Regulation", *Food and Drug Law Journal*, vol. 57, no. 3 (2002), 423. Hintergründe und Informationen über den Wechsel zur Fernsehwerbung siehe U.S. General Accounting Office, „Prescription Drugs: FDA Oversight of Direct-to-Consumer Advertising Has Limitations", Oktober 2002, GAO-03-177, (www.gao.gov).

16. Über solche Indizien berichten: Meredith B. Rosenthal et al., „Deman Effects of Recent Changes in Prescription Drug Promotion", Henry J. Kaiser Family Foundation, Juni 2003 (www.kff.org); Meredith B. Rosenthal et al., „Promotion of Prescription Drugs to Consumers", *New England Journal of Medicine*, 14. Februar 2002, 498; U.S. General Accounting Office, „Prescription Drugs: FDA Oversight of Direct-to-Consumer Advertising Has Limitations", Oktober 2002, GAO-03-177, (www.gao.gov); Robert Pear, „Investigators Find Repeated Deception in Ads for Drug", *New York Times*, 4. Dezember 2002, A22; Vanessa Fuhrmans und Gautam Naik, „In Europe, Prescription-Drug Ads Are Banned – and Health Costs Lower", *Wall Street Journal*, 15. März 2002, B1.

17. Chris Adams, „FDA Inundated Trying to Assess Drug Ad Pitches", *Wall Street Journal*, 14. März 2002, B1.

18. Über die Verschleppung durch die FDA wurde in der Presse ausführlich berichtet. Siehe zum Beispiel Melody Petersen, „Who's Minding the Drugstore?", *New York Times*, 29. Juni 2003, section 3, 1; Alice Dembner, „FDA Action on Drug Ads Declining", *Boston Globe*, 19. Oktober 2002, A1; Michael Kranish, „FDA Counsel's Rise Embodies U.S. Shift", *Boston Globe*, 22. Dezember 2002, A1.

19. Siehe U.S. General Accounting Office, „Prescription Drugs: FDA Oversight of Direct-to-Consumer Advertising Has Limitations", Oktober 2002, GAO-03-177, 21 (www.gao.gov).

20. Siehe Alan F. Holmer, „Direct-to-Consumer Advertising—Strengthening Our Health Care System", *New England Journal of Medicine*, 14. Februar 2002, 526.

21. Katharine Greider, *The Big Fix: How the Pharmaceutical Industry Rips Off American Consumers* (Cambridge, Mass.: Perseus Books, 2003).

22. Tyler Chin, „Drug Firms Score by Paying Doctors for Time", *American Medical News*, 6. Mai 2002, 1 (www.amednews.com).

23. Liz Kowalczyk, „Drug Firms Increasingly Barred from Exam Rooms", *Boston Globe*, 28. Juli 2003, A1.

24. „Drugmakers' Gifts to Doctors Finally Get Needed Scrutiny", Editorial, *USA Today*, 14. Oktober 2002, 14A.

25. American Medical Association Council on Ethical and Judicial Affairs, „Clarification of Gifts to Physicians from Industry", addendum 2, opinion 8.061, Dezember 2000. Department of Health and Human Services, Office of the

Inspector General, „Compliance Program Guidance for Pharmaceutical Manufacturers", 18. April 2003 (http://oig.hhs.gov/authorities/docs/03/050503FRCPGPharmac.pdf), siehe Federal Register, vol. 68, no. 86 (5. Mai 2003), 23738. Siehe auch Robert Pear, „Drug Industry Is Told to Stop Gifts to Doctors", *New York Times*, 1. Oktober 2002, A23.

26. Liz Kowalczyk, „Drug Companies' Secret Reports Outrage Doctors", *Boston Globe*, 25. Mai 2003, Al.

27. Der Bericht über TAP und Lupron stützt sich zum Teil auf Vorträge und schriftliches Material vom Pharmaceutical Regulatory and Compliance Congress and Best Practices Forum in Washington, D.C., 12.-14. November 2003, und insbesondere auf die Beiträge von Michael Loucks, Leiter der Health Care Fraud Unit, Assistant U.S. Attorney, U.S. Attorney's Office for the District of Massachusetts. Zu Dank verpflichtet bin ich auch Dr. Joseph Gerstein. Er gehörte zu denen, die den Stein ins Rollen brachten, und unterhielt sich ausführlich mit mir. Presseberichte siehe unter anderem: Alice Dembner, „Drug Firm to Pay $875M Fine for Fraud", *Boston Globe*, 4. Oktober 2001, Al; Alice Dembner, „$840M Penalty Is Expected for Drug Company", *Boston Globe*, 28. Mai 2001, Al; Bruce Japsen, „Doctors' Outrage Stings TAP", *Chicago Tribune*, 7. Oktober 2001, C1; Anne Barnard, „Ailing Hospitals, Pharmaceutical Deals, Ethics Put to Test", *Boston Globe*, 23. November 2002, B1; Shelley Murphy, „Drug Sale Said Tied to Favors at Lahey", *Boston Globe*, 9. November 2002, A1.

8 Marketing als Fortbildung und Aufklärung getarnt

1. Department of Health and Human Services, Office of the Inspector General, „Compliance Program Guidance for Pharmaceutical Manufacturers", 18. April 2003 (http://frwebgate6.access.gpo.gov/cgi-bin/waisgate.cgi?WAISdocID=861841312951+0+0+0&WAISaction=retrieve); siehe *Federal Register*, vol. 68, no. 86 (5. Mai 2003), 23738.

2. Arnold S. Relman, „Defending Professional Independence: ACCME's Proposed New Guidelines for Commercial Support of CME", *Journal of the American Medical Association*, 14. Mai 2003, 2418.

3. „Concepts in Professional Education and Communications, Why Should You Invest in Medical Education?" (http://www.citizen.org/publications/release.cfm?ID=6731), zitiert in einem Brief von Joseph Ross, Peter Lurie und Sidney M. Wolfe an die ACCME.

4. Siehe Liz Kowalczyk, „Drug Firms and Doctors: The Offers Pour In", *Boston Globe*, 15. Dezember 2002, A1.

5. Einen ernüchternden Blick in die Büros der Pressesprecher von Pharmakonzernen warf Sue Pelletier, „Pulling the Strings? How Pharma's Big Bucks Are Influencing Your CME Speakers", *Medical Meetings*, September-Oktober 2002, 39 (www.meetingsnet.com).

6. Eine Quelle für diese Zahl war eine Pressemitteilung von Quintiles Transnational, „Rx's and RSVP's: Pharmaceutical Companies Holding More Physician Meetings and Events", 9. Juli 2001.

7. Diese einprägsame Formulierung habe ich aus Ray Moynihan, „Who Pays for the Pizza? Redefining the Relationships Between Doctors and Drug Companies", *British Medical Journal*, 31. Mai 2003, 1189 (www.bmj.com). Er führt sie zurück auf Dana Katz et al., „All Gifts Large and Small: Toward an Understanding of the Ethics of Pharmaceutical Gift Giving", zu jener Zeit gerade im Druck.

8. Siehe Martin B. Keller et al., „A Comparison of Nefazodone, the Cognitive Behavioral-Analysis System of Psychotherapy, and Their Combination for the Treatment of Chronic Depression", *New England Journal of Medicine*, 18. Mai 2000, 1462 (www.nejm.org). In derselben Ausgabe siehe mein Editorial „Is Academic Medicine for Sale?", 1516. Der Leserbrief stammte von Thomas J. Ruane, *New England Journal of Medicine*, 17. August 2000, 510. Nefazodone wurde später in Europa wegen schwerer Nebenwirkungen vom Markt genommen.

9. Ellen Barry, „Psychiatrists Become Drug Firms' Targets", *Boston Globe*, 28. Mai 2002, C5.

10. Ellen Barry, „Psychiatrists Become Drug Firms' Targets", *Boston Globe*, 28. Mai 2002, C5.

11. „PhRMA Code on Interactions with Healthcare Professionals", 2002, erhältlich unter www.phrma.org/publications/policy/2004-01-19.391.pdf.

12. Department of Health and Human Services, Office of the Inspector General, „Compliance Program Guidance for Pharmaceutical Manufacturers", 18. April 2003 (http://frwebgate6.access.gpo.gov/cgi-bin/waisgate.cgi?WAISdocID= 861841312951+0+0+0&WAISaction=retrieve); siehe *Federal Register*, vol. 68, no. 86 (5. Mai 2003), 23738.

13. Mary Riordan, zitiert in Tamar Hosansky, „No Turning Back", *Medical Meetings*, Juli–August 2003, 21 (www.meetingsnet.com).

14. Den Patient Channel beschrieb Vincent Bzdek, „Tube Feeding", *Washington Post*, 8. Juli 2003, HE01; siehe auch Suzanne Vranica, „GE's Upstart TV Network Plans to Pitch Drugs to the Bedridden", *Wall Street Journal*, 25. September 2002. Bzdek berichtete über Proteste von Gary Ruskin, Mitbegründer der Bürgerorganisation Commercial Alert, und über einen Brief von Dennis S. O'Leary, President von JCAHO, an General Electric Medical Systems, der mir in Kopie vorliegt. Vranica war die Quelle für das Zitat von Kelly Peterson.

15. Robert O'Harrow, „Grass Roots Seeded by Drugmaker", *Washington Post*, 12. September 2000, A1.

16. Alex Beam, „The Biggest Drug Dealer on Campus", *Boston Globe*, 17. Oktober 2002, D1. Näheres findet sich auch auf der Website der Organisation: www.goonandlive.com/goal_news.asp?newsID=4.

9 Marketing als Forschung getarnt

1. Über diesen Fall wurde in der Presse ausführlich berichtet. Einen guten Überblick geben: Melody Petersen, „Court Papers Suggest Scale of Drug's Use", *New York Times*, 30. Mai 2003, C1.

2. Liz Kowalczyk, „Use of Drug Soars Despite Controversy", *Boston Globe*, 25. November 2002, A1; Melody Petersen, „Suit Says Company Promoted Drug in Exam Rooms", *New York Times*, 15. Mai 2002, C1.

3. Liz Kowalczyk, „Drug Company Push on Doctors Disclosed", *Boston Globe*, 19. Mai 2002, A1.

4. Associated Press, „Court Files Show Drug Company Strategy for Marketing Drug to Doctors", 19. Mai 2002 (www.businesstoday.com).

5. Melody Petersen, „Doctor Explains Why He Blew the Whistle", *New York Times*, 12. März 2003, C1.

6. Liz Kowalczyk, „Use of Drug Soars Despite Controversy", *Boston Globe*, 25. November 2002, A1; und Liz Kowalczyk, „Drug Firm Seen Skirting FDA OK", *Boston Globe*, 4. November 2002, A1.

7. Gardiner Harris, „Pfizer to Pay $430 Million over Promoting Drug to Doctors", *New York Times*, 14. Mai 2004, C1.

8. Clinical Trials Advisor, „Peri-Approval Clinical Trials on Increase; FDA Focuses on Post-Marketing Safety", 15. August 2002, 4 (www.clinicaltrialsadvisor.com).

9. „A Phase IV Market Accelerates", *Center Watch*, Oktober 2003, 1 (www.centerwatch.com). CenterWatch ist ein privates Unternehmen im Besitz von Thomson Medical Economics, das der Branche der klinischen Prüfungen Informationen liefert. Bis zum Jahr 2004 trug auch der monatliche Newsletter den gleichen Namen.

10. Mike Mitka, „Accelerated Approval Scrutinized: Confirmatory Phase 4 Studies on New Drugs Languish", *Journal of the American Medical Association*, 25. Juni 2003, 3227.

11. „Phase IV Market Steams Ahead", *Center Watch*, Oktober 2002, 1 (www.centerwatch.com).

12. Ann Davis, „Tactic of Drug Makers Is Raising Questions About Use of Research", *Wall Street Journal*, 7. Januar 2002, A1.

13. „Phase IV Market Steams Ahead", *Center Watch*, Oktober 2002, 1 (www.centerwatch.com).

14. „Phase IV Market Steams Ahead", *Center Watch*, Oktober 2002, 1 (www.centerwatch.com).

15. „Phase IV Market Steams Ahead", *Center Watch*, Oktober 2002, 1 (www.centerwatch.com).

16. Melody Petersen, „Madison Ave. Plays Growing Role in Drug Research", *New York Times*, 22. November 2002, A1; Vanessa O'Connell, „Agencies Join in Drug Development", *Wall Street Journal*, 13. März 2002, B1.

17. Melody Petersen, „Madison Ave. Plays Growing Role in Drug Research", *New York Times*, 22. November 2002, A1.

18. Ein ausgezeichneter, ausführlicher Zeitungsbericht zu dem Thema ist von Antonio Regalado, „To Sell Pricey Drug, Lilly Fuels a Debate over Rationing", *Wall Street Journal*, 18. September 2003, A1. Wer sich für die wissenschaftlichen Befunde interessiert, findet nähere Informationen in der ursprünglichen Studie, auf die sich die FDA bei der Zulassung stützte: Gordon R. Bernard et al., „Efficacy and Safety of Recombinant Human Activated Protein C for Severe

Sepsis", *New England Journal of Medicine*, 8. März 2001, 699. Die wissenschaftliche Kontroverse drückte sich in weiteren Artikeln und Leserbriefen in derselben Zeitschrift aus: 26. September 2002, Seiten 1027, 1030, 1035.

19. Kimberly Atkins, „Diet Called Key in Type 2 Diabetes Risk", *Boston Globe*, 9. August 2001, A2.

20. Liz Kowalczyk, „Cost and Consequence", *Boston Globe*, 22. Juni 2003, E1.

10 Patentspielereien: Wie man Monopole ausweitet

1. Eine aufschlussreiche Diskussion über die beiden Formen der Exklusivität findet sich bei Rebecca S. Eisenberg, „The Shifting Functional Balance of Patents and Drug Regulation", *Health Affairs*, September-Oktober 2001, 119.

2. Milt Freudenheim, „Generic Drug Sales Flourish Thanks to Big Companies", *New York Times*, 2. November 2002, B16; David Gross, „Issue Brief: Generic Drugs", AARP Public Policy Institute, 2003 (www.aarp.org/ppi).

3. Gardiner Harris und Chris Adams, „Drug Manufacturers Step Up Legal Attacks That Slow Generics", *Wall Street Journal*, 12. Juli 2001, A1.

4. Zum schnellen Überblick über Standards für Patente und verschreibungspflichtige Medikamente siehe U.S. Federal Trade Commission, „Generic Drug Entry Prior to Patent Expiration: An FTC Study", Juli 2002, 41. Informationen finden sich auch auf der Website des U.S. Patent and Trademark Office, www.uspto.gov.

5. Eine Analyse zur Aufweichung der Patentstandards in der Biomedizin stammt von Arti K. Rai und Rebecca S. Eisenberg, „Bayh-Dole Reform and the Progress of Biomedicine", *Law & Contemporary Problems*, vol. 66, no. 1 (2002), 289. Verfügbar auch unter http://www.law.duke.edu/journals/66LCPRai.

6. Einzelheiten zur FDA-garantierten Exklusivität auf der Website der Behörde: „Frequently Asked Questions for New Drug Product Exclusivity" (www.fda.gov/cder/about/smallbiz/exclusivity.htm); über die Kriterien für die Aufnahme in das Orange Book informiert die FTC-Studie „Generic Drug Entry"; Zugang zum Orange Book unter www.fda.gov/cder/ob/default.htm.

7. Kathleen D. Jaeger, President und Chief Executive Officer, Generic Pharmaceutical Association, Aussage vor dem U.S. Senate Commerce Committee, 23. April 2002 (www.gphaonline.org/policy/pdf/2002-04-23-testimony.pdf).

8. Grundlegendes zum Hatch-Waxman-Gesetz auf der FDA-Website unter www.fda.gov/cder/about/smallbiz/patent_term.htm. Ebenso unter www.fda.gov/cder/about/smallbiz/generic_exclusivity.htm. Eine ausführlichere Analyse findet sich bei Rebecca S. Eisenberg, „The Shifting Functional Balance of Patents and Drug Regulation", *Health Affairs*, September-Oktober 2001, 119.

9. Eine gründliche Analyse des Hatch-Waxman-Gesetzes und seines Missbrauchs bietet die FTC-Studie „Generic Drug Entry Prior to Patent Expiration: An FTC Study", Juli 2002, 41. Sie ist die beste Quelle, wenn man die derzeitigen Machenschaften der Pharmaindustrie besser kennen lernen will.

10. Zu anderen Gesetzen siehe Rebecca S. Eisenberg, „The Shifting Functional Balance of Patents and Drug Regulation", *Health Affairs*, September-Oktober

2001, 119; zur Exklusivität durch klinische Prüfungen mit Kindern siehe Robert Steinbrook, „Testing Medications in Children", *New England Journal of Medicine*, 31. Oktober 2002, 1462.

11. Über Prilosec/Nexium berichtete Gardiner Harris, „As a Patent Expires, Drug Firm Lines Up Pricey Alternative", *Wall Street Journal*, 6. Juni 2002, A1; die Zahl der Patente zu Prilosec im Orange Book habe ich am 8. August 2002 geprüft.

12. Neil Swidey, „The Costly Case of the Purple Pill", *Boston Globe Magazine*, 17. November 2002, 31.

13. Über die Patentspielereien mit Claritin berichtete Gardiner Harris, „Schering-Plough Faces a Future with Coffers Unfortified by Claritin", *Wall Street Journal*, 22. März 2002, A1; außerdem Stephen S. Hall, „Prescription for Profit", *New York Times Magazine*, 11. März 2002, 40.

14. Zu den Patentspielereien mit Prozac siehe Arnold S. Relman und Marcia Angell, „America's Other Drug Problem", *New Republic*, 16. Dezember 2002, 38; außerdem James Vicini, „Supreme Court Rejects Lilly's Prozac Patent Appeal", Reuters News Service, 14. Januar 2002.

15. Jeff Swiatek, „MIT Benefits from New Prozac Use", CNN.com, 13. Juli 2000 (www.cnn.com/2000/LOCAL/eastcentral/07/13/isn.prozac/).

16. Siehe U.S. Federal Trade Commission, „Generic Drug Entry Prior to Patent Expiration: An FTC Study", Juli 2002, 49, 51, A-33.

17. U.S. Federal Trade Commission, „Generic Drug Entry Prior to Patent Expiration: An FTC Study", Juli 2002.

18. Über Reaktionen auf die FTC-Studie berichteten die *Los Angeles Times*, „Curb the Drug Patent Tricks", Editorial, 10. Juli 2002, B12; Markian Hawryluk, „Patent Law's Impact on Patients Debated", *American Medical News*, 13. Mai 2002, 5 (www.amednews.com). Über die Reaktion der Bush-Regierung berichteten Patricia Barry, „Speeding Up Generics", *AARP Bulletin*, Januar 2003, 13; Richard W. Stevenson, „Bush Announces an Easing of Rules on New Generic Drugs", *New York Times*, 13. Juni 2003, A28.

11 Einfluss kaufen: Wie die Branche ihre Schäfchen ins Trockene bringt

1. Dieses sehr lange, komplizierte Gesetz trägt den Namen Medicare Prescription Drug, Improvement, and Modernization Act of 2003 (Public Law 108-173). Es steht auf der Website des Kongresses thomas.loc.gov, unter der Bezeichnung PL 108-173 zur Verfügung. Gute Zusammenfassungen bieten Patricia Barry, „The New Law–And You", *AARP Bulletin*, Januar 2004, 16; Jacob S. Hacker und Theodore R. Marmor, „Poison Pill", *Boston Globe*, 7. Dezember 2003, D1; Drew E. Altman, „The New Medicare Prescription-Drug Legislation", *New England Journal of Medicine*, 1. Januar 2004, 9 (www.nejm.org); zur Zunahme der geschätzten Kosten siehe Robert Pear, „Bush's Aides Put Higher Price Tag on Medicare Law", *New York Times*, 30. Januar 2004, A1.

2. Robert Pear, „Democrats Demand Inquiry into Charge by Medicare Officer", *New York Times*, 14. März 2004, A1.

3. Robert Pear, „Drug Companies Increase Spending on Efforts to Lobby Congress and Governments", *New York Times*, 1. Juni 2003, section 1, 33.

4. Sheryl Gay Stolberg und Gardiner Harris, „Industry Fights to Put Imprint on Drug Bill", *New York Times*, 5. September 2003, A1.

5. Eine umfassende Dokumentation über die Lobbyarbeit der Branche mit den Namen von Pharmaunternehmen, Lobbyfirmen und Lobbyisten findet sich im Bericht der Bürgerorganisation Public Citizen Congress Watch, „The Other Drug War 2003: Drug Companies Deploy an Army of 675 Lobbyists to Protect Profits", Juni 2003 (www.citizen.org). Der Bericht zeichnet ein sehr aufschlussreiches Bild vom politischen Einfluss der Pharmaindustrie.

6. Chuck Neubauer, Judy Pasternak und Richard T. Cooper, „A Washington Bouquet: Hire a Lawmaker's Kid", *Los Angeles Times*, 22. Juni 2003, A1.

7. Siehe den Bericht von Common Cause, „Prescription for Power: How Brand-Name Drug Companies Prevailed over Consumers in Washington", Juni 2001 (www.commoncause.org).

8. Thomas B. Edsall, „High Drug Prices Return as Issue That Stirs Voters", *Washington Post*, 15. Oktober 2002, A8.

9. Public Citizen Congress Watch, „Citizens for Better Medicare: The Truth Behind the Drug Industry's Deception of America's Seniors", Juni 2000 (www.citizen.org); Public Citizen Congress Watch, „The Other Drug War 2003: Drug Companies Deploy an Army of 675 Lobbyists to Protect Profits", Juni 2003 (www.citizen.org); siehe auch Larry Lipman, „Political Groups Woo Seniors", *Atlanta Journal and Constitution*, 1. November 2002, 17A.

10. Siehe Public Citizen Congress Watch, „The Other Drug War 2003: Drug Companies Deploy an Army of 675 Lobbyists to Protect Profits", Juni 2003, 6 (www.citizen.org); siehe auch biografische Angaben über hochrangige Regierungsbeamte mit Hilfe einer Internet-Suchmaschine.

11. Siehe zum Beispiel Arti K. Rai und Rebecca S. Eisenberg, „Bayh-Dole Reform and the Progress of Biomedicine", *Law & Contemporary Problems, vol. 66*, no. 1 (2002), 289 (www.law.duke.edu/journals/66LCPRai).

12. Eine genaue Darstellung dieser Aufmerksamkeit findet sich bei David Armstrong, „How Drug Directory Helps Raise Tab for Medicaid and Insurers", *Wall Street Journal*, 23. Oktober 2003, A1.

13. David Armstrong, „How Drug Directory Helps Raise Tab for Medicaid and Insurers", *Wall Street Journal*, 23. Oktober 2003, A1.

14 David Armstrong, „How Drug Directory Helps Raise Tab for Medicaid and Insurers", *Wall Street Journal*, 23. Oktober 2003, A1.

15. Über den Kampf der Länder der Dritten Welt um bezahlbare verschreibungspflichtige Medikamente berichten Roger Thurow und Scott Miller, „As U.S. Balks on Medicine Deal, African Patients Feel the Pain", *Wall Street Journal*, 2. Juni 2003, A1; Elizabeth Becker, „Pact to Help Poor Nations Obtain Drugs Is Delayed", *New York Times*, 29. August 2003, C1; John Donnelly, „Deal Paves Way for Generic HIV Drugs", *Boston Globe*, 11. Dezember 2003, A8; siehe auch Brook K. Baker und Michael Hochman, „Death Sentence", American Prospect, 20. Dezember 2002 (www.prospect.org/webfeatures/2002/12/baker-b-12-20.html).

16. John Donnelly, „Deal Paves Way for Generic HIV Drugs", *Boston Globe*, 11. Dezember 2003, A8.

17. Jeffrey Krasner, „FDA Rule Changes in Contention", *Boston Globe*, 21. März 2002, D1.

18. Siehe Marc Kaufman, „Critics Fear Conflicts", *Washington Post*, 23. Mai 2002, Al; ebenso Brook K. Baker und Michael Hochman, „Death Sentence", American Prospect, 20. Dezember 2002 (www.prospect.org/webfeatures/2002/12/baker-b-12-20.html).

19. David Willman, „FDA Post-Mortem Finds Drug Approval Problems", *Los Angeles Times*, 16. November 2000, A1.

20. Dennis Cauchon, „FDA Advisors Tied to Industry", *USA Today*, 25. September 2000, 1A.

21. August Gribbin, „House Investigates Panels Involved with Drug Safety", *Washington Times*, 18. Juni 2001.

22. Michael Kranish, „Drug Industry Costs Doctor Top FDA Post", *Boston Globe*, 27. Mai 2002, A1; siehe auch Christiane Culhane, „Favor of the Month", *New Republic* online, 18. März 2002 (http://ssl.tnr.com).

23. Hintergrundinformationen über Mark McClellan finden sich bei Christopher Rowland, „FDA's Economist in Chief", *Boston Globe*, 18. Januar 2004, E1; sein Vortrag ist nachzulesen auf der FDA-Website www.fda.gov/oc/speeches/2003/genericdrug0925.html.

24. Robert Pear, „Drug Companies Increase Spending on Efforts to Lobby Congress and Governments", *New York Times*, 1. Juni 2003, section 1, 33.

25. „Behind the Lobbying Curtain", Editorial, *Washington Post*, 9. Juni 2003, A20.

26. Robert Pear, „Drug Companies Increase Spending on Efforts to Lobby Congress and Governments", *New York Times*, 1. Juni 2003, section 1, 33.

27. Beide Zitate aus Thomas B. Edsall, „High Drug Prices Return as Issue That Stirs Voters", *Washington Post*, 15. Oktober 2002, A8.

12 Sind die schönen Zeiten vorbei?

1. Zur kanadischen Preisregulierung siehe Patricia Barry, „Why Drugs Cost Less Up North", *AARP Bulletin*, Juni 2003, 8; ebenso Abigail Zuger, „Rx: Canadian Drugs", *New England Journal of Medicine*, 4. Dezember 2003, 2188 (www.nejm.org).

2. Gardiner Harris, „Cheap Drugs from Canada: Another Political Hot Potato", *New York Times*, 23. Oktober 2003, C1.

3. Tamsin Carlisle, „What's Left for Canadians if Americans Buy Their Drugs?", *Wall Street Journal*, 4. November 2003, D3.

4. Einem Bericht zufolge werden die meisten wichtigen Inhaltsstoffe von ausländischen Lieferanten an die amerikanischen und europäischen Konzerne geliefert. Siehe Donald G. McNeil, Jr., „Selling Cheap ‚Generic' Drugs, India's Copycats Irk Industry", *New York Times*, 1. Dezember 2000, A1.

5. Christopher Rowland, „Officials Take Steps to Curb Fake Drugs", *Boston Globe*, 13. Oktober 2003, C1.

6. Denise Grady, „FDA Outlines Plans to Counter Growing Trade in Counterfeit Pharmaceuticals", *New York Times*, 3. Oktober 2003, A21.

7. Christopher Rowland, „Canada Vows Drugs Sent to U.S. Are Safe", *Boston Globe*, 26. Juli 2003, C1.

8. Anna Wilde Mathews, „FDA Warns Cities, States About Buying Canadian Drugs", *Wall Street Journal*, 27. August 2003, B1.

9. Stephen Smith, „City Looks to Get Drugs via Canada", *Boston Globe*, 9. Dezember 2003, A1.

10. Weitere Berichte über die Bemühungen von Städten, Bundesstaaten und Versicherern, verschreibungspflichtige Medikamente aus Kanada zu beziehen, und die Reaktionen der FDA siehe: „States Look at Buying Drugs from Canada", Nationline, *USA Today*, 12. Dezember 2003, A2; Christopher Rowland, „AG Pushes for Medicine from Canada", *Boston Globe*, 14. Oktober 2003, A1; Thomas M. Burton, „The FDA Begins Cracking Down on Cheaper Drugs from Canada", *Wall Street Journal*, 12. März 2003, A1.

11. Über die Gegenmaßnahmen der Pharmakonzerne siehe Thomas M. Burton, „The FDA Begins Cracking Down on Cheaper Drugs from Canada", *Wall Street Journal*, 12. März 2003, A1; Gardiner Harris, „Canada Fills U.S. Prescriptions Under the Counter", *New York Times*, 4. Juni 2003, A1; Carlisle, „What's Left for Canadians"; Tamsin Carlisle, „Canada Cools to U.S. Drug Flow", *Wall Street Journal*, 26. Dezember 2003, A9.

12. Sheryl Gay Stolberg, „Drug Lobby Pushed Letter by Senators on Medicare", *New York Times*, 30. Juli 2003, A15.

13. Einen ausgezeichneten Überblick über den Konflikt zwischen Bundesstaaten und Pharmaindustrie bietet Michelle M. Mello et al., „The Pharmaceutical Industry Versus Medicaid–Limits on State Initiatives to Control Prescription-Drug Costs", *New England Journal of Medicine*, 5. Februar 2004, 608. Siehe auch Alice Dembner, „Drug Firms Fend Off Discount Initiatives", *Boston Globe*, 21. Januar 2003, A1.

14. Richard Perez-Pena, „Twenty-two States Limiting Doctors' Latitude in Medicaid Drugs", *New York Times*, 16. Juni 2003, A1; Russell Gold, „Six States Plan to Pool Purchases to Limit Prescription Drug Costs", *Wall Street Journal*, 17. Oktober 2001, B6.

15. Robert Pear, „U.S. Backs Florida Plan to Cut Drug Costs", *New York Times*, 19. September 2001, A14.

16. Siehe Melody Petersen, „AstraZeneca Pleads Guilty in Cancer Medicine Scheme", *New York Times*, 21. Juni 2003, B1.

17. Berichte über Ermittlungen von Staatsanwälten auf der Bundes- und Einzelstaatenebene finden sich bei Bloomberg News, „Drugmakers Under Scrutiny", *Boston Globe*, 22. Mai 2002, C1; Alex Berenson, „Trial Lawyers Are Now Focusing on Lawsuits Against Drug Makers", *New York Times*, 18. Mai 2003, A1. Weitere Informationen, die ich genutzt habe, stammten vom Pharmaceutical Regu-

287

latory and Compliance Congress and Best Practices Forum in Washington, D.C., 12.–14. November 2003, insbesondere die Ausführungen und Unterlagen von Michael Loucks, Leiter der Health Care Fraud Unit, Assistant U.S. Attorney, U.S. Attorney's Office for the District of Massachusetts.

18. Siehe Barbara Martinez, „Spinoff to Promote Merck's Drugs", *Wall Street Journal*, 30. Mai 2003, B4; Associated Press, „U.S. Says Firm Favored Use of Merck Drugs", *Boston Globe*, 24. Juni 2003, D9; ebenso Milt Freudenheim, „Drug Middlemen Are Facing Pressure over Rising Prices", *New York Times*, 5. Januar 2002, B1. Für eine allgemeinere Darstellung siehe Milt Freudenheim, „Pharmacy Benefit Companies Won't Disclose Fees", *New York Times*, 10. Januar 2003, C3; Milt Freudenheim und Robert Pear, „More Disclosure for Drug Plans", *New York Times*, 19. Juli 2003, B1.

19. Milt Freudenheim, „Medco to Pay $29.3 Million to Settle Complaints of Drug Switching", *The New York Times*, 27. April 2004, C1.

20. Michael Loucks, Pharmaceutical Regulatory and Compliance Congress and Best Practices Forum in Washington, D.C., 12.–14. November 2003.

21. Über einige Schwierigkeiten bei Schering-Plough berichteten Denise Gellene, „Lawyers Take Aim at Drug Industry", *Boston Globe*, 10. Juni 2001; Christopher Newton, „Groups Sue Allergy Drug Maker over Ads", *Boston Globe*, 10. August 2001; Melody Petersen, „Big Drug Company May Face Charges for Its Marketing", *New York Times*, 31. Mai 2003, A1.

22. Gregory Zuckerman und Ken Brown, „Good Prognosis for Drug Makers", *Wall Street Journal*, 23. Oktober 2003, C1.

23. Theresa Agovino, „Pfizer to Shut Sites, Transfer Jobs", *Boston Globe*, 30. April 2003.

24. Kenneth N. Gilpin, „Merck, Its Income Shy of Estimates, Plans to Cut Jobs", *New York Times*, 23. Oktober 2003, C1.

25. Gardiner Harris, „Will the Pain Ever Let Up for Bristol-Myers?", *New York Times*, 18. Mai 2003, section 3, 1.